看護診断・共同問題による

すぐに役立つ標準看護計画

第2版

[編集] 松浦正子　[執筆] 神戸大学医学部附属病院看護部

STANDARD CAREPLAN
Second Edition

照林社

第2版の序

　2005年に第1版を発刊した『看護診断・共同問題による すぐに役立つ標準看護計画』の第2版をお届けすることになりました。

　近年、わが国における医療の高度化・複雑化に伴う業務の増大や高齢化による合併症の増加に対応するために、チーム医療の推進がますます重要となっています。

　2013年3月に厚生労働省から示された「チーム医療の推進に関する検討会報告書」では、看護職はチーム医療のキーパーソンとして位置づけられ、療養生活の専門家として的確な臨床判断に基づく看護技術を提供することが求められています。このような看護職に寄せられる期待に応えるために、臨床場面で患者の状態を的確にとらえ、適切な看護判断を行い、それに基づくケアを提供することが必須となってきています。

　臨床場面における看護職の専門性や独自性は、"病気"を診断するのではなく"病気に伴う人間の反応"を診断することにあります。看護職は、医師が行った肺炎という医学診断に対して、"非効果的呼吸パターン"や"活動耐性の低下"という看護診断を行います。

　看護診断という共通言語を使用することで、看護チームだけでなく、多職種によって構成される医療チーム間のコミュニケーションが促進されます。また、標準看護計画に基づくケアを提供することで、新卒看護師や経験の浅い看護師にとっても、一定の看護の質を担保することが可能となります。さらに、看護診断、共同問題による標準的な看護計画に患者のニーズを反映させることで、患者の個別性に合ったケアに修正することもできます。

　第2版発刊にあたっては、「第1章：看護診断による看護計画」「第2章：共同問題による看護計画」「第3章：看護ケア項目一覧」という第1版の構成を踏襲しました。

　第1章については、機能的健康パターンごとにまとめられたNANDA-Iの採択した看護診断分類法Ⅱ（2015-2017）の表現を採用し、ここ数年間、当院で使用頻度の高かった看護診断ラベル順に、看護計画の追加・修正をしました。

　第2章では、使用頻度の高い共同問題を設定し、それらを①病態生理、②症状、③手術・検査・処置の種別のいずれからでも選択できるように工夫しています。

　第3章は、看護ケアの項目を網羅しました。

　特に、今回の改訂では、電子カルテの看護記録情報から必要な情報を自動取得することで「一般病棟の重症度、医療・看護必要度」のA項目でなくB項目を含む判定を行うしくみについても解説しており、看護支援システムを構築するうえでの参考になればと願っています。

2015年10月

編集代表
神戸大学医学部附属病院
副病院長・看護部長　　　松浦　正子

第1版の序

　医療改革が進む中、病院の看護業務においても大きな転換期にきています。それはこれまでは入院患者さんとじっくり向き合い看護過程（アセスメント－看護診断－看護計画－実施－評価）のプロセスを踏む流れから、在院日数短縮、DPC（包括医療）、クリニカルパスなど、効率優先で一定のスピードが要求される時代に変化しているからです。しかし、一方で少子高齢社会が看護に求めるニーズはますます高くなり、質の高い実践力が要求されていることも事実です。つまりこれからの看護業務は、効率化と高い看護の質を保つという違った要素が両立しなければならないということです。

　本書はそういう意味からも、これからの時代の看護実践に必要な看護診断・共同問題から看護計画を導く基本をまとめたものです。

　神戸大学医学部附属病院看護部では、1990年より看護記録としてPOS・看護診断を導入してきました。そして、①患者中心で個別的な看護の実践、②個々の患者の問題を明確にし、共通概念で表現することで看護師間のコミュニケーションを効果的にするなどをねらいとし、看護診断、共同問題ごとにSOAPによる経過記録を記載しています。本書はこの十年余り、全職員が変化する臨床の患者状況やケアを実践する中で、繰り返し見直し修正し創り上げた独自性の高いものであると自負しています。臨床の看護師、特に新人看護師が、自分の受け持ち患者のケアについて看護診断を導き出した後、ケアプランを立案する際の手助けや学習の目安になることを願っています。

　また看護計画へ至るまでには看護記録の電子化構築のプロセス（看護支援システム）があります。神戸大学医学部附属病院では、2003年8月から看護記録は念願の電子化となり、従来の手書きから入院中の患者の看護情報はすべて入力し、情報の確認は端末で行うという流れになり、新しい時代の先駆的役割を果たせるようになりました。

　本院では1982年よりコンピュータ導入がはじまり、1985年から順次オーダリングシステムを導入しました。同時に看護部門としてもプロジェクトを組み、看護業務の電算化を検討しはじめました。そして当時の病院長のすすめもあり、医療情報部兼務の看護師を配置しました。この早期からの取り組みによって看護業務のシステム化や病院全体のシステム化の中で看護システムをどうするかを日々調整していく流れができたと考えます。

　本格的な看護支援システムは1989年よりはじまり、「看護日誌システム」「時間管理システム」
　そして「看護診断システム」の試行へと進みました。1998年PCオーダー稼動とともにナーシングポケット（看護計画システムと検温システム）を構築し、看護診断システム完成へ至ったのです。

　本書はケアプラン立案の手助けとともに、看護支援システムがまだ導入されていない病院等の方にもシステム構築上の参考になると考えます。

2005年1月

鶴田　早苗

CONTENTS

- ■ 本書の構成 ·· vi
- ■ 部署別使用頻度の高い看護診断名 ·· viii
- ■ 電子カルテ：看護記録と「重症度、医療・看護必要度」の連携 ························ xii

第1章　看護診断による看護計画

- ●看護診断の分類別目次 ·· 2
- ●看護診断の五十音順目次 ··· 5
- ①健康知覚－健康管理 ·· 6
- ②栄養－代謝 ·· 16
- ③排泄 ·· 38
- ④活動－運動 ·· 52
- ⑤睡眠－休息 ·· 71
- ⑥認知－知覚 ·· 74
- ⑦自己知覚－自己概念 ··· 84
- ⑧役割－関係 ·· 94
- ⑨セクシュアリティ－生殖 ··· 111
- ⑩コーピング－ストレス耐性 ·· 115

第2章　共同問題による看護計画

- ●共同問題の系統別目次 ·· 128
- ●共同問題の分類別目次 ·· 129
- ①循環器系疾患の患者 ·· 138
- ②血液・造血器系疾患の患者 ·· 182
- ③呼吸器系疾患の患者 ·· 186
- ④内分泌・代謝系疾患の患者 ·· 200
- ⑤消化器系疾患の患者 ·· 220
- ⑥腎・泌尿器系疾患の患者 ··· 236

- ⑦脳神経系疾患の患者 …………………………………………………… 248
- ⑧感覚器系疾患の患者 …………………………………………………… 280
- ⑨皮膚外皮系疾患の患者 ………………………………………………… 285
- ⑩筋骨格系・結合織系疾患の患者 ……………………………………… 288
- ⑪感染症・免疫系疾患の患者 …………………………………………… 291
- ⑫悪性新生物 ……………………………………………………………… 299
- ⑬周産期・婦人科的問題 ………………………………………………… 301
- ⑭小児の発達と成長 ……………………………………………………… 313
- ⑮精神科的問題 …………………………………………………………… 314
- ⑯特殊治療・検査 ………………………………………………………… 316
- ⑰手術後の患者 …………………………………………………………… 328

第3章 看護ケア項目一覧

- ■ 測定 …………………………………………………………………… 332
- ■ IN ……………………………………………………………………… 332
- ■ OUT（尿・便） ……………………………………………………… 335
- ■ ドレナージ …………………………………………………………… 336
- ■ 観察 …………………………………………………………………… 347
- ■ 処置 …………………………………………………………………… 357
- ■ 清潔 …………………………………………………………………… 372
- ■ 食事 …………………………………………………………………… 374
- ■ 排泄 …………………………………………………………………… 376
- ■ 指導・教育 …………………………………………………………… 378
- ■ 心理 …………………………………………………………………… 382

本書に用いられている略語 ……………………………………………… 383
索引 ………………………………………………………………………… 387

●表紙・カバーデザイン：大下賢一郎
●本文DTP：明昌堂

本書の構成

　本書は、「第1章　看護診断による看護計画」「第2章　共同問題による看護計画」「第3章　看護ケア項目一覧」の3つの章で構成されている。看護診断、共同問題による標準的な看護計画立案の手助けになるとともに、実際に看護師が行う看護ケア項目をあげることによって、より具体的な看護計画立案を可能としている。以下に、看護計画立案の流れを示した。

■「第1章　看護診断による看護計画」で立案する

①ゴードンの"11の機能的健康パターン"の枠組みを利用して患者情報を収集する。
②収集した患者情報から"看護診断名"を決定する。
　・より適切な看護診断を導くために使用頻度の高い看護診断名をあげるとともに、病棟別の事例によって、その看護診断に到達できる筋道を示した。
　・"機能的健康パターン*"ごとにまとめられた看護診断名**はNANDA-I（北米看護診断協会）の定義に沿って理解している。
②看護診断名ごとに、"要因"と"患者目標"をあげた。
③OP（観察計画）、TP（ケア計画）、EP（教育計画）から、看護計画を立案する。
④患者の個別性に合わせた修正が必要な場合は行う。

*本書では「霊的苦悩」などが分類される「価値・信念」の機能的健康パターンは省略している。
**看護診断ラベルは臨床上使用される頻度の高いものをあげた。さらに、一部の看護診断名、定義は当看護部で開発したものがあり、その区別は明確にした。

■「第2章　共同問題による看護計画」で立案する

　看護診断では"機能的健康パターン"に沿ってアセスメントし、患者の状態に合った計画を立案した。しかし、共同問題を看護師がアセスメントする方法は、患者の状態によりさまざまである。①病態生理を中心に特定する場合、②患者の症状を捉えて特定する場合、③実施される医療行為（検査、処置、手術など）をもとに特定する場合、などである。
　たとえば「透析不均衡症候群〜人工透析」は、"代謝系疾患"から「透析不均衡症候群」と考える場合もあれば、"特殊治療・検査"から「透析不均衡症候群」を特定する場合もある。起こっている現象は同じであり、共同問題名も同じである。そこで、よく使用する共同問題を設定し、その共同問題を種々の分類から選択できるように準備した。
　その結果、臓器別（循環器系、血液・造血器系、呼吸器系、内分泌・代謝系、消化器系、腎・泌尿器系、脳神経系、感覚器系、皮膚外皮系、筋骨格系・結合織系、感染症・免疫系）、悪性新生物、周産期・婦人科的問題、小児の発達と成長、精神科的問題、特殊治療・検査、手術後を大項目分類とし、中項目分類に疾患、症状、現象をあげた。本書では、共同問題を分類別に引けるように工夫した。
　共同問題による看護計画も、看護診断同様に、OP（観察計画）、TP（ケア計画）、EP（教育計画）により立案する。
　また、共同問題による看護計画は、状態の悪化を防ぐために生理的合併症の発現と状態の変化をモニタリングすることをベースに作成した。

■「第3章 看護ケア項目一覧」による看護ケア予定と実践、看護記録

①看護ケアの実施予定日・時間などの計画を立てる。
- 「看護ケア項目一覧」(p.331〜)は看護ケアの項目を網羅したものである。カテゴリ分類し見やすく配置した。
- 「看護ケア項目一覧」の「観察」は、観察内容に看護師による個人差が出ないことを目標に、看護師が観察すべき内容をすべてあげて整理した。ドレナージの「排液量」の単位は種類によりmlとgに分け、排液の性状の表記もドレナージの種類ごとにした。
- 麻薬の記載方法は、麻薬及び向精神薬取締法など関係法規に基づいた当院の麻薬・向精神薬取扱要綱にのっとった記載が行えるように設定した。また、薬剤名は当院採用のものをあげ、記載間違いが発生しないようにしている。点眼薬、点耳薬、坐薬などの他の薬剤についても、当院で採用されているもので、なおかつ使用頻度の高いものをあげている。本書は、各施設に合わせた使い方をしてもらうために、特定の物品名、商品名などは省略した。一般的だと思われる薬剤名は残した。

②看護ケアを実施し、コンピュータシステム(電子カルテ)において、その内容を実施登録する。看護ケアの予定に基づき実施することで、ケアの漏れを防止する。予定以外のケアを実施した場合は、追加登録する。

③実施登録した看護ケア情報は、看護記録(「熱型表」と「看護経過記録」)となる。

④看護ケア項目は「重症度、医療・看護必要度」のA項目、B項目と連携を行い、実施登録により看護記録と整合性のある「重症度、医療・看護必要度」評価となる。

本書に収載している看護診断・共同問題による看護計画、看護ケア項目一覧は、神戸大学医学部附属病院看護部で独自に開発したものです。その使用に関しては、事前に神戸大学医学部附属病院看護部にお問い合わせください(兵庫県神戸市中央区楠町7-5-2、電話078-382-5111、ファックス078-382-6699)。無断での使用を禁じます。

部署別使用頻度の高い看護診断名

神戸大学医学部附属病院で平成25、26年の2年間に使用されていた看護診断名を使用頻度の高い順にあげた（診断名の前の数字は頻度の高い順）。

本院の入院病床は、臓器機能別、症度別、総合診療病床および特殊治療ユニットで編成されている。したがって、ここで列挙した看護診断名は必ずしも病棟の特徴を反映しているとは限らない。

施設によって、地域によって患者層も違い、当然あげられる看護診断名も違ってくることをふまえ参考資料としていただきたい。

ユニット・診療科	看護診断名	
集中治療部	1. 身体損傷リスク状態 2. 皮膚統合性障害 3. 非効果的な気道浄化 4. 非効果的呼吸パターン 5. ガス交換障害 6. 急性混乱 7. 栄養摂取消費バランス異常：必要量以下 8. 身体可動性障害 9. 嚥下障害 10. 家族介護者役割緊張 11. 活動耐性低下 12. 言語的コミュニケーション障害 13. 家族介護者役割緊張 14. 急性疼痛	15. セルフケア不足 16. 不安 17. 睡眠パターン混乱 18. 感染媒介リスク状態 19. 非効果的治療計画管理：家族 20. ボディイメージ混乱 21. 悪心 22. 感染リスク状態 23. 高体温 24. 心的外傷後シンドローム 25. 便失禁 26. 便秘 27. 慢性疼痛 28. 非効果的治療計画管理：個人
小児内科、小児外科	1. 身体損傷のリスク状態 2. 非効果的呼吸パターン 3. 活動耐性低下 4. 皮膚統合性障害 5. 感染リスク状態 6. セルフケア不足 7. 身体可動性障害 8. 急性疼痛 9. 非効果的治療計画管理：家族 10. 非効果的治療計画管理：個人 11. 不安 12. 家族介護者役割緊張	13. 感染媒介リスク状態 14. 栄養摂取消費バランス異常：必要量以下 15. 予期悲嘆 16. 親役割葛藤 17. 睡眠パターン混乱 18. 非効果的コーピング 19. 非効果的乳児哺乳パターン 20. 下痢 21. 便失禁 22. 便秘 23. 口腔粘膜障害
腫瘍・血液内科、放射線科、放射線腫瘍科・	1. 身体損傷リスク状態 2. 活動耐性低下 3. 不安 4. 皮膚統合性障害 5. 非効果的治療計画管理：個人 6. セルフケア不足 7. 感染リスク状態 8. 急性疼痛 9. 口腔粘膜障害 10. 便秘 11. 活動耐性低下 12. 慢性疼痛 13. 非効果的治療計画管理：個人 14. 予期悲嘆 15. 意志決定葛藤	16. 栄養摂取消費バランス異常：必要量以下 17. 急性混乱 18. 非効果的コーピング 19. 家族介護者役割緊張 20. 非効果的気道浄化 21. 下痢 22. 高体温 23. 非効果的治療計画管理：家族 24. 悪心 25. 感染媒介リスク状態 26. 知覚の便秘 27. 非効果的セクシュアリティパターン 28. 嚥下障害 29. ボディイメージ混乱

診療科	看護診断	
整形外科、形成外科、救命救急科	1. 身体損傷リスク状態 2. 急性疼痛 3. 皮膚統合性障害 4. 高体温 5. セルフケア不足 6. 便秘 7. 活動耐性低下 8. 悪心 9. 身体可動性障害 10. 栄養摂取消費バランス異常：必要量以下 11. 不安 12. 睡眠パターン混乱 13. 感染媒介リスク状態	14. 口腔粘膜障害 15. 家事家政障害 16. 非効果的治療計画管理：個人 17. 慢性疼痛 18. 下痢 19. 非効果的気道浄化 20. 非効果的治療計画管理：家族 21. ボディイメージ混乱 22. 家族介護者役割緊張 23. 感染リスク状態 24. 嚥下障害 25. 慢性混乱 26. 社会的相互作用障害
耳鼻咽喉・頭頸部外科、麻酔科	1. 身体損傷リスク状態 2. 口腔粘膜障害 3. 皮膚統合性障害 4. 急性疼痛 5. 栄養摂取消費バランス異常：必要量以下 6. 嚥下障害 7. 皮膚統合性障害 8. 不安 9. セルフケア不足 10. 感染仲介リスク状態 11. 非効果的気道浄化	12. 感染リスク状態 13. 非効果的治療計画管理：個人 14. 感染媒介リスク状態 15. 急性混乱 16. 身体可動性障害 17. 急性疼痛 18. 言語的コミュニケーション障害 19. セルフケア不足 20. 悪心 21. 意志決定葛藤
心臓血管外科、呼吸器外科	1. 身体損傷リスク状態 2. 皮膚統合性障害 3. ガス交換障害 4. セルフケア不足 5. 急性疼痛 6. 非効果的気道浄化 7. 活動耐性低下 8. 嚥下障害 9. 不安 10. 非効果的治療計画管理：個人 11. 慢性疼痛	12. 睡眠パターン混乱 13. 非効果的呼吸パターン 14. 口腔粘膜障害 15. ボディイメージ混乱 16. 意志決定葛藤 17. 恐怖 18. 記憶障害 19. 身体可動性障害 20. 非効果的コーピング 21. 非効果的治療計画管理：家族 22. 便秘
循環器内科、呼吸器内科	1. 身体損傷リスク状態 2. 非効果的治療計画管理：個人 3. 不安 4. 非効果的健康維持 5. 身体可動性障害 6. 皮膚統合性障害 7. セルフケア不足 8. 便秘 9. 言語的コミュニケーション障害 10. 悪心	11. 意志決定葛藤 12. 下痢 13. 活動耐性低下 14. 急性混乱 15. 急性疼痛 16. 慢性疼痛 17. 体液量不足 18. 非効果的コーピング 19. 予期悲嘆
食道胃腸外科、肝胆膵外科、消化器内科、乳腺分泌外科	1. 身体損傷リスク状態 2. 皮膚統合性障害 3. 感染媒介リスク状態 4. 高体温 5. 急性疼痛 6. 睡眠パターン混乱 7. セルフケア不足 8. 慢性疼痛 9. 非効果的健康維持 10. 非効果的コーピング 11. 非効果的治療計画管理：個人 12. 悪心 13. 不安 14. 非効果的治療計画管理：家族	15. 非効果的気道浄化 16. 活動耐性低下 17. 口腔粘膜障害 18. ボディイメージ混乱 19. 栄養摂取消費バランス異常：必要量以下 20. 嚥下障害 21. 急性混乱 22. 非効果的呼吸パターン 23. 気分転換活動不足 24. 身体可動性障害 25. 非効果的治療計画管理：家族 26. 便秘 27. 感染リスク状態

診療科	看護診断
脳外科、神経内科、総合内科	1. 身体損傷リスク状態 2. 皮膚統合性障害 3. 便秘 4. 非効果的治療計画管理：個人 5. 非効果的健康維持 6. セルフケア不足 7. 慢性疼痛 8. 急性疼痛 9. 嚥下障害 10. 下痢 11. 身体可動性障害 12. 不安 13. 睡眠パターン混乱 14. 悪心 15. 栄養摂取消費バランス異常：必要量以下 16. 家族介護者役割緊張 17. 家事家政障害 18. 誤嚥リスク状態 19. 健康探求行動 20. ボディイメージ混乱 21. 非効果的コーピング 22. 非効果的治療計画管理：家族 23. 感染リスク状態 24. 感染媒介リスク状態 25. 非効果的気道浄化 26. 便失禁 27. 非効果的呼吸パターン 28. 活動耐性低下 29. 気分転換活動不足 30. 口腔粘膜障害 31. 体液量不足 32. 慢性混乱 33. 予期悲嘆
皮膚科	1. 身体損傷リスク状態 2. 皮膚統合性障害 3. セルフケア不足 4. 活動耐性低下 5. 急性疼痛 6. 慢性疼痛 7. 不安 8. 非効果的治療計画管理：個人 9. 非効果的呼吸パターン 10. 口腔粘膜障害 11. 身体可動性障害 12. 非効果的コーピング 13. 便秘
腎臓内科	1. 身体損傷リスク状態 2. 非効果的呼吸パターン 3. 皮膚統合性障害 4. セルフケア不足 5. 感染リスク状態 6. 身体可動性障害 7. 急性疼痛 8. 非効果的治療計画管理：個人 9. 不安 10. 活動耐性低下 11. 慢性疼痛 12. 意志決定葛藤 13. 非効果的治療計画管理：家族 14. 栄養摂取消費バランス異常：必要量以下 15. 親役割葛藤 16. 急性混乱 17. 睡眠パターン混乱 18. 非効果的コーピング 19. 家族介護者役割緊張 20. 非効果的気道浄化 21. 下痢 22. 非効果的乳児哺乳パターン 23. 高体温 24. 悪心 25. 感染媒介リスク状態 26. 健康探求行動 27. 口腔粘膜障害 28. 切迫性尿失禁 29. 体液量不足 30. 非効果的セクシュアリティパターン 31. 便失禁 32. 嚥下障害 33. 便秘
糖尿病・内分泌内科、歯科口腔外科	1. 身体損傷リスク状態 2. セルフケア不足 3. 皮膚統合性障害 4. 慢性疼痛 5. 栄養摂取消費バランス異常：必要量以下 6. 急性疼痛 7. 嚥下障害 8. 非効果的治療計画管理：個人 9. 非効果的コーピング 10. 非効果的気道浄化 11. 非効果的治療計画管理：家族 12. 不安 13. 意志決定葛藤 14. 活動耐性低下 15. 非効果的健康維持 16. 身体可動性障害 17. 睡眠パターン混乱 18. 予期悲嘆 19. 悪心 20. 家族介護者役割緊張 21. 家族機能破綻 22. 親役割葛藤
眼科	1. 身体損傷リスク状態 2. 皮膚統合性障害 3. セルフケア不足 4. 非効果的治療計画管理：個人 5. 不安 6. 身体可動性障害 7. 感染媒介リスク状態 8. 非効果的治療計画管理：家族 9. 非効果的コーピング 10. 便秘 11. 社会的相互作用障害 12. 非効果的健康維持 13. 急性疼痛 14. 急性混乱 15. 感染リスク状態

産科婦人科	1. 身体損傷リスク状態 2. 不安 3. 急性疼痛 4. 慢性疼痛 5. 皮膚統合性障害 6. 悪心 7. 下痢 8. 親役割葛藤 9. 便秘 10. 家族機能破綻 11. 非効果的治療計画管理：個人	12. 尿閉 13. 栄養摂取消費バランス異常：必要量以下 14. 非効果的否認 15. 非効果的コーピング 16. 適応障害 17. 口腔粘膜障害 18. 非効果的呼吸パターン 19. セルフケア不足 20. 非効果的治療計画管理：家族 21. 感染媒介リスク状態 22. ボディイメージ混乱
泌尿器科	1. 身体損傷リスク状態 2. 皮膚統合性障害 3. 非効果的治療計画管理：個人 4. 急性疼痛 5. 不安 6. 非効果的コーピング 7. 非効果的治療計画管理：家族 8. 便秘 9. 非効果的呼吸パターン	10. 嚥下障害 11. 慢性疼痛 12. 慢性混乱 13. 非効果的気道浄化 14. 高体温 15. 誤嚥リスク状態 16. 感染媒介リスク状態 17. 活動耐性低下 18. ボディイメージ混乱
精神神経科	1. 身体損傷リスク状態 2. 睡眠パターン混乱 3. 暴力リスク状態 4. 消耗性疲労 5. 皮膚統合性障害 6. セルフケア不足 7. 非効果的個人コーピング 8. 自己傷害リスク状態 9. 不安 10. 非効果的治療計画管理：個人 11. 皮膚統合性障害 12. 急性混乱 13. 栄養摂取消費バランス異常：必要量以下 14. 社会的相互作用障害 15. 自殺リスク状態	16. 家族介護者役割緊張 17. 家事家政障害 18. 自尊感情慢性的低下 19. 言語的コミュニケーション障害 20. ペアレンティング障害 21. 栄養摂取消費バランス異常：必要量以上 22. 感染リスク状態 23. 非効果的健康維持 24. 親子（乳児）間愛着障害リスク状態 25. 親役割葛藤 26. 身体可動性障害 27. 適応障害 28. 便秘 29. 慢性混乱
総合周産期母子センター（NICU・GCU）	1. 親役割葛藤 2. 皮膚統合性障害 3. 感染仲介リスク状態 4. 非効果的乳児哺乳パターン 5. 親子（乳児）間愛着障害リスク状態 6. ペアレンティング障害 7. 非効果的体温調節機能	8. 栄養摂取消費バランス異常：必要量以下 9. 感染リスク状態 10. 高体温 11. 低体温 12. 非効果的呼吸パターン 13. 非効果的母乳栄養 14. 不安
総合周産期母子センター（産科・MFICU）	1. 非効果的母乳栄養 2. 不安 3. 非効果的コーピング 4. 予期悲嘆 5. 親役割葛藤 6. 活動耐性低下 7. ペアレンティング障害 8. 急性疼痛	9. 身体損傷リスク状態 10. 栄養摂取消費バランス異常：必要量以下 11. 非効果的治療計画管理：個人 12. 悪心 13. 非効果的健康維持 14. 身体可動性障害 15. 皮膚統合性障害 16. 非効果的利用計画管理：家族

電子カルテ：看護記録と「重症度、医療・看護必要度」の連携

　平成26年（2014年）1月より神戸大学医学部附属病院（以下当院とする）では電子カルテを導入した。電子カルテ導入に先駆け、「看護記録の電子保存」を平成15年（2003年）8月より行ってきた。第3章の「看護ケア項目一覧」に示すように、実施する看護ケア項目と選択肢を詳細に設定し、実施した看護行為を登録することで看護記録を作成する。このことにより、記録の標準化と記録にかかる時間短縮を図っている。

　平成20年（2008年）より「一般病棟の重症度・看護必要度」の算定において、看護記録情報から必要な情報を自動取得することで「一般病棟の重症度・看護必要度」判定を行ってきた。平成26年（2014年）度診療報酬改定に伴う「一般病棟の重症度、医療・看護必要度」評価においても、同様に看護ケア項目に連携したA項目、B項目の選択肢を整理することで、看護経過記録と整合性のある評価となっている。看護必要度との連携項目については、「第3章　看護ケア項目一覧」の「看護必要度項目」に記載した。

　「一般病棟の重症度、医療・看護必要度」A項目は**表1**の通りである。その中で「輸血や血液製剤の使用」、「専門的な治療・処置」の「抗悪性腫瘍剤の使用（注射剤）・抗悪性腫瘍剤の内服・麻薬注射の使用・麻薬の内服貼付・放射線治療・抗不整脈剤の使用・抗血栓塞栓薬の持続点滴」はオーダシステム上で薬剤などの使用時に行う実施登録より情報を取得している。

　A項目のその他の項目およびB項目に関しては、看護ケアの実施登録から情報を取得している。

「一般病棟の重症度、医療・看護必要度」評価についての運用

1. **0時から24時の間の情報により評価する。**
　看護師は実施した看護ケアの実施登録をリアルタイムに行う。
2. **「一般病棟の重症度・医療看護必要度」登録の確認と監査**
　1）リーダー看護師が前日分の「一般病棟の重症度・医療看護必要度」画面（**図1**）にて、看護ケア情報が正しく登録されているか確認する。
　2）看護ケアが正しく登録されていない（看護ケア実施登録がされていない）場合は、前日の担当者に看護ケア情報の登録を依頼する。
　3）監査の視点は、前々日の評価と大幅に違いがある場合、前日検査などで安静指示が出ていたにもかかわらず「起きあがり」が「できる」になっている等である。
3. **対象者について**
　1）15歳未満の場合は、患者基本情報より自動取得され対象外として設定される。
　2）平成26年度診療報酬改訂時に追加された「短期滞在手術基本料を算定する患者」は医事課の診療報酬担当が算定時に対象外として登録する（**図2**）。

表1 一般病棟の重症度、医療・看護必要度の項目

A項目	0点	1点	2点
1 創傷処置 褥瘡処置 いずれか1つ以上該当する場合	なし	あり	
2 呼吸ケア(喀痰吸引のみの場合を除く)	なし	あり	
3 点滴ライン同時3本以上	なし	あり	
4 心電図モニター	なし	あり	
5 シリンジポンプの使用	なし	あり	
6 輸血や血液製剤の使用	なし	あり	
7 専門的な治療・処置 ①抗悪性腫瘍剤の使用(注射剤) ②抗悪性腫瘍剤の内服 ③麻薬注射の使用 ④麻薬の内服・貼付 ⑤放射線治療 ⑥免疫抑制剤の使用 ⑦昇圧剤の使用 ⑧抗不整脈剤の使用 ⑨抗血栓栓塞薬の持続点滴 ⑩ドレナージ管理	なし		あり いずれか一つ以上行われていれば「あり」

B項目	0点	1点	2点
寝返り	できる	何かにつかまればできる	できない
起きあがり	できる	できない	
坐位保持	できる	支えがあればできる	できない
移乗	できる	見守り・一部介助が必要	できない
口腔清潔	できる	できない	
食事摂取	介助なし	一部介助	要介助
衣服の着脱	介助なし	一部介助	要介助

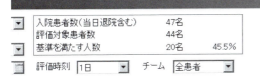

図1 「一般病棟の重症度、医療・看護必要度」画面

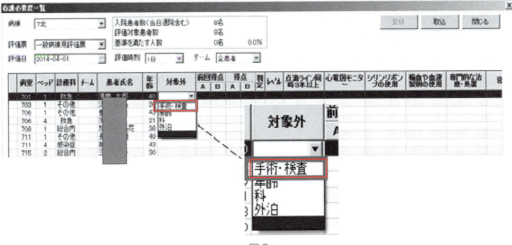

図2

執筆者一覧

■ 編著

松浦　正子　　日本赤十字豊田看護大学看護管理学教授
　　　　　　　元 神戸大学医学部附属病院副院長・看護部長

■ 執筆

池上　峰子　　元 神戸大学医学部附属病院副看護部長・元医療情報部副部長
多賀真里子　　元 神戸大学医学部附属病院看護師長
清水由欣子　　神戸大学医学部附属病院看護師長
野﨑　早苗　　神戸大学医学部附属病院看護師長

第1章

看護診断による看護計画

- 健康知覚─健康管理
- 栄養─代謝
- 排泄
- 活動─運動
- 睡眠─休息
- 認知─知覚
- 自己知覚─自己概念
- 役割─関係
- セクシュアリティー生殖
- コーピング─ストレス耐性

看護診断の分類別目次

- 看護診断名は「NANDA-I 看護診断－定義と分類　2015－2017」（医学書院）による。
- 「＊」を付した看護診断名は、当院独自の看護診断名か、「NANDA-I 看護診断－定義と分類 2015－2017」で除外されたが当院では用いているものである。
- 分類の枠組みは、ゴードンの「11の機能的健康パターン」によるが、「価値－信念」の機能的健康パターンは省いた。

①健康知覚－健康管理 — 6
健康探求行動＊ — 6
非効果的健康維持 — 7
非効果的治療計画管理：個人＊ — 8
非効果的治療計画管理：家族＊ — 10
感染リスク状態 — 11
感染媒介リスク状態＊ — 12
身体損傷リスク状態 — 13

②栄養－代謝 — 16
栄養摂取消費バランス異常：必要量以上＊ — 16
栄養摂取消費バランス異常：必要量以下 — 17
栄養摂取消費バランス異常リスク状態：必要量以上＊ — 19
非効果的母乳栄養 — 20
非効果的乳児哺乳パターン — 22
嚥下障害 — 23
悪心 — 25
誤嚥リスク状態 — 26
口腔粘膜障害 — 28
体液量過剰 — 29
体液量不足 — 31
皮膚統合性障害 — 32
非効果的体温調節機能 — 34
高体温 — 35
低体温 — 36

③排泄 — 38
便秘 — 38
知覚的便秘 — 39
下痢 — 40
便失禁 — 42
排尿障害 — 43

機能性尿失禁	44
反射性尿失禁	45
腹圧性尿失禁	46
切迫性尿失禁	48
完全尿失禁*	49
尿閉	50

④活動－運動 — 52

活動耐性低下	52
消耗性疲労	53
気分転換活動不足	55
身体可動性障害	56
セルフケア不足*	57
家事家政障害	59
成長発達遅延（乳児期、幼児期）*	60
成長発達遅延（学童期）*	62
非効果的気道浄化	64
非効果的呼吸パターン	65
ガス交換障害	66
自律神経性レフレキシア機能障害*	67
徘徊	69

⑤睡眠－休息 — 71

睡眠パターン混乱	71

⑥認知－知覚 — 74

急性疼痛	74
急性混乱	75
慢性混乱	77
不安定性情動コントロール	78
非効果的衝動コントロール	79
記憶障害	81
意思決定葛藤	82

⑦自己知覚－自己概念 — 84

恐怖	84
不安	85
孤独感リスク状態	87
絶望感	88
自尊感情慢性的低下	89
自尊感情状況的低下	90
ボディイメージ混乱	91

自己同一性混乱 ····· 93

⑧役割－関係 ───── 94

悲嘆 ····· 94
予期悲嘆* ····· 95
悲嘆機能障害：悲嘆複雑化* ····· 96
社会的孤立 ····· 98
社会的相互作用障害 ····· 99
家族機能破綻 ····· 100
家族機能障害：アルコール症* ····· 101
ペアレンティング障害 ····· 103
親子（乳児）間愛着障害リスク状態：愛着障害リスク状態* ····· 104
親役割葛藤 ····· 105
家族介護者役割緊張* ····· 107
言語的コミュニケーション障害 ····· 108
暴力リスク状態* ····· 109

⑨セクシュアリティ－生殖 ───── 111

非効果的セクシュアリティパターン ····· 111
レイプ－心的外傷シンドローム ····· 112

⑩コーピング－ストレス耐性 ───── 115

非効果的コーピング ····· 115
防御的コーピング* ····· 116
非効果的否認 ····· 117
自殺リスク状態 ····· 119
家族コーピング無力化 ····· 121
適応障害* ····· 122
心的外傷後シンドローム ····· 123
自己傷害リスク状態 ····· 124

看護診断の五十音順目次

あ行
- 意思決定葛藤 …… 82
- 栄養摂取消費バランス異常：必要量以下 …… 17
- 栄養摂取消費バランス異常：必要量以上* …… 16
- 栄養摂取消費バランス異常リスク状態：必要量以上* …… 19
- 嚥下障害 …… 23
- 悪心 …… 25
- 親子（乳児）間愛着障害リスク状態：愛着障害リスク状態* …… 104
- 親役割葛藤 …… 105

か行
- 家事家政障害 …… 59
- ガス交換障害 …… 66
- 家族コーピング無力化 …… 121
- 家族介護者役割緊張* …… 107
- 家族機能障害：アルコール症* …… 101
- 家族機能破綻 …… 100
- 活動耐性低下 …… 52
- 完全尿失禁* …… 49
- 感染リスク状態 …… 11
- 感染媒介リスク状態* …… 12
- 機能性尿失禁 …… 44
- 気分転換活動不足 …… 55
- 記憶障害 …… 81
- 急性混乱 …… 75
- 急性疼痛 …… 74
- 恐怖 …… 84
- 下痢 …… 40
- 健康探求行動* …… 6
- 言語的コミュニケーション障害 …… 108
- 口腔粘膜障害 …… 28
- 高体温 …… 35
- 誤嚥リスク状態 …… 26
- 孤独感リスク状態 …… 87

さ行
- 自己傷害リスク状態 …… 124
- 自己同一性混乱 …… 93
- 自殺リスク状態 …… 119
- 自尊感情状況的低下 …… 90
- 自尊感情慢性的低下 …… 89
- 自律神経性レフレキシア機能障害* …… 67
- 社会的孤立 …… 98
- 社会的相互作用障害 …… 99
- 消耗性疲労 …… 53
- 身体可動性障害 …… 56
- 身体損傷リスク状態 …… 13
- 心的外傷後シンドローム …… 123
- 睡眠パターン混乱 …… 71
- 成長発達遅延（学童期）* …… 62
- 成長発達遅延（乳児期、幼児期）* …… 60

さ行（続き）
- 切迫性尿失禁 …… 48
- 絶望感 …… 89
- セルフケア不足* …… 57

た行
- 体液量過剰 …… 29
- 体液量不足 …… 31
- 知覚的便秘 …… 39
- 低体温 …… 36
- 適応障害* …… 122

な行
- 尿閉 …… 50

は行
- 徘徊 …… 69
- 排尿障害 …… 43
- 反射性尿失禁 …… 45
- 悲嘆 …… 94
- 悲嘆機能障害：悲嘆複雑化* …… 96
- 非効果的気道浄化 …… 64
- 非効果的健康維持 …… 7
- 非効果的呼吸パターン …… 65
- 非効果的コーピング …… 115
- 非効果的衝動コントロール …… 79
- 非効果的セクシュアリティパターン …… 111
- 非効果的体温調節機能 …… 34
- 非効果的治療計画管理：家族* …… 10
- 非効果的治療計画管理：個人* …… 8
- 非効果的乳児哺乳パターン …… 22
- 非効果的否認 …… 117
- 非効果的母乳栄養 …… 20
- 皮膚統合性障害 …… 32
- 不安 …… 85
- 不安定性情動コントロール …… 78
- 腹圧性尿失禁 …… 46
- ペアレンティング障害 …… 103
- 便失禁 …… 42
- 便秘 …… 38
- 暴力リスク状態* …… 109
- 防御的コーピング* …… 116
- ボディイメージ混乱 …… 91

ま行
- 慢性混乱 …… 77

や行
- 予期悲嘆* …… 95

ら行
- レイプー心的外傷シンドローム …… 112

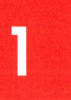

健康知覚―健康管理

健康探求行動*

要因
- 年齢に合わせた健康増進活動についての知識不足。
- 予測される役割の変化。
- 自己実現の欲求を満たすこと。
- 支援的社会ネットワークについての知識不足。

患者目標
- 健康やライフサイクルの変化に合わせた計画を立てる。
- 年齢や危険因子に合った健康増進活動について説明する。
- 支援的社会ネットワークをもつ。
- 肯定的なコーピングメカニズムとストレス解消法を用いる意思があることを述べる。

①患者・家族の現在・過去のヘルスケアパターン。
②患者・家族の知識や意識。
③疾患の状態(障害の程度)。
④健康管理を行うための支援システムの有無。
⑤コーピングパターン。
⑥患者・家族の理解力・協力の程度。

①年齢別の健康増進法に関して個別的な情報を提供する。
②役割の変化に関連する詳細な情報を提供する。
③支援システムをつくるための計画を話し合う。
④協力的な「患者―看護師」関係を形成する。
⑤社会資源に関する情報提供を行う。

①健康増進のために、どうありたいか積極的に表現するように指導する。
②必要時、保健指導を行う。

神戸大学医学部附属病院看護部で独自の使い方をしている看護診断名には「*」をつけた。

非効果的健康維持

要因

- 摂取エネルギーと消費エネルギーのアンバランス。
- 健康管理に対する自律性の欠如。
- 薬物乱用・中毒による知覚障害・認知障害。
- 食生活についての知識不足。
- 不適切な生活習慣。
- 不適切なコーピング機構。
- 健康管理についての知識不足。
- タバコの乱用・中毒。
- アルコールの乱用・中毒。
- 情報の誤った解釈。
- 疾患、治療についての知識不足。
- コミュニケーション技術の欠如。
- 宗教的信念。
- 文化的信念。
- 発達段階に応じた健康行動がとれない状態。

患者目標

- 健康維持に対して自己の健康目標を確定する。
- 健康維持に必要な行動をとる。
- 健康を増進するライフスタイルについて説明する。
- 健康状態を管理するのに必要な健康行動や社会資源について述べる。
- 健康管理の変調をきたした原因を述べる。

①ライフスタイルまたは習慣（喫煙、飲酒、睡眠、食事、排泄、休息、運動、共同生活、内服）。
②健康状態についての患者の考え、価値観、信念。
③従来の生活習慣、生活様式における不健康な要素の有無（物質乱用、過食、強迫行動や好戦的行動）。
④治療に対する理解と参加する態度。
⑤病状や予後に対する不安の有無。
⑥合併症の発現の徴候とそれに対する反応。
⑦病状悪化の徴候とそれに対する反応。
⑧ストレス管理の方法。
⑨病気をしてからの役割の変化の有無とコーピングの様式。
⑩健康以外に価値をおいている事柄の有無。
⑪キーパーソンとの関係。

⑫家族、友人、職場、地域とのかかわり方。
⑬経済的状況。
⑭社会資源の活用状況。
⑮教育・指導プログラム受講の有無。
⑯医師、看護師の説明や指導に対する反応。
⑰性格傾向。
⑱患者・家族の既往歴。

①正確な情報を提供する（疾患、病状、治療方針、健康状態）。
②生活の改善点とその方法を見つける援助をする。
③行動変容するための動機づけと話し合いの場をもち、患者のよりよい状態へ意識を高める。
④患者に合った教育方法を提供する。
⑤治療のために必要となる技術を習得できるように援助する（服薬確認、インスリンの自己注射の手技の確認など）。
⑥価値基準の明確化と健康目標の確立を援助する。
⑦家族関係の調整をする。
⑧社会資源の調整をする。

①健康維持に必要な知識を提供する。
②健康教育（食事、運動、休養の勧めなど）、服薬指導、疾病予防の方法を指導する。
③ストレス管理指導（ストレッサーを明らかにし、効果的な反応パターンを紹介、指導する）。
④従来の生活習慣、生活様式における問題点について、患者・家族に具体的に説明し、修正の方法について、ともに検討する。
⑤習得した健康管理法を自ら実行する意思表示を確認するとともに、不足していれば補う。
⑥有効な社会資源や職場の理解と協力など、周囲のサポートの重要性と具体的方法をキーパーソンに説明する。

非効果的治療計画管理：個人*

要因

- 複雑な治療計画。
- 治療の副作用。
- 複雑なヘルスケアシステム。
- 知識不足。
- 健康探索行動における自律性の低下。
- 治療計画に対しての不安。
- 治療に適さない環境。

- 高額な治療費。
- ヘルスケア関係者に対しての不信感。
- 不十分な社会的資源。
- 家族の支援がない状態。
- 周囲と異なることに対する恐怖心。
- 意思決定上の葛藤。
- 健康に対する信念の葛藤。
- 過去の成功しなかった体験。
- 問題の重大性に対する疑問。

患者目標

- 不安や誤解が軽減したと述べる。
- 症状を引き起こす原因、疾患または症状のコントロールのための治療計画について説明する。
- 病気からの回復および再発、または合併症予防のための望ましい健康行動を実践する意思を述べる。

① 必要とされる資源の変化。
② 医療者や家族に対する信頼感。
③ 身体症状。
④ 病状・予後。
⑤ 治療計画管理に関する知識。
⑥ 自己効力感のレベル。
⑦ 学習意欲、理解力。

① 効果的な管理を妨げる因子を明らかにする。
② 患者の話をよく聞き、患者への期待を強要しない。
③ 治療計画管理に対して、患者が過去に成功した体験を確認する。
④ 治療に対するよい結果、予測される結果を説明する。
⑤ 他の患者の成功体験を伝える。
⑥ 定期的に面接（ミーティング）を行う。
⑦ 病気のプロセス、治療計画について患者と話し合う。
⑧ 患者のニーズと医療が提供できるものとの接点を探す。

① 必要とされる継続ケアについて指導する。
② 必要とされるライフスタイルの変更について指導する。
③ フォローアップのために必要な機関や、地域の各種サービスを紹介する。

非効果的治療計画管理：家族*

要因

- 治療計画の複雑さ、治療の副作用。
- 高額な治療費。
- セルフケアシステムの複雑さ。
- 健康探求行動における自律性の低下。
- 不十分な知識。
- 治療計画の有益さに対する疑問。
- 治療計画に対する不信。
- 問題の重大性に対する疑問。
- ヘルスケア関係者に対する不信。
- 不十分な社会的支援。

患者目標

- 家族が、症状を引き起こす原因、疾患または症状のコントロールのための治療計画について説明する。
- 家族も治療、ケアに参加し、患者を支える。
- 家族が不安や誤解が軽減したと述べる。

OP 観察計画

①患者の理解度、協力体制（患者にとってのキーパーソン）。
②家族のサポートシステム、経済状態。
③身体症状。
④患者の病状、予後。
⑤過去の経験。
⑥不安のレベル。
⑦学習意欲、理解力。

TP ケア計画

①不安の内容を明らかにし、正確で適切な情報を与える。
②セルフヘルプのグループに参加することを勧める。
③利用できる社会資源を紹介する。
④患者・家族とともに学習結果に必要な事柄を計画し分担する。
⑤治療に対するよい結果、予測される結果を説明し、よい点を強調する。
⑥家族も治療、ケアに参加できるように計画を立案する。
⑦定期的に面接（ミーティング）を行う。
⑧病気のプロセス、治療計画について説明を行う。
⑨治療する理由や予測される効果を説明する。
⑩家庭環境の変化について説明する。

①必要とされる継続ケアについて指導する。
②必要とされるライフスタイルの変更について指導する。

感染リスク状態

要因

- 栄養不良。
- 白血球減少に続発する抵抗力の低下。
- 侵襲的器具（気管切開、尿道カテーテル、静脈ライン）。
- 侵襲的な処置（気管切開、胃瘻造設、静脈ライン、手術部位、骨牽引ピン挿入）。
- 便、尿汚染。
- 免疫機能不全に続発する易障害性の増加。
- 高血糖に続発する宿主抵抗の低下。
- 分娩中の外傷、会陰側切開に続発する細菌の侵入。

患者目標

- 免疫についての知識を得、感染から身を守る。
- 感染予防の行動をとる（手洗い、含嗽、吸入）。
- 感染の原因について認識し、感染予防行動をとる。

①体温、脈拍、呼吸、血圧の変化。
②SpO₂の変化。
③皮膚・粘膜の状態（全身、口腔粘膜、陰部、肛門ほか）。
④血液検査データ（WBC、好中球、CRP、赤沈）。
⑤微生物・細菌検査データ。
⑥喀痰の量・性状。
⑦ガーゼ汚染の有無（汚染のある場合は性状）。
⑧創部の状態（発赤、腫脹、熱感、疼痛）。
⑨チューブ・カテーテル類挿入部位の状態、排液量・性状。
⑩体位変換の状況。
⑪易感染となる薬剤の与薬の有無（抗癌薬、免疫抑制薬、副腎皮質ステロイドなど）。
⑫易感染となる器具の使用の有無（人工呼吸器、吸引カテーテル、ネブライザー、気管切開カニューレ、観血的モニタリング）。
⑬検査所見（X線）。
⑭喫煙習慣。

①体温、脈拍、呼吸、血圧を測定する。
②感染の危険性確認のため予測因子をアセスメントする（感染の起こりそうな部位、手術、泌尿生殖系の処置・麻酔）。

TP
ケア計画

③感染の危険性確認のため予測因子をアセスメントする（人工呼吸器、吸引カテーテル、ネブライザー、気管切開カニューレ、観血的モニタリング）。
④基礎疾患の状態をアセスメントする。
⑤入浴を介助する（介護浴槽使用）。
⑥シャワー浴を介助する（車椅子、輸送車）。
⑦部分シャワー浴を介助する。
⑧清拭を介助する。
⑨洗髪を介助する。
⑩ベッドサイド上で洗髪を行う。
⑪手浴を介助する。
⑫足浴を介助する。
⑬陰部洗浄、陰部消毒を行う。
⑭含嗽を介助する。
⑮口腔清拭、吸入を介助する。
⑯カテーテル・チューブ類の挿入部位や創部の清潔を保持する。
⑰処置はできるだけ無菌的操作で行う。
⑱必要時アイソレーションの実施、必要に応じて面会者を制限する。
⑲環境整備を行う（換気、加湿）。
⑳栄養・水分の補給を行う。
㉑高カロリー、高蛋白の摂取を奨励する。
㉒必要に応じて無菌食にする。
㉓体位変換、マッサージを行う。
㉔咳嗽、深呼吸を促す。
㉕内服薬などを管理する。

EP
教育計画

①感染予防に関する指導を行う（含嗽・手洗いの指導、食事内容の指導）。
②清潔保持、面会制限、手洗い、マスク使用の理由について説明する。
③カテーテル・チューブ類、創部が清潔に保持できるように指導する。
④指示された薬は、必ず時間通りに内服するように指導する。

感染媒介リスク状態*

要因

- 疾患の伝染性性質、感染予防についての知識不足。
- 不十分な感染予防行動。
- 伝染性因子。
- 頻繁な血液汚染。

患者目標

- 疾患による感染について知識を得、隔離の必要性を理解する。
- 疾患による感染について知識を得、他者へうつさないように注意する。
- 不衛生な生活環境を整える。

OP 観察計画

① 感染予防の方法の理解度（患者、家族、医療者）。
② 検査データ（病原体の把握）。
③ 医療廃棄物の取り扱い状況（注射針、血液付着物などの医療廃棄物が適切に廃棄されているか）。
④ 手洗い励行の有無。
⑤ 適切な消毒用薬剤使用の有無。

TP ケア計画

① 院内感染予防マニュアルに沿った対応をする（手洗い、衣類、食器、室内ゴミ処理法、器具、器械、患者の消毒）。
② 吸入、薬の塗布、点滴、注射薬の管理を行う。
③ 皮膚の清潔を保持する。
④ 必要に応じて面会者を制限する。
⑤ 必要に応じて隔離、ガウンテクニック、手洗い（入室前後、処置前後）、マスクを着用する。
⑥ 訴えを傾聴し、孤独感を減少させる（将来的不安の軽減）。
⑦ 院内感染予防マニュアルに準じて分泌物を適切に廃棄する。
⑧ 医療廃棄物を適切な場所に廃棄する。
⑨ 病原菌の曝露を受けたときは早期に対処する。
⑩ 院内感染予防マニュアルに準じて感染制御部に報告する。

EP 教育計画

① 正確な情報を提供する（疾患の特殊性、病状、治療方針）。
② 患者が隔離やケアに対して十分な理解ができ、協力を得られるように説明・指導する。
③ 患者1人では不十分な場合、家族の協力も得られるように説明・指導する。
④ 退院後のケアを患者・家族に指導する。
⑤ 感染予防に関する指導をする。

身体損傷リスク状態

要因

- 感覚機能（視覚、聴覚、温度覚、触覚、臭覚）の障害。
- 循環機能の変調。

- 薬物使用。
- 精神状態の変調。
- 長期臥床による筋力低下。
- 環境内の危険に関する認識不足。
- 補助具の不適切な使用。
- 危険に対する認識の欠如。
- 慣れない環境。

患者目標

- 危険因子・危険行動を理解し、安全な行動をとる。

OP
観察計画

①入浴温度、電気毛布・電気アンカ・湯枕の温度。
②入院前の生活、住居の状況（ベッド使用、洋式トイレ使用、階段・廊下の手すりの有無）。
③家族などの協力者の有無。
［運動能力の低下による危険］
①運動障害の有無と程度。
②運動や判断に影響を及ぼす神経疾患の有無。
③障害の程度（感覚、知覚、運動、神経）。
④運動機能や空間認識の失調。
⑤ベッド上安静の期間。
⑥補助具の使用の有無および使用方法の適切性（松葉杖、杖、車椅子、歩行器、義肢、装具）。
⑦ルート類の留置状態。
⑧活動状況。
［視力の低下・障害による危険］
①視力障害、聴力障害、触覚の感受性低下の有無、障害の程度。
②障害の程度（感覚、知覚、運動、神経）。
［認識の低下・障害による危険］
①理解力の程度。
②意識レベルの低下。
③思考過程の変調。
④活動状況。
⑤危険な環境や安全対策に関する知識の程度。
［薬剤の影響による危険］
①薬物の使用状況（催眠薬、鎮静薬、抗うつ薬、向精神薬、抗不安薬）。
②薬物の使用状況（利尿薬、降圧薬、鎮痛薬、緩下薬または便軟化剤、血管拡張薬）。

TP
ケア計画

［基準となる計画］
①入院時、障害の程度に応じた病棟内のオリエンテーションを行う。

TP ケア計画

②ナースコールシステムを説明し、患者がそれを使えるように指導や調整をする。
③ベッドの高さを低くする、ベッド柵の設置、床の水濡れをなくす、電気コードや備品類の配置を整理整頓する。
④安全であるとアセスメントできるまで、入院から数日間は夜間、患者を注意深く観察する。
⑤安静度の中でのケアを、患者と一緒にアセスメントし計画を立てる。
⑥患者用警報システムの設置、モニターの設置など病室を考慮する。
⑦トイレや浴室に行くとき、廊下を歩くときは十分に時間をかけるようにする。
⑧患者を急がせない。
⑨精神面の援助を行う（傾聴）。

[運動能力の低下による危険]
①必要時、日常生活動作の介助をする。
②環境と釣り合いがとれるように自立心、運動能力を向上させる。
③必要時、家族の協力を得る。

[視力の低下・障害による危険]
①必要時、日常生活動作の介助をする。
②必要時、家族の協力を得る。

[認識の低下・障害による危険]
①必要時、日常生活動作の介助をする。
②身体損傷の危険性から患者を守る対策を提供する（抑制帯の使用、徘徊感知装置）。
③必要時、家族の協力を得る。

[薬剤の影響による危険]
①特定の薬剤の副作用について指導する（例：眩暈、疲労感）。

EP 教育計画

[基準となる計画]
①必要時、遠慮なく看護師に介助を頼むように説明する。
②身体損傷の危険を減らすための教育を行う。
③状況に応じて繰り返し指導する。
④ベッドサイドの整理整頓をするように説明・指導する。
⑤履物の選択についての指導（すべらない、踵が低い）。
⑥患者個人の成長と発達段階に応じて安全対策を指導する。

[運動能力の低下による危険]
①補助具の正しい使用方法の説明をする（歩行器、杖、車椅子など）。

2 栄養―代謝

栄養摂取消費バランス異常：必要量以上[*]

要因

- 栄養に対する知識不足。
- 活動量の減少。
- 代謝率の低下に続発する代謝必要量の変調。
- 摂取量と消費量のアンバランス。
- 過剰な尿排泄、浸透圧利尿。

患者目標

- 標準体重になる。
- 目標体重になる。
- 規則正しくバランスのとれた食事をする。
- 学習の必要性を認識し、自分に合った自己管理を行う（栄養、運動、エネルギーなど）。
- 過剰摂取の原因を述べる。
- 適切な摂取量を理解する。
- 活動に応じた食事を摂取する。
- 活動の必要性を理解し、行動にうつす。

OP
観察計画

①肥満度の判定。
②栄養状態の変化（体重、身長、腹囲、胸囲、皮下脂肪厚）。
③血液検査データ（TP、Alb、ChE、CRP、TC、血中尿酸）。
④食事・間食の摂取量とその内容。食事総カロリー量。
⑤食事の摂取方法、所要時間。
⑥食事環境。
⑦食事に関する知識。
⑧妊娠の有無。
⑨味覚、嗅覚の変化。
⑩薬物療法の有無（副腎皮質ステロイド）。
⑪治療に対する期待と反応、患者の理解度。
⑫運動量、生活上の活動パターン、行動範囲。

OP 観察計画
⑬体温、脈拍、呼吸、血圧の変化。
⑭SpO₂の変化。
⑮家族の理解度、協力体制。
⑯精神状態（ストレス、不安）。
⑰家庭環境、職場での地位、仕事内容。
⑱随伴症状の有無（過労、呼吸促迫、呼吸困難、多汗、のぼせ感、容貌などによる劣等感、消極性）。

TP ケア計画
①体温、脈拍、呼吸、血圧を測定する。
②原因をアセスメントする。
③食事療法の管理、1日の食事回数、時刻の調整を行う。
④食事内容の選択、調理法、食事の形態の調整を行う。
⑤食事中の体位を工夫する。
⑥精神的に支持する。
⑦運動療法を行う。

EP 教育計画
①規則正しい生活を習慣づけるように指導する。
②患者に必要な摂取量を認識するように指導する。
③食事摂取量を減らすための工夫を具体的に説明する。
④食事の摂取量、時刻、場所、周囲の環境を記録しておくように指導する。
⑤家族あるいは同居人、調理する人にも精神的にサポートするように指導する。
⑥家族あるいは同居人、調理する人にも患者に必要な摂取量などを指導する。
⑦肥満による生命の危険な状態を認識するように指導する。
⑧疾患に基づく食事療法について指導する。
⑨体調に変化があれば申し出るように指導する。

栄養摂取消費バランス異常：必要量以下

要因

- 食事を調達することが不可能なこと（身体的、経済的、搬送上の問題）。
- 適切な栄養摂取に関する知識不足。
- 食事摂取に関する制限（宗教上、民族的）。
- 急激な、あるいは気まぐれなダイエット（自己嘔吐、緩下薬の乱用）。
- 疾患に続発する悪心・食欲不振、倦怠感。
- 消化管の静脈うっ血に続発する食欲不振。
- 代謝率の過剰な上昇に続発する代謝必要以下の摂取。
- 下痢、食事摂取に伴う腹痛。
- 蛋白、脂肪、炭水化物の代謝障害。
- 膵酵素の減少に続発する嘔吐、消化障害。
- 味覚の喪失、嗅覚の喪失、口内炎。

- 固定器具の使用に続発する固形物の摂取不能。
- 慢性下痢、消化吸収不良、口腔・食道病変。
- 嚥下困難、咽頭痛、咀嚼痛。
- 嘔吐、下痢に続発する異常な体液喪失。
- 毒を盛られることによる恐怖に続発する摂取回避。
- 情動的ストレスに続発する食思不振、活動量の減少。
- アレルギーによる食事制限。

患者目標

- 適切な1日必要量の食物を摂取する。
- 標準体重になる。
- 栄養に関する正しい知識を得、自分に合った自己管理を行う。
- 規則正しくバランスのとれた食事をする。
- 他者の介入によって、必要量の食物摂取をする。
- 食に対する恐怖心がなくなり食べる気になる。
- 社会的支援についての知識を得、活用をする。
- 目標体重になる。
- 摂取しやすい食物、形態を見つける。

OP
観察計画

①身長、体重（体重減少の有無と程度）、胸囲、腹囲、皮下脂肪厚。
②血液検査データ（TP、Alb、Hb、Fe、電解質、ChE、CRP、TC）。
③食事摂取量とその内容、食欲の有無。
④食事摂取方法と時間。
⑤食習慣。
⑥消化器症状（悪心・嘔吐、下痢、便秘）、味覚障害の有無。
⑦易疲労感、脱力感、無力感、筋力減退、成長発育障害、頭重感、眩暈、ふらつき、無月経、皮膚乾燥。
⑧思考力の減退、感情の不安定、ストレスに対する抵抗力低下、回復の遅延。
⑨嚥下困難の原因と程度、咀嚼困難の有無、歯牙および口腔内の状態。
⑩原疾患からの影響の有無（消化器疾患、ホルモン系）。
⑪薬物療法（化学療法、薬物副作用に起因する吸収障害）。
⑫精神状態（ストレス、不安）。
⑬活動の範囲、内容。
⑭治療に関する期待と反応、患者の理解度。
⑮適切な栄養摂取に関する知識の程度。
⑯脈拍の変化。
⑰呼吸数の変化。
⑱SpO$_2$の変化。
⑲家族の理解と協力体制。
⑳家庭環境。

TP ケア計画
①体温、脈拍、呼吸、血圧を測定する。
②食事療法の管理、1日の食事量を調整する。
③経管栄養法を管理する。
④経静脈栄養法を管理する。
⑤食品の選択、調理法の工夫、食事の形態の工夫を行う。
⑥体位、使用器具を選択する。
⑦1回食事量、食事回数、時刻の調整を行う。
⑧食事環境を調整する。
⑨安静療法を維持する(食後安静時間の確保、活動制限、保温)。
⑩褥瘡の予防を行う(体位変換)。
⑪誤嚥、逆流時の対応を行う(吸引など)。
⑫転倒、転落を防止する。
⑬精神的に支持する。
⑭運動療法を併用する。
⑮規則正しい生活を習慣づけるように指導する。
⑯口腔内の清潔保持を行う。

EP 教育計画
①患者に必要な栄養量を認識するように指導する。
②食事の摂取量を正確に報告するように指導する。
③疾患に基づく食事療法について指導する。
④経管栄養法の仕組みや取り扱いを指導する。
⑤痩せによる生命の危険な状態を認識するように指導する。
⑥体調に変化があれば申し出るように指導する。
⑦家族あるいは同居人、調理する人にも精神的にサポートするように指導する。

栄養摂取消費バランス異常リスク状態:必要量以上

要因

- 味覚、嗅覚の異常。
- 薬物療法(副腎皮質ステロイド)。
- 栄養に関する基本的な知識不足。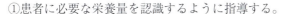
- 代謝に必要なエネルギー量の低下。

患者目標

- 体重増加の原因となる摂食パターンを明らかにする。
- 体重増加をもたらす原因を述べる。
- 体重をコントロールできる活動レベルを維持する。

OP 観察計画
①肥満度の判定。
②栄養状態の変化（体重、身長、腹囲、胸囲、皮下脂肪厚）。
③血液検査データ（TP、Alb、ChE、CRP、TC、血中尿酸）。
④食事・間食摂取量とその内容。食事オーダー量とその内容。
⑤食事の摂取方法、所要時間。
⑥食事環境。
⑦食事に関する知識。
⑧妊娠の有無。
⑨味覚、嗅覚の変化。
⑩薬物療法の有無（副腎皮質ステロイド）。
⑪治療に対する期待と反応、患者の理解度。
⑫運動量、生活上の活動パターン、行動範囲。
⑬体温、脈拍、呼吸、血圧の変化。
⑭SpO_2の変化。
⑮家族の理解度、協力体制。
⑯精神状態（ストレス、不安）。
⑰家庭環境、職場での地位、仕事内容。
⑱随伴症状の有無（過労、呼吸促迫、呼吸困難、多汗、のぼせ感、容貌などによる劣等感、消極性）。

TP ケア計画
①原因をアセスメントする。
②食事療法の管理、1日の食事回数の調整をする。
③食事内容の選択、調理法の調整をする。
④食事摂取時の体位の工夫をアドバイスする。
⑤食事環境の調整をする。
⑥精神的支援を行う。
⑦運動療法をアドバイスする。

EP 教育計画
①規則正しい生活を習慣づけるように指導する。
②患者に必要な食事摂取量について指導する。
③食事摂取量を減らすための工夫を具体的に指導する。
④家族にも患者の必要な食事摂取量について指導する。
⑤体調に変化があれば申し出るように指導する。

非効果的母乳栄養

要因

- 妊娠中からの乳房、乳頭のケア不足。
- 乳房、乳頭トラブルの出現。
- 乳頭形態の異常。

- 児の吸啜刺激不足。
- 母親への薬物療法。
- 母乳保育に対する知識不足。

患者目標

- 母乳保育に関する知識を得る。
- 母乳保育に積極的に取り組む。
- 乳房の自己管理を行う。
- 社会的支援についての知識を取得し、活用する。

OP 観察計画

①乳頭の形、乳頭の伸展性、乳管開通状態。
②乳頭の皮膚の状態（外傷の有無）、浮腫の有無。
③乳腺の発達状態。
④乳房緊満の有無と程度。
⑤授乳姿勢、乳頭の含ませ方。
⑥血乳の有無。
⑦乳房マッサージの手技、搾乳の手技、搾乳量。
⑧妊娠中の準備状態。
⑨母乳保育への知識、意欲、価値観。
⑩過去の母乳保育歴。
⑪乳房の手術の既往。
⑫水分摂取量、食事摂取量。
⑬1回の授乳量、搾乳量。
⑭乳児の鼻・口腔内の形態異常。
⑮乳児の全身状態（未熟児、弱い吸啜反射）。
⑯母親の全身状態（疲労度、合併症の有無）。
⑰母親の精神状態。
⑱母親の育児技術。
⑲家族のサポート状況。
⑳児の体温、脈拍、呼吸、血圧の変化。
㉑児のSpO_2の変化。
㉒児・母の血液検査データ（CBC、WBC、CRP、Hb）。

TP ケア計画

①乳管開通法を実施する。
②乳垢除去を行う（清浄綿など）。
③乳房マッサージを行う。
④ラップ療法を行う。
⑤搾乳介助を行う。
⑥冷罨法を行う。
⑦温罨法を行う。

TP ケア計画
⑧授乳姿勢を工夫する（横抱き、立抱き、フットボール抱き）。
⑨授乳介助を行う。
⑩保護乳頭を使用する。
⑪疲労回復への援助を行う。
⑫母乳栄養の利点と欠点について話し合う。

EP 教育計画
①母親学級：育児編を実施する。
②母親学級：産褥編を実施する（乳房、乳汁分泌の仕組み、母乳栄養の利点）。
③自己管理に関する指導をする。
④退院後の乳房ケアについて指導する。
⑤家族の母乳保育への協力について指導する。
⑥冷凍母乳の方法について指導する。
⑦社会資源の活用について指導する（搾乳ポンプなど）。
⑧感情を言葉に出して表すように指導する。
⑨年長の子どもをもつ母親へ、乳児と接触するとき、年長の子どもにどのように接するとよいかを話し合い指導する。

非効果的乳児哺乳パターン

要因

- 発達遅延。
- 呼吸の障害・未熟性。
- 食事の後の逆流、嘔吐。
- 効果的な吸啜が維持できないこと。
- 感染に続発する必要エネルギー量の増大。
- 薬物使用（抗痙攣薬、過度の麻痺薬、麻酔薬）。
- 口腔過敏。

患者目標

- 乳児が成長のための適切な栄養を摂取する。
- 乳児が経口栄養摂取能力が増したことを示す。

OP 観察計画
①体温、脈拍、呼吸、血圧の変化。
②哺乳意欲の有無と程度。
③哺乳状況（経口哺乳量、吸啜力、嚥下の状態、呼吸の状態、チアノーゼ増悪の有無など）。
④体重の変動。
⑤大泉門の陥没の有無。
⑥腹部膨満の有無と程度。

OP 観察計画
⑦輸液与薬の有無、種類、与薬量。
⑧悪心・嘔吐の有無。
⑨排泄状況、腸雑音の有無。
⑩血液検査データ。
⑪内服・輸液内容。
⑫口腔内粘膜の状態、創部の状態。
⑬水分出納。

TP ケア計画
①体温、脈拍、呼吸、血圧を測定する。
②乳児に適した乳首、哺乳瓶を選択する。
③15〜20分程度の経口哺乳で摂取できないときは、経管栄養に切り替える。
④腹部膨満時、適宜ガス抜き、肛門刺激を行う。
⑤乳児の哺乳の特徴、ペースに応じて授乳介助する。
⑥哺乳の前に胃内吸引を行う（残乳量）。
⑦輸液の管理。
⑧授乳の際の体位の工夫を行う。
⑨口腔ケアを行う。
⑩睡眠、安静を促し、不必要なエネルギーの消耗を抑える。
⑪環境を調整する。

EP 教育計画
①乳児の哺乳の特徴に合わせ、適切な授乳手技を指導する。
②乳児の哺乳中に異常な症状が出現した場合は、すぐに知らせるように指導する。

嚥下障害

要因

- 脳血管障害。
- 神経・筋疾患。
- 頭頸部系腫瘍。
- 廃用性障害・筋力低下・低栄養。
- 口・食道・咽頭粘膜の炎症障害。
- 麻酔の影響（反回神経麻痺）。
- 先天性異常。

患者目標

- 嚥下障害が改善したと報告する。
- 嚥下障害に対処するための方法がとれる。

OP
観察計画

①体温、脈拍、呼吸、血圧の変化。
②歯（義歯）、歯肉、粘膜の状態。
③舌苔、口臭の有無。
④自覚症状の有無と程度（疼痛、しびれ）。
⑤脱水の有無。
⑥栄養状態。
⑦口腔（義歯）ケアの状況。
⑧神経筋障害の有無と程度。
⑨体重の変動。
⑩水分出納。
⑪嚥下障害の種類・程度（飲み込みにくい、飲み込めない）。
⑫嚥下時の状態（飲食物の逆流、つかえ感、閉塞感、停滞感）。
⑬嚥下障害の部位（口腔～咽頭、咽頭～食道口、食道口～噴門）。
⑭食事摂取量とその形態、食事摂取時の姿勢と体位。
⑮咳嗽、悪心・嘔吐、食欲不振、反回神経麻痺の有無と程度。
⑯咀嚼機能障害。
⑰実施されている治療内容と効果（嚥下障害に対する治療）、副作用（放射線療法、化学療法）。
⑱体動可能範囲。
⑲精神状態。
⑳疲労の程度。
㉑血液検査データ（TP、Albなど）。
㉒検査所見（胸部X線、咽頭造影、咽頭ファイバースコープ、咽頭圧測定など）。
㉓摂食に対する意欲、期待、家族の反応、家族の期待（不安、恐怖、摂食困難による欲求不満など）。
㉔唾液分泌の程度。

TP
ケア計画

①体温、脈拍、呼吸、血圧の変化。
②食事療法の管理をする。
③食事形態の選択（栄養価、嗜好、嚥下しやすい形や硬さ）。
④1回の食事量、食事回数、時刻の調整。
⑤嚥下反射を刺激するような温かい、または冷たい飲み物を提供する。
⑥誤嚥、逆流時の対応（吸引など）。
⑦環境の調整をする。
⑧食事中は外部の刺激を最小限にする（テレビ、ラジオを消すなど）。
⑨嚥下することに集中させる。
⑩適切な補助具を選択する（スプーンや注射器、コップ、水のみ、ストローなど）。
⑪口腔粘膜の保護。
⑫唾液分泌を促進するためのケアを実践する（人工唾液の使用）。
⑬刺激物質の回避をする（食物、化学物質、異物）。
⑭薬物使用による疼痛の緩和を図る。

⑮粘膜の変調に対する適切な処置を行う（薬剤の使用、含嗽水の工夫など）。

EP
教育計画

①食事摂取量とその内容を報告するように説明する。
②自覚的な随伴症状の有無と程度などを報告するように説明する。
③嚥下困難の有無と程度を報告するように説明する。
④嚥下困難の部位を報告するように説明する。
⑤状態に合わせ食事形態を工夫するように指導する。
⑥経口摂取の方法とその必要性を指導する。
⑦経管栄養法の目的とその必要性を指導する。
⑧経静脈栄養法の目的とその必要性を指導する。
⑨口腔ケアについて指導する（歯みがき、含嗽など）。

悪心

要因

- 脳圧亢進。
- 眩暈。
- 化学療法による嘔吐中枢の刺激。
- 放射線療法による嘔吐中枢の刺激。
- 薬の副作用。
- 電解質異常。
- 心筋梗塞による心機能低下。
- 腸蠕動の低下。
- 発熱。
- 不快な臭気の吸入。
- 疼痛によるストレス。
- 妊娠悪阻。
- 消化機能の低下。

患者目標

- 悪心・嘔吐が軽減する。
- 悪心・嘔吐が起こりにくいような食事方法を理解し実行する。
- 脱水、低栄養、電解質異常を起こさない。

①悪心・嘔吐の有無と程度。
②腹部症状の有無と程度（腸蠕動、腹痛、腹部膨満、便秘）。
③悪心・嘔吐の誘因の有無（薬剤、食物、臭い、カテーテル）。
④体温、脈拍、呼吸、血圧の変化。

OP
観察計画

⑤SpO₂の変化。
⑥血液検査データ（電解質、肝機能）。
⑦水分出納。
⑧吐物の状態（臭い、色調、性状、量、出血の有無）。
⑨発汗・皮膚湿潤の有無。
⑩奇異反射の有無。
⑪患者の表情や言動。
⑫薬剤の使用状況（薬品名、使用期間）。

TP
ケア計画

①環境整備（臭い、音の除去）。
②体位の工夫（リラックスのできる体位をとらせる）。
③医師の指示による制吐薬の与薬。
④口腔内保清（清拭、含嗽）。
⑤胃管を挿入している場合は吸引を行い減圧する。
⑥誤飲予防。
⑦患者の精神・心理的状況についてアセスメントを行い、悪心・嘔吐の原因を明らかにする。
⑧悪心・嘔吐の原因を除去する。

EP
教育計画

①悪心のあるときは、ゆっくりと深呼吸するように指導する。
②胃粘膜を刺激する食物や飲み物を避けるように指導する。
③食物や飲み物をゆっくりと摂取するように指導する。
④食後は頭部を挙上して、ベッド上安静をするように指導する。
⑤嘔吐のあるときは上半身をやや高くし、顔を横に向けるように指導する。

誤嚥リスク状態

要因

- 口唇裂・口蓋裂による吸啜障害。
- 食道裂孔ヘルニアによる胃内容の逆流。
- イレウスによる胃内容の排出不良。
- アカラシアによる下部食道および噴門部の弛緩不全による嚥下障害。
- 食道狭窄症による食道の通過障害。
- 気管食道瘻のため異物が気管に侵入しやすい状態。
- 脊髄損傷による障害レベルに続発する咳嗽困難。
- 肥満・腹水による胃内圧の上昇が原因の、胃内容物逆流。
- 顎関節の固定。
- 嚥下障害。
- 咀嚼機能障害。
- 未熟児のため吸啜反射、嚥下反射が未熟な状態。

- 新生児期であるために下部食道括約筋の緊張が低下し胃内容が逆流しやすい状態。

患者目標

- 誤嚥を予防する方法を遂行する。
- 有効な嚥下ができる。
- 嚥下能力が改善したと報告する。
- 分泌物を有効に喀出する。

OP 観察計画

① 意識レベル。
② 嚥下障害の有無、種類、程度（飲みにくい、飲み込めない、液体と固形物のいずれの嚥下困難か）。
③ 嚥下時の状態（飲食物の逆流、つかえ感、閉塞感、停滞感）。
④ 嚥下困難の部位（口腔〜咽頭、咽頭〜食道口、食道口〜噴門）。
⑤ 新生児・未熟児、口唇裂・口蓋裂の有無。
⑥ 食事摂取量とその形態、食事摂取時の姿勢と体位。
⑦ むせる、咳嗽、嚥下時痛、悪心・嘔吐、嗄声、構音障害、反回神経麻痺の有無と程度。
⑧ 嚥下困難の悪化の有無と程度（随伴症状の悪化、嚥下性肺炎、食欲不振、栄養低下、脱水）。
⑨ 嘔吐反射の減退の有無。
⑩ 咀嚼機能障害。
⑪ 気管カニューレ、胃・腸管、経管栄養チューブの有無。
⑫ 診察所見（頻脈、過呼吸の有無、呼吸困難、チアノーゼ、肺換気音、水泡音、痰の性状）。
⑬ 検査所見（胸部X線、食道造影、食道ファイバースコープ、食道内圧測定）。
⑭ 実施されている治療内容と効果、副作用。
⑮ 摂食に対する患者、家族の反応（食物摂取に対する不安・恐怖、摂取困難による欲求不満）。
⑯ 摂食に対する患者の意欲・期待。
⑰ 摂食に対する家族の期待。
⑱ 発達段階。
⑲ 体動可能範囲。
⑳ 精神状態（昏迷、妄想、幻聴）。
㉑ 体温、脈拍、呼吸、血圧の変化。
㉒ SpO_2の変化。
㉓ 血液検査データ（WBC、CRP）。

TP ケア計画

① 体温、脈拍、呼吸、血圧を測定する。
② 食事の形態の選択（栄養価、嗜好、嚥下しやすい形や固さ）。
③ 1回の食事量、食事回数、時刻などの調整。

TP
ケア計画

④1回の嚥下量、食事の所要時間の調整。
⑤食事時の体位の工夫（飲食中および飲食後、少なくとも20分はセミファーラー位か座位をとる）。
⑥経管栄養法の管理（注入量、注入速度、注入液の温度調整、チューブの管理）。
⑦いつでも吸引できるような準備をしておく。
⑧患者が咀嚼や嚥下に精神を集中できるように、食物摂取時は環境からの刺激を減らす。
⑨経口摂取ができない場合は、患者の周囲に食物を置かないなど環境の調整をする。
⑩口腔内ケアを行う（食物の破片が口の中に残っていないことを確かめるために、口腔衛生を援助する）。
⑪精神的な支援、励まし。

EP
教育計画

①嚥下困難の有無と程度の報告ができるように指導する。
②嚥下困難の部位が報告できるように指導する。
③食事摂取量とその内容が報告できるように指導する。
④自覚的な随伴症状の有無と程度などが報告できるように指導する。
⑤経口摂取の方法とその必要性を指導する。
⑥経管栄養法の目的とその必要性を指導する。
⑦経静脈栄養法の目的とその必要性を指導する。

口腔粘膜障害

要因

- 頭、または頸部への放射線照射。
- 副腎皮質ステロイドや免疫抑制薬の長期使用。
- 抗腫瘍薬の使用。
- 気管挿管チューブ、胃管留置。
- 化学物質による刺激。
- 糖尿病や口腔内疾患、感染に続発する炎症。
- 不適切な口腔衛生。
- 不適切な装具。

患者目標

- 口腔粘膜の症状が軽減し、苦痛が緩和したことを示す。
- 口腔内（歯、歯肉、粘膜）についての知識を得、自分で正しい口腔ケアができる。
- 口腔内を清潔にし、感染を起こさない。
- 口腔内の状態に合った食物・飲料を摂取し、摂取による苦痛が最小限になる。
- 介助により、口腔内の清潔を保つ。

OP 観察計画

①体温、脈拍、呼吸、血圧の変化。
②SpO₂の変化。
③水分出納。
④歯（義歯）、歯肉、粘膜の状態。
⑤脱水の有無（皮膚の乾燥など）。
⑥舌苔、口臭の有無。
⑦自覚症状の有無（疼痛、しびれなど）。
⑧栄養状態（摂取量、体重、摂取する品目の偏りの有無）。
⑨血液検査データ（WBC、CRP）。
⑩口腔（義歯）保清の状況。
⑪変調をきたす原因（治療、薬物、放射線など）。
⑫食事形態、食事方法、絶食の有無。

TP ケア計画

①体温、脈拍、呼吸、血圧を測定する。
②患者が口腔衛生を実施する能力をアセスメントする。
③口腔内の清潔を保持する（ブラッシング、口腔洗浄・清拭、吸引）。
④水分出納をアセスメントする。
⑤水分補給を行う。
⑥口腔内の保湿を行う（人工唾液、吸入など）。
⑦口腔粘膜を保護する。
⑧唾液分泌の増加を促す（嗜好品など食事の工夫で刺激）。
⑨栄養状態の改善を図る（食事形態、適温の工夫、摂取方法）。
⑩刺激性物質を回避する（食物、化学物質、異物）。
⑪薬物使用による疼痛を緩和する。
⑫粘膜の変調に対する適切な処置を行う（薬剤の使用、含嗽水の工夫など）。

EP 教育計画

①口腔の保清の必要性と方法を説明する。
②服薬や外用薬使用の指導をする。
③飲物の選択、食事形態、摂取方法の指導をする。

体液量過剰

要因

- 蛋白質摂取不足、栄養不良。
- 静脈血の貯留、静脈うっ滞。
- 水分過剰摂取。
- 心拍出量の減少。
- 門脈圧亢進、血漿膠質浸透圧の低下。
- ナトリウム貯留。
- 右心不全に続発する腎血流量の減少。

患者目標

- 体液・浮腫に関する知識を得、自分に合った水分・塩分・食物摂取の自己管理を行う。
- 体液量の過剰症状を述べる。

OP 観察計画

①水分出納（食事・水分の摂取状況、輸液量、発汗、排尿・排便の量と回数）。
②体重の変動。
③CVP、PVP。
④浮腫の増減。
⑤体温、脈拍、呼吸、血圧の変化。
⑥呼吸数の変化。
⑦SpO_2の変化。
⑧呼吸状態（呼吸数、性質、換気音）。
⑨痰の性状と量。
⑩呼吸困難。
⑪検査データ（ABG、電解質、TP、Alb、BUN、Cr、Hb、Ht、血液・尿浸透圧）。
⑫腹囲。
⑬検査所見（胸腹部X線）。
⑭精神状態（イライラ、不安など）。
⑮訴え（息切れ、脱力感、倦怠感など）。
⑯皮膚の異常の有無（乾燥、湿潤、発赤、皮膚剝離、水疱形成の有無）。
⑰頸静脈怒張。舌拡大。
⑱水分制限に対する理解の程度（患者、家族）。

TP ケア計画

①体温、脈拍、呼吸、血圧を測定する。
②指示により水分制限を行う。
③浮腫のある部位を挙上する（疾患上可能な場合）。
④指示により低ナトリウム食、高蛋白食を与える。
⑤安楽な体位を保てるように援助する（枕などを用いて）。
⑥喀痰喀出を促すケアを行う（体位変換、体位ドレナージ、吸入など）。
⑦指示により酸素療法を行う。
⑧薬剤の管理を行う（輸液、内服）。
⑨下肢に浮腫がある場合、弾性ストッキングなどを着用する。
⑩部分的に締め付ける衣類は着用しない。
⑪浮腫の皮膚が傷つかないように援助する（クッションなどで皮膚への圧迫を減らす、皮膚の乾燥を予防する）。
⑫浮腫のある皮膚の清潔を保つ（足浴、手浴など）。

EP 教育計画

①体液量過剰の理由について指導する。
②ナトリウムの制限について指導する。
③安静の程度とその必要性について指導する。

④内服薬について指導する。
⑤損傷から皮膚を保護する方法を説明する。
⑥水分制限の必要性と水分量の測定方法について説明する。
⑦減塩食に関する文献を提供したり、必要時栄養士に相談する。

体液量不足

要因

- 過剰な尿排泄、浸透圧利尿。
- 体液の喪失（出血、下痢、浸出液、嘔吐、発汗、水分喪失）。
- 摂取量の不足、減少。
- 体温上昇に続発する体液喪失。
- 水分を得る能力の変化、水分を得ようとする欲求の変化。
- うつ状態。
- 倦怠感に続発する不十分な経口摂取。
- 嚥下時の疼痛に続発する水分摂取の減少。

患者目標

- 自分に必要な水分量を知り、必要量の水分摂取をする。
- 体液量不足による症状を起こさないように予防する。
- 他者の介入によって必要量の水分摂取をする。
- 体液量の不足症状を述べる。
- 水分摂取量を増やすことの必要性について述べる。

①食事、水分の摂取状況。
②輸液量、排尿・排便の量と回数、性状、発汗、嘔吐。
③出血量、創傷からの排液量、ドレーン類からの排液量。
④体重の変動。
⑤CVP、PVP。
⑥皮膚・粘膜の状態、皮膚・舌乾燥の有無。
⑦体温、脈拍、呼吸、血圧の変化。
⑧SpO_2の変化。
⑨検査データ（電解質、TP、Alb、BUN、Cr、RBC、Ht、Hb、血液・尿浸透圧）。
⑩検査所見（胸腹部X線）。
⑪精神状態（抑うつ）、言動（疲労感、倦怠感）。
⑫意識レベルの低下、見当識障害。
⑬身体機能の制限（グラスを持てないなど）。
⑭患者、家族の知識の程度（食べ物、水分量に関する）。
⑮口渇の有無。

OP 観察計画

⑯摂取困難の有無。
⑰嚥下困難の有無。
⑱悪心、食思不振の有無。
⑲原疾患の治療計画の把握（化学療法、利尿薬、降圧薬、緩下薬、浣腸の使用）。
⑳室温、湿度。

TP ケア計画

①医師の指示による輸液・輸血管理と水分の経口摂取の援助。
②医師の指示による服薬。
③創傷の処置を行う。
④止血の処置を行う。
⑤発熱に対して早期に冷却、指示の解熱薬を与薬する。
⑥下痢時、医師の指示により止痢薬を与薬する。
⑦悪心・嘔吐時、医師の指示により制吐薬を与薬する。
⑧環境を調整する。
⑨発熱時、悪寒が消失すれば余分な寝具や衣類を除去する。
⑩悪心・嘔吐時、氷片や薄めの紅茶、炭酸抜きの飲み物を少量ずつ頻繁に飲むように指導する。
⑪適切な水分状態を維持する理由と、水分摂取の目標に到達する方法に関する患者の理解のアセスメントをする。

EP 教育計画

①体液量不足の原因について説明する。
②体液量不足が再発しないように予防する（脱水症状についての指導）。
③摂取すべき食物、水分量、水分の測定方法について指導する。
④内服薬の指導（脱水症状を誘発する薬剤を内服していれば、それを知らせるなど）。
⑤コーヒー、紅茶、グレープフルーツジュースなどは、脱水症状を誘発する可能性があることを知らせる。

皮膚統合性障害

要因

- 体動不能による同一部位の圧迫、摩擦。
- 放射線照射。
- 栄養状態の変調に伴う肥満、浮腫。
- 栄養状態の変調に伴うるいそう、脱水。
- 化学的刺激。
- 機械的刺激。
- 疾患による表皮もしくは皮膚組織の破綻。

患者目標

- 皮膚についての知識を得、皮膚損傷しないように自分で保護する。
- 組織増殖を助けるための栄養を補給する。
- 損傷のある部位が排泄物や分泌物で汚染されず清潔を保つ。
- 介助にて、長時間の同一部位の圧迫を避ける。
- 浮腫のある部位を他者の介入により保護する。
- 損傷のある部位に疼痛やかゆみの症状が軽減したことを述べる。
- 症状が増悪しない、あるいは消失する。

①体温、脈拍、呼吸、血圧の変化。
②全身の皮膚の状態（乾燥、浮腫、肥満、るいそう、発汗）。
③局所の表皮、皮膚組織の状態（発赤、水疱、潰瘍、出血、浸出液）。
④自覚症状の有無（疼痛、瘙痒感）。
⑤保護剤やガーゼなどの状態。
⑥血液検査データ（RBC、Hb、TP、Alb）、食事摂取量。
⑦感染兆候の有無（WBC、CRP）。
⑧排泄状況（尿漏れ、尿・便失禁、下痢などの有無）とそれに伴う紙おむつやビニールシーツ類の使用の有無。
⑨皮膚への化学的・機械的刺激の有無（ギプス、シーネ、固定用具など）。
⑩感覚障害の有無。
⑪体動状態（圧迫の状態・時間）、体動を妨げる要因の有無（治療のためのラインや器械の使用）。
⑫水分出納。
⑬精神状態。
⑭使用薬剤。

①体温、脈拍、呼吸、血圧を測定する。
②体圧を軽減する寝具や補助具を工夫する。
③体位変換を実施する。
④皮膚の保清を行う。
⑤褥瘡の状態をアセスメントする。
- d1（不可逆的な発赤）：①通気性のよいフィルム性包帯材料などで覆う、②発赤部位はマッサージしない（毛細血管に損傷を与えるのを避けるため）。
- d2（真皮に至る部分層損傷）：滅菌包帯材料を使用して褥瘡を覆い、潰瘍部全体を湿潤状態に保つ（ハイドロコロイド被覆材料、湿布ガーゼなど）。

⑥状態に応じて医師、WOCナースの指示のもとに処置を行う。
⑦栄養状態の改善を図る。
⑧誘因を除去し、刺激物質を回避する。
⑨不快症状の軽減を図る（瘙痒感、疼痛、熱感など）。
⑩皮膚の障害やボディイメージの変化について患者と話し合う。

⑪薬剤使用の際には、その効果や副作用・毒性などに留意する。
⑫環境を調整する（室温、寝具）。

①皮膚状態悪化の原因や予防法を説明する。
②創傷の治癒を促進するため、栄養摂取の必要性について説明する。
③皮膚を清潔に保つことの必要性について説明する。
④掻破など皮膚への刺激を避けるように説明する。
⑤必要に応じてケアの方法を患者・家族に指導する。

非効果的体温調節機能

要因

- 高齢者。
- 乳幼児。
- 環境温度の変動。
- 代謝性調整の障害・低下。

患者目標

- 体温を維持する。
- 乳幼児の体温喪失を避ける方法を説明する。
- 正常体温を保持できるように外的要因を操作する。

①高体温時随伴症状（頭痛、悪寒、倦怠感、発汗、活気の有無、体熱感、痙攣発作、皮膚紅潮、末梢冷感）。
②低体温時随伴症状（冷汗、悪寒戦慄、チアノーゼ、気分不良、倦怠感、末梢冷感）。
③血液検査データ（ABG、CBC、CRP、電解質など）。
④環境の状態（衣類、温度、湿度、寝具）。
⑤栄養摂取状態。
⑥水分出納。
⑦体重の変動。
⑧皮膚の状態（湿潤、乾燥）。
⑨活動状況。
⑩基礎代謝機能。
⑪体温調節機能。
⑫体温、脈拍、呼吸、血圧の変化。

①体温、脈拍、血圧測定。
②呼吸数測定。SpO_2測定。
③環境の調節をする（温度、湿度、衣類）。

TP ケア計画

④温罨法を行う（温枕、ホットパック、電気毛布）。
⑤冷罨法を行う（氷枕、冷水マット、冷水・アルコール清拭）。
⑥栄養の補給。
⑦水分の補給。
⑧清拭を介助する。
⑨適切な与薬を行う。
⑩薬物療法の管理。
⑪輸液の管理
⑫IVH輸液管理を行う。

EP 教育計画

①患者もしくは家族に症状についての説明を行い、病状への理解を促す。
②トリートメントケアの必要性について説明を行い、理解を促す。
③患者もしくは家族が、体温をセルフコントロールできるように知識を与える。
④体温コントロールのためのケアについて、患者もしくは家族が実施できるように指導する。

高体温

要因

- 脱水。
- 過激な運動。
- 感染・敗血症。
- 環境温度。
- 高代謝。

患者目標

- 正常体温が保てるように、環境を整える。
- 正常体温を維持する（水枕、指示薬）。

OP 観察計画

①体温、脈拍、呼吸、血圧の変化。
②SpO₂の変化。
③随伴症状（頭痛、悪寒、倦怠感、発汗、活気、皮膚の紅潮、食欲不振、痙攣発作）。
④検査データ（RBC、WBC、CRP、血液培養、尿培養）。
⑤環境の状態（衣類、寝具、温度、湿度）。
⑥栄養摂取状態（水分出納）。
⑦皮膚の状態（湿潤、乾燥、色）。
⑧体重の変動。
⑨体温調節の能力。
⑩体温調節機能の知識の程度（患者および家族）。

TP
ケア計画

①体温、脈拍、血圧を測定する。
②呼吸回数測定。
③SpO₂測定。
④安静の保持。
⑤冷罨法（氷嚢、氷枕、冷湿布、冷水、アルコールでの清拭、冷水マット）。
⑥環境の調節（環境温、湿度、衣類、寝具）。
⑦清拭を介助する。
⑧栄養・水分の補給。
⑨体位の工夫。
⑩体位変換。
⑪薬物療法の管理
⑫輸液の管理。
⑬IVH輸液管理を行う。

EP
教育計画

①患者および家族に症状の説明を行い、症状への理解を促す。
②ケアの必要性を説明し、理解を促す。
③環境の調節について指導する。
④衣類、寝具の調節について指導する。
⑤患者または家族が体温をセルフコントロールできるように知識を与える。
⑥体温コントロールのためのケアについて、患者および家族が実施できるように指導する。

低体温

要因

- 極端な体重（るいそう）。
- 脱水。
- 高齢、新生児。
- 環境温度。

患者目標

- 正常体温を維持する。
- 正常体温が保てるように環境を整える。
- 低体温を起こす要因を理解し、行動する。

OP
観察計画

①体温、脈拍、呼吸、血圧の変化。
②SpO₂の変化。
③随伴症状（悪寒、チアノーゼ、冷感、倦怠感、活気、徐脈、不整脈）。
④心電図所見。

OP
観察計画

⑤検査データ（RBC、WBC、CRP、ABG、血液検査データ）。
⑥環境の状態（衣類、寝具、温度、湿度）。
⑦栄養摂取状態。
⑧水分出納。
⑨体重の変動。
⑩皮膚の状態（乾燥、湿潤、色、冷感）。
⑪体温調節の能力。
⑫体温調節機能の知識の程度。
⑬患者および家族の言動。

TP
ケア計画

①体温、脈拍、呼吸、血圧を測定する。
②呼吸数測定。
③SpO₂測定。
④安静の保持。
⑤温罨法を行う（温枕、ホットパック、電気毛布）。
⑥環境の調節（環境温、湿度、衣類、寝具）。
⑦清拭を介助する。
⑧栄養の補給。
⑨薬物の管理。
⑩輸液の管理。
⑪輸液の保温。
⑫患者または家族に症状の説明を行い、症状への理解を促す。
⑬ケアの必要性を説明し、理解を促す。

EP
教育計画

①環境の調節について指導する。
②衣類、寝具の調節について指導する。
③患者または家族が体温をセルフコントロールできるように知識を与える。
④体温コントロールのためのケアについて、患者および家族が実施できるように促す。

3 排泄

便秘

要因

- 排便時の疼痛に対する恐怖（痔疾）。
- 脊髄損傷に続発する括約筋の自発的コントロールの欠損。
- 緩下薬の常用または、薬剤の副作用［抗うつ薬・カルシウム製剤・抗コリン薬・鉄剤・麻酔薬・硫酸バリウム・麻薬（コデイン・モルヒネ）・利尿薬など］。
- 麻酔と手術操作による腸蠕動への影響。
- 腸管運動の衰弱。
- 放射線療法に続発する粘膜の炎症。
- 体動不能／ストレス／妊娠／運動不足に続発する腸蠕動の減少。
- 食物繊維食品の摂取が少ないこと。
- 水分摂取が少ないこと。
- 環境の変化。
- 不規則な排便パターン。
- 腹筋力の低下。
- 電解質平衡異常。

患者目標

- 2〜3日に1回は適度な硬さの排便がある。
- 従来の排便回数（パターン）にもどる。
- 便秘について理解し、予防する行動をとる。
- 緩下薬の使用回数・量が減少する。
- 排便習慣を身につける。

OP
観察計画

① 排便の状態（回数、量、性状）。
② 便秘の原因。
③ 腹部の状態（膨満、緊張、腸蠕動、残便感、直腸充満感）。
④ 便秘の随伴症状（食欲不振、悪心、腹部不快、頭痛、腹痛、嘔吐、口臭、不安、不眠）。
⑤ 栄養摂取状況（内容、量、摂取時間）。
⑥ 水分出納。

OP 観察計画
⑦排便時の環境。
⑧ADLレベル。
⑨薬剤の使用状況（種類、量、副作用）。
⑩緩下薬使用の有無と頻度。
⑪電解質バランス。

TP ケア計画
①腹部マッサージ。
②用手圧迫を行う。
③朝に冷水の摂取を促す。
④適度な運動を促進する。
⑤排便を一定時間に促す。
⑥排便中枢の指圧。
⑦摘便。
⑧疼痛の緩和。
⑨不安、恐怖などの軽減。
⑩プライバシーの保護。
⑪医師の指示による緩下薬使用。
⑫医師の指示により浣腸を行う。
⑬ケアの必要性を説明し、理解を促す。

EP 教育計画
①規則正しい排便習慣の指導をする。
②適度な運動の必要性を指導する。
③腹部の自己マッサージを指導する。
④食事指導をする。
⑤緩下薬使用時の指導をする。

知覚的便秘

要因

- 中枢神経系の障害、脅迫性障害、抑うつに続発する誤った評価。
- 文化的・家族的な健康信念に続発する不正確な情報。

患者目標

- 2〜3日に1回は適度な硬さの排便がある。
- 緩下薬の使用回数・量が減少する。
- 便秘の原因を説明する。
- 日常生活で食物繊維、水分、運動を増加することの意味を説明する。

OP 観察計画
① 排便時疼痛の有無。
② 排便の状態（回数、量、性状）。
③ 腹部症状の有無と程度（膨満、緊張、腸蠕動、残便感など）。
④ 緩下薬、浣腸、坐薬の使用状況。
⑤ 活動状況。
⑥ 水分出納。
⑦ 精神症状。

TP ケア計画
① 緩下薬、浣腸、坐薬を使用しなくても排便を正常に保てることを強調する。
② 水分摂取を促す。
③ 高繊維食物の摂取を増量する（皮付き果物、野菜など）。
④ 朝に冷水の摂取を促す。
⑤ 適度な運動を促す。
⑥ 便通は2〜3日に1回調整する。
⑦ プライバシーの保護。
⑧ 腹部マッサージを行う。
⑨ 排便を一定時間に促す。
⑩ 排便時は適切な姿勢をとらせる（座位または半座位）。
⑪ 排便は毎日でなく2〜3日ごとに必要であることを説明し理解を促す。

EP 教育計画
① 常習的な緩下薬使用の弊害について指導する。
② 食事指導をする。
③ 規則正しい排便習慣を指導する。
④ 適度な運動の必要性を指導する。
⑤ 腹部の自己マッサージを指導する。

下痢

要因

- 腸の炎症過程。
- 感染症。
- 腸蠕動亢進。
- 肝機能障害に続発する脂肪便。
- 不十分な膵消化酵素。
- 寄生虫による消化管粘膜に対する刺激。
- 化学療法による消化管粘膜の損傷、炎症、腸蠕動亢進。
- 放射線照射に続発する腸蠕動亢進。
- 薬物の副作用。
- 大腸手術による腸管の喪失。
- 心理的要因。

- 経管栄養剤の副作用。
- 神経過敏に続発する腸管刺激。
- ダンピング症候群。

患者目標

- 従来の排便回数（パターン）にもどる。
- 下痢について理解し、予防する行動をとる。
- 下痢による苦痛がなくなる、あるいは緩和する。
- 薬剤の使用回数・量が減少する。

OP 観察計画
①腹部の状態（腹部の触診・聴診、直腸指診、肛門指診の所見）。
②下痢の随伴症状および程度（便意、腹痛、腸蠕動の亢進）。
③栄養摂取状況（内容、量、摂取時間）。
④水分出納。
⑤血液検査データ（電解質）。
⑥皮膚状態（肛門周囲のびらん、肛門痛）。
⑦薬剤の使用状況（種類、量、副作用）。
⑧下痢、治療、検査に対する患者の反応。

TP ケア計画
①腹部の保温。
②頻繁な排便に対し便器を準備する。
③腹圧、腹部の圧迫・マッサージを避ける。
④全身の安静を図る。
⑤水分補給を行う。
⑥食事療法時の援助を行う。
⑦身体、寝衣の清潔を保つ（肛門部の清拭、座浴）。
⑧薬物療法の管理を行う。
⑨輸液の管理を行う。
⑩IVH輸液管理を行う。
⑪不安、恐怖など精神的緊張を避ける。
⑫環境を調整する。
⑬プライバシーの保護。
⑭精神的安静を図る。

EP 教育計画
①食事、排便の正確な記録ができるように指導する。
②腹圧、腹部の圧迫・マッサージを避けるように指導する。
③症状を報告できるように指導する。
④食事指導。
⑤止痢薬使用の指導をする。
⑥手洗い、身体を清潔に保つ方法を指導する。

便失禁

要因

- 脊髄損傷に続発する括約筋のコントロールの欠損。
- 括約筋のコントロールができないこと。
- 認知障害。

患者目標

- 便失禁がなくなる、あるいは回数が減少する。
- 規則的な排便回数になる。

OP 観察計画

①排便の状態（便回数、便量、便の性状）。
②便意の有無。
③腹部症状の有無と程度（腹部膨満、腹部不快、腹痛）。
④食事摂取状況（内容、量、摂取時間）。
⑤水分出納。
⑥肛門周囲の皮膚の発赤の有無。
⑦肛門痛の有無と程度。
⑧薬物与薬の有無（筋弛緩薬など）。
⑨意識レベル（便失禁を認知しているかどうか）。

TP ケア計画

①ポータブルトイレ、便器の設置。
②時間ごとに排便を促す。
③ナースコールを手の届くところに置く。
④環境を調整する。
⑤プライバシーの保護。
⑥身体、寝衣の清潔を保つ（排便ごとに肛門部の清拭または洗浄を行う）。
⑦定期的に失禁がないかを確認する。
⑧患者の不安やストレスについて適切なアセスメントを行う。
⑨可能ならば便失禁の原因を軽減あるいは除去するケアを行う。

EP 教育計画

①排便徴候があれば報告するように説明する。
②食事指導をする（下痢しやすい食物を避ける）。
③患者・家族の希望にそって排便計画を立て、その必要性・内容について指導する。
④骨盤直筋を収縮させたり弛緩させたりすることを指導する（骨盤底筋体操）。

排尿障害

要因

- 脳の機能障害に続発する抑制的遠心性刺激。
- 脊髄の機能障害に続発する抑制的遠心性刺激。
- 身体運動性の低下によるトイレへの到着困難。
- 括約筋のコントロールができないこと。
- 痙攣性膀胱炎。
- 排尿感覚の欠如。
- 先天性尿路異常に続発する膀胱排出口の機能不全。
- 感染や外傷、尿道炎、糖尿、癌に続発する膀胱容量の減少や膀胱の過敏状態。
- 前立腺摘出術術後、骨盤内広範囲切除に続発する膀胱括約筋への影響。
- 薬物療法、全身麻酔・脊椎麻酔、膀胱カテーテル使用後に続発する膀胱筋の緊張低下。
- 老化、出産に続発する子宮底筋の筋力低下。
- 環境上の障壁(トイレが遠い、高すぎるベッド、暗い照明、ベッド柵、慣れない環境)。
- 膀胱充満感や尿意の消失。

患者目標

- 規則的な排尿回数になる。
- 尿失禁の原因と治療の必要性について説明する。
- 尿失禁が軽減したと報告する。
- 尿失禁の対処行動をとる。
- 尿失禁の回数が減少する、あるいは消失する。
- 残尿が減少する。
- 環境上の障壁に対し、移送・更衣を円滑にするために、適切な器具・装具を使用する。

OP 観察計画

①陰部の皮膚粘膜の状態。
②水分摂取量、輸液量。
③膀胱容量、膀胱機能。
④環境の状態。
⑤薬物使用状況(種類、量、副作用)。
⑥時間または場所に対する見当識障害の程度。
⑦経腟的出産回数。

TP ケア計画

①飲水や膀胱容量と関連づけて時間ごとの排尿を促す。
②プライバシーを保護し、自尊心を傷つけるような言動は避ける。
③陰部の保清に努める(シャワー浴、陰部洗浄など)。
④環境を調整する(ポータブルトイレの設置、尿器の設置、低いベッド、防水シーツ

の使用など)。
⑤輸液量の調節(日中は多く、夜間は少なめにする)。

①早めに、あるいは時間ごとに排尿ができるように説明する。
②適切な介護用品の選択と使用方法について説明する。
③飲水量と排泄量の関係と飲水量の調節の仕方を説明する。
④排尿しやすい寝衣の説明をする。
⑤骨盤底筋体操の指導をする。
⑥保温の必要性の説明をする。

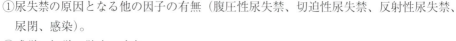

機能性尿失禁

要因

- 脳の損傷・腫瘍・感染、脳血管発作、脱髄性疾患による排泄信号の消失や、排泄信号を認識する能力の障害。
- 多発性硬化症、アルコール性神経症による排泄信号の消失や、排泄信号を認識する能力の障害。
- パーキンソン症候群、進行性認知症による排泄信号の消失や、排泄信号を認識する能力の障害。
- 抗ヒスタミン薬、エピネフリン、抗コリン薬による膀胱筋の緊張低下。
- 鎮静薬、免疫抑制薬、利尿薬、トランキライザー、筋弛緩薬による膀胱筋の緊張低下。
- 排泄信号に対する注意力の低下（うつ状態、混乱、意図的な抑制）。
- 高齢による運動感覚や知覚の消失。

患者目標

- 尿失禁がなくなる、あるいは尿回数が減少する。
- 環境上の障壁に対し、移送、更衣を円滑にするために適切な器具・装具を使用する。
- 尿失禁の原因を説明する。

①尿失禁の原因となる他の因子の有無（腹圧性尿失禁、切迫性尿失禁、反射性尿失禁、尿閉、感染）。
②感覚・知覚の障害の有無。
③運動神経、可動性の障害の有無。
④環境（障害物、照明、トイレまでの距離、トイレの高さ、手すりの有無）。
⑤年齢。
⑥既往歴。
⑦薬剤の使用状況。
⑧精神症状。

TP
ケア計画

①防水シーツを使用する。
②必要に応じて、簡易便器・尿器を設置する。
③陰部の保清に努める。
④認知症のある患者の場合は、2時間ごと、あるいは食後や就寝前にトイレに行くように促す。
⑤適切な水分補給を維持する。
⑥排尿を促進する。
⑦膀胱調節が向上するように動機づけを行う。
⑧必要時リハビリテーションを依頼する。
⑨プライバシーを確保し、安心感を与える。
⑩尿失禁用品の紹介。
⑪罪悪感や自責の念を抱いたり、悲観的にならないように励ます。
⑫初めての検査や処置がある場合は、わかりやすく説明し緊張を和らげる。
⑬尿意を訴えたら、不快な思いをさせないように、すばやく援助する。
⑭家族に対し理解を求める。

EP
教育計画

①排尿しやすい寝衣、下着を着用するように指導する。
②適切な介護用品の選択と使用方法について指導する。
③尿路感染の予防法を指導する。
④飲水の必要性を説明する。
⑤感染徴候があれば受診するように説明する。

反射性尿失禁

要因

- 脊髄損傷、腫瘍、感染に続発する反射弓レベルより上の刺激伝導障害。

患者目標

- 残尿が50ml以下になる。
- 反射的排尿を開始するための誘導方法を用いる。

OP
観察計画

①尿失禁の程度。
②排尿状態（回数、量、性状）。
③排尿間隔、尿勢。
④残尿感の有無。
⑤尿失禁の発生時間、場所。
⑥体温、脈拍、呼吸、血圧の変化。
⑦水分出納。
⑧検査データ（パッドテスト、残尿エコーなど）。

⑨自律神経反射失調徴候（血圧の上昇、脈拍数の減少）。
⑩治療方針。
⑪症状や治療に対する理解度。
⑫生活環境。

①体温、脈拍、呼吸、血圧を測定する。
②排尿を誘発するために用いた方法や水分出納を記録する。
③間欠的導尿を計画、実施する。
④自律神経反射失調症状の緩和のために頭部の挙上、導尿を行う。
⑤直腸内に便が貯留している場合には摘便を行う。
⑥症状が持続する場合は、すみやかに医師に報告する。
⑦尿失禁用品を紹介する。
⑧罪悪感や自責の念を抱いたり、悲観的にならないように励ます。
⑨失敗しても大丈夫なように安心感をもたせる（防水シーツを敷くなど）。
⑩家族に対し理解を求める。

①経皮的な誘発方法を指導する（下腹部のタッピング、亀頭部や大腿内側のマッサージ）。
②必要に応じ時間排尿を指導する。
③自律神経反射失調の徴候について説明し、症状出現時は早期に申し出るように指導する。
④原疾患により切迫感や尿意、膀胱の充満感などの間隔が消失し、失禁が生じることを説明する。
⑤冷水で手を洗ったり、水道が流れたりする音を聞くと漏れる状況を説明する。
⑥患者が他の人に指示できない場合のために、徴候や症状、管理方法を説明するカードを持つように指導する。

腹圧性尿失禁

要因

- 加齢に伴う筋肉の緊張の喪失。
- 女性ホルモンの低下に続発する骨盤筋の筋力と支持構造の退行性変化。
- 肥満や妊娠に続発する腹腔内圧の上昇と骨盤筋の筋力低下。
- 先天性尿路異常に続発する膀胱排出口の機能不全。
- 出産に続発する骨盤筋の筋力と支持構造の低下。

患者目標

- 腹圧性尿失禁が減少する、あるいはなくなる。
- 尿失禁の原因と治療が必要な理由を説明する。

OP 観察計画

①失禁の発症時期。
②尿失禁の頻度（回数）。
③失禁の程度、量。
④臭気、尿の性状。
⑤排尿状態（尿回数、排尿困難、残尿感の有無など）。
⑥膀胱不快感の有無。
⑦いつ失禁が起こるか（咳、くしゃみなど）。
⑧出産歴（出産回数、出産方法、児の大きさ）。
⑨年齢。
⑩身長、体重（肥満度）。
⑪月経周期、閉経時期（尿失禁との関係）。
⑫尿流動態検査。
⑬パッドテスト。
⑭薬剤使用の有無。
⑮精神状態（羞恥心、ストレス）。
⑯失禁の対処方法（おむつ、パッド使用など）。
⑰合併症（膀胱炎、尿道炎）。

TP ケア計画

①ベッドサイドにポータブルトイレを設置する。
②ベッドの昇降を容易にする。
③ナースコールを手元に置く。
④プライバシーの保護。
⑤保温に努める。
⑥陰部、殿部の清潔保持。
⑦尿失禁用品の紹介。
⑧罪悪感や自責の念を抱いたり、悲観的にならないように励ます。
⑨失敗しても大丈夫なように安心感をもたせる（防水シーツを敷く）。
⑩初めての検査や処置がある場合は、わかりやすく説明し、緊張を和らげる。
⑪尿意を訴えたら、不快な思いをさせないように、すばやく援助する。

EP 教育計画

①膀胱括約筋が弱くなった尿失禁に対し、骨盤底筋体操を指導する。
②夕食後の水分の摂取を控えるように指導する。
③尿失禁の起こる仕組みや、対処の方法を指導する。
④肥満によるものに対しては、体重コントロールを指導する。
⑤手術療法を受けた患者へは性生活の開始時期の指導をする。
⑥長時間立つことを避けるように指導する。
⑦少なくとも2時間ごとに排尿することの利点を指導する。

3．排泄

切迫性尿失禁

要因

- 感染、外傷、尿道炎による尿路障害。
- 脳の損傷・腫瘍・感染、脳血管発作、脱髄性疾患による神経因性障害や神経の障害。
- 糖尿病性神経症、アルコール性神経症、パーキンソン症候群による神経因性障害や神経の損傷。
- 腹部の手術、膀胱カテーテル使用後による膀胱容量の減少。
- 頻尿に続発する膀胱容量低下。
- 高齢による膀胱容量の減少。

患者目標

- 切迫性の尿意が減少する、あるいはなくなる。
- 尿失禁の原因を説明する。

OP 観察計画

①排尿状態（回数、量、性状）。
②排尿状態（尿失禁の程度、残尿感、尿勢）。
③膀胱の刺激症状の有無。
④血液検査データ（WBC、CRP）。
⑤体温、脈拍、呼吸、血圧の変化。
⑥水分摂取量、種類。
⑦年齢。
⑧疾患、既往歴。
⑨膀胱容量、膀胱機能。
⑩膀胱カテーテル留置の有無、留置期間。
⑪薬剤の使用状況（種類、量、副作用）。
⑫輸液量。

TP ケア計画

①原因または寄与因子について明らかにする。
②水分摂取の不足による感染や濃縮尿との関連についてアセスメントする。
③アルコールやカフェイン、コーラ飲料などの刺激物と尿失禁との関連についてアセスメントする。
④尿意を感じてから実際に排尿するまでの時間を明らかにする（排尿を我慢できる時間を記録する）。
⑤排尿の介助をする。
⑥抑制できない膀胱の収縮に対して、起床時、就寝前、食後、運動後、入浴後、飲水後に排尿を促す。
⑦尿失禁用品の紹介。
⑧罪悪感や自責の念を抱いたり、悲観的にならないように励ます。

TP ケア計画

⑨失敗しても大丈夫なように安心感をもたせる（防水シーツを敷くなど）。
⑩初めての検査や処置がある場合は、わかりやすく説明し緊張を和らげる。
⑪尿意を訴えたら、不快な思いをさせないように、すばやく援助する。
⑫家族に対し理解を求める。

EP 教育計画

①膀胱容量を増やすために我慢する時間を延ばすように患者に指導する。
②可能な限り排尿を我慢させる。
③習慣による排尿は行わないように説明する。
④尿路感染症の予防法を指導する。
⑤飲水の必要性を説明する。
⑥感染徴候について説明する。

完全尿失禁

要因

- 感染、外傷、尿道炎、糖尿病、癌による膀胱容量の減少や膀胱の過敏状態。
- 脊髄・脳損傷、脳腫瘍、脳感染、多発性硬化症による排泄信号の消失または認識する能力の障害。
- 糖尿病性・アルコール性神経症による排泄信号の消失または認識する能力の障害。
- 膀胱括約筋への手術による影響。
- 脱水、麻酔、薬物治療による膀胱筋の緊張低下。
- 抑うつ状態、錯乱状態による膀胱信号に対する注意力の低下。
- 子宮底筋の筋力低下。

患者目標

- 失禁の原因と、治療が必要であることを理解できたと述べる。
- 失禁ケアに参加する。

OP 観察計画

①水分摂取の時間、量、種類。
②排尿状態（回数、量、性状）。
③尿意の有無、尿失禁量。
④排尿に先立つ特定の行動（落ち着きがなくなる、大声で叫ぶ、運動をするなど）。
⑤排尿時痛、下腹部痛、背部痛の有無と程度。
⑥尿検査所見。
⑦脊髄損傷患者における筋硬直の増強。
⑧体温、脈拍、呼吸、血圧の変化。
⑨排便状態。
⑩皮膚の状態。
⑪栄養摂取状況。

OP 観察計画

⑫家族・社会のサポート状況。
⑬認知能力。
⑭社会活動への参加の意思（膀胱訓練プログラムなど）。
⑮精神状態。
⑯子宮底筋の筋力低下を引き起こす因子の有無（出産経験、高齢、急激な体重減少など）。

TP ケア計画

①体温、脈拍、呼吸、血圧を測定する。
②日中に水分摂取を促す。
③プライバシーと安楽を確保する。
④男性は立って排尿するように促す。
⑤患者に膀胱コントロールを高めようとする動機づけをする。
⑥自制できないのではなく、自制できるという期待をもたせる。
⑦失禁の後は汚染部を洗い流し、乾燥させる。
⑧必要に応じて、防護用の軟膏を塗布する。
⑨ケアが必要な理由を患者に説明する。
⑩水分摂取と排尿時間をスケジュールに組み込む。
⑪適応があれば間欠的導尿プログラムをスケジュールに組み込む。
⑫尿失禁用品の紹介。
⑬罪悪感や自責の念を抱いたり、悲観的にならないように励ます。
⑭失敗しても大丈夫なように安心感をもたせる（防水シーツを敷くなど）。
⑮初めての検査や処置がある場合は、わかりやすく説明し緊張を和らげる。
⑯家族に対し理解を求める。

EP 教育計画

①利尿作用がある飲み物の摂取を減らすように指導する（コーヒー、紅茶、コーラ飲料、アルコール、グレープフルーツジュース）。
②トマトジュース、オレンジジュースは尿をアルカリ性にするため大量摂取は避けるように指導する。
③トイレに座って前屈するという体位での排便方法を指導する。
④成功や失敗の理由に関する正確な情報を提供することによって、プログラムが継続できるように指導する。
⑤膀胱の長期管理のために患者と家族に間欠的導尿を指導する。
⑥尿路感染症の予防の必要性について指導する。

尿閉

要因

- 膀胱の緊満感覚の喪失。
- 感覚機能障害、運動機能障害に続発する膀胱の無緊張。
- 前立腺肥大、尿管瘤、膀胱頸部狭窄に続発する括約筋の遮断。
- 薬物療法に続発する膀胱の排出障害。

患者目標

- 残尿が50mL以下になる。

OP 観察計画
① 排尿状態（回数、性状、残尿感、尿勢、遷延性排尿困難、再延性排尿困難、膀胱容量、残尿）。
② 尿の流出状態（尿量、性状、血塊、浮遊物、カテーテルの屈曲・ねじれの有無）。
③ 下腹部の状態（腹部緊満など）。
④ 排尿の方法。
⑤ カテーテル挿入困難の有無と程度。
⑥ 使用薬剤の副作用の有無。
⑦ 水分摂取量。
⑧ 腹痛の有無と程度。
⑨ 結石の有無、排石の有無。
⑩ 検査データ（BUN、Crなど）。

TP ケア計画
① 排尿の誘導を行う（誘い水、冷罨法、温罨法、腹圧のかけ方など）。
② 自然排尿がない場合、導尿を行う。
③ 排尿方法の選択。
④ 膀胱カテーテル留置中は、巡視ごとにミルキングを行う。
⑤ 薬物療法の管理。
⑥ 時間ごとに排尿を促す。

EP 教育計画
① リラックスした気分で排尿するように説明する。
② 膀胱カテーテルの管理の方法を説明する。
③ 自己導尿の方法を指導する。
④ 心疾患などの既往がなければ、1日1,000～1,500mL以上の水分摂取の必要性を説明する。
⑤ 時間ごとに排尿を行うように説明する。

4 活動―運動

活動耐性低下

要因

- 発熱による体力の消耗。
- 呼吸機能の変調。
- 疼痛。
- 悪心・嘔吐。
- 意欲の低下。
- 運動量の少ない生活スタイルによる身体的能力の低下。
- 肥満に伴う身体的能力の低下。
- 低栄養に伴う身体的能力の低下。
- 睡眠障害に伴う倦怠感・活動能力の低下。
- 治療の副作用に伴う活動能力の低下。
- 長期の床上安静に伴う活動能力の低下。
- 放射線治療による宿酔症状。
- 心筋虚血による日常生活には不十分な酸素化。
- 狭心症発作の再発に対する恐怖。
- 不十分な酸素化（心拍出量減少、赤血球減少、肺うっ血）。

患者目標

- 日常生活動作（ADL）レベルが拡大する。
- 補助具を用いて体の動きが増す。
- 筋力や持久力が増進する。

OP 観察計画

①活動にどの程度耐えられるか。
②循環器系の反応（心拍数、リズム、チアノーゼ、冷感）。
③呼吸器系の反応（呼吸数、呼吸の深さ・リズム）。
④活動時の自覚症状の有無と程度（動悸、眩暈）。
⑤倦怠感、脱力感の有無と程度。
⑥身体的障害の有無と程度。
⑦活動状況（セルフケア、運動）。
⑧体温、脈拍、呼吸、血圧の変化。

⑨SpO₂の変化。
⑩精神状態（不安・恐怖の有無）。
⑪意識レベル。
⑫不安の有無と程度。
⑬血液検査データ（CBC、肝機能など）。

①体温、脈拍、呼吸、血圧を測定する。
②活動を徐々に増加させる。
③休息が十分とれるようにスケジュールを調節する。
④疼痛緩和を図る（鎮痛薬の与薬時間の調整）。
⑤不安の軽減を図る。
⑥段階をおって活動を自立して行えるように、励ましながら必要に応じて援助する。

①活動耐性が弱まっている要因を患者が認識できるように指導する（睡眠不足、薬物療法、処置、環境条件）。
②活動のためのエネルギー節約法を指導する。
③患者が耐えられるセルフケアや運動・娯楽活動を行うように勧める。
④患者と家族に休息時間の計画、目標設定をするように指導する。
⑤意識的にコントロールされた呼吸法を行うように指導する（腹式呼吸、口すぼめ呼吸など）。
⑥長期的な運動プログラムについて主治医に相談するように指導する。
⑦必要に応じ、フォローアップのために在宅ケア支援室の利用を勧める。

消耗性疲労

要因

- 貧血、発熱。
- 慢性の感染症。
- うっ血性心不全。
- 内分泌性疾患。
- 栄養不良、脱水。
- 睡眠障害、摂食障害。
- 過剰なストレス。
- 疼痛、瘙痒感。
- 精神症状の悪化。

患者目標

- 疲労感の原因がわかる。
- 疲労を感じることなく、身の回りのことをする。

- 精神的に安定する。
- エネルギーを保持しておく方法を理解する。

OP 観察計画

①表情、姿勢、動作。
②睡眠状況。
③栄養摂取状況（食事摂取量、食欲の有無、輸液の有無）。
④水分出納。
⑤体温、脈拍、呼吸、血圧の変化。
⑥SpO_2の変化。
⑦体重の変動。
⑧疼痛の有無と程度。
⑨患者が倦怠感をどう自覚しているか（体がだるい、疲労しやすい、やる気が起こらないなど）。
⑩自覚症状そのものの出現時間、持続時間、変化の状況、種類と程度、全身的か部分的か。
⑪周囲の人に対する働きかけ、またはその逆の反応。
⑫各種検査データ（WBC、RBC、Hb、CRP、TP、Alb、PO_2、PCO_2など）。
⑬薬物の使用状況。
⑭治療内容（放射線療法、化学療法）。

TP ケア計画

①体温、脈拍、呼吸、血圧を測定する。
②睡眠、休憩がとれるための援助を行う。
③循環動態を保つことに対する援助を行う。
④体力の消耗を最小限にとどめるADLの援助を行う。
⑤安楽な体位を工夫する。
⑥気分転換を図り、心理的アプローチを行う。
⑦倦怠感に合わせて処置時間などを調整する。
⑧環境を調整する（外的環境、対人環境）。
⑨栄養状態の改善に対する援助を行う（患者の嗜好を考慮した食事調節を行うなど）。
⑩冷罨法を行う。
⑪温罨法を行う。

EP 教育計画

①休息の必要性を認識し、適切な休息をとるように指導する。
②本症状は解決の難しいものではなく、むしろ防衛機構だと考えるように指導する。
③倦怠感の個人的パターンに合わせて日常生活の活動を計画するように指導する。
④エネルギー消費を節約する方法を指導する（車椅子、歩行器、電動ベッドなどの利用）。

気分転換活動不足

要因

- 身体運動性の障害により趣味・娯楽活動に参加できないこと。
- 治療のための制限に伴う生活の単調さ。
- 運動制限による生活の単調さ。
- 固定器具の使用により通常のレクリエーションに参加できないこと。
- 神経障害により趣味・娯楽活動に参加できないこと。
- 疼痛や安静によって制限される生活の単調さ。
- 視力障害により趣味・娯楽活動に参加できないこと。

患者目標

- 現状態で可能な気分転換方法を見つけだす。
- 可能な気分転換方法を実施し、満足感を得る。
- 選択した気分転換活動を普段に取り入れ、継続する。
- 症状コントロールを図ることにより、気分転換方法を見いだす。

OP 観察計画

①1日の標準的な過ごし方。
②表情、言動。
③精神状態。
④活動に対する願望とADLレベルの自立度。
⑤趣味。
⑥ストレッサーの数、種類、外的要因、内的要因。
⑦コーピングパターン。
⑧面会人の状況。
⑨家族の協力状況。
⑩同室者とのかかわり。
⑪性格傾向。
⑫疼痛の有無と程度。
⑬治療計画（安静度、入院期間）。
⑭嗜好（喫煙、飲酒）。

TP ケア計画

①環境を調整する。
②できる範囲での気分転換活動を工夫する。
③患者が興味をもてるものを得るために、重要他者に連絡をとる。
④同室者とのよい関係を調整する。
⑤家族へ協力を依頼する。

EP 教育計画　①気分転換活動の方法を紹介する。

身体可動性障害

要因

- 身体欠損による運動障害。
- 関節拘縮による可動域制限。
- 神経麻痺による運動障害。
- 不随意運動。
- 中枢神経系障害に伴う感覚障害、運動障害。
- 筋拘縮、筋萎縮による運動障害。
- 知覚障害、認識障害。
- 疼痛。
- 腰背部痛による運動制限。
- 創部の疼痛、体動制限に対する恐怖感。
- 装具装着に伴う可動域制限。
- 治療のための運動制限。
- 治療に伴う体動制限。
- 運動麻痺や視力障害。
- 損傷・骨折に伴う組織の外傷。
- 手術に伴うリンパ性浮腫、神経・筋の損傷、疼痛。
- 手術に伴う疼痛、筋肉の損傷、強いられた体位制限による腕・肩の運動障害。
- 手術に伴う筋肉や神経の切除、皮膚による再建。
- 筋力低下。
- 加齢に伴う筋力の低下、動作の敏捷性の低下。
- 倦怠感。
- 抑うつ状態による意欲低下。

患者目標

- 関節可動域が拡大する。

 OP 観察計画

①疼痛の有無と程度。
②安静度。
③関節、骨、筋肉の障害の有無と程度（歩行状態、移動時の状態、拘縮、可動域など）。
④知覚障害の有無と程度。
⑤循環器系の障害の有無と程度。
⑥中枢神経系の障害の有無と程度。

OP
観察計画

⑦呼吸器系の障害の有無と程度。
⑧全身性障害の既往歴。
⑨精神面の状態。
⑩皮膚障害の有無と程度。
⑪装具装着の有無および運動への影響。
⑫ルート類の留置状態。
⑬体温、脈拍、呼吸、血圧の変化。
⑭SpO_2の変化。
⑮活動意欲や活動レベル。
⑯家族のサポート状況。
⑰病室内、ベッド周囲の環境。
⑱ADLレベルに対する患者の行動、態度、表情、表現。

TP
ケア計画

①体位変換を行う。
②リハビリテーションを行う。
③体位や姿勢を工夫する。
④適切な補助具を使用する。
⑤冷罨法を行う。
⑥温罨法を行う。
⑦活動計画を患者とともに計画する。
⑧危険防止のための環境整備を行う。
⑨セルフケアの介助を行う。
⑩医師の指示により鎮痛薬を使用する。
⑪精神面の援助を行う。

EP
教育計画

①活動レベルを高めていくように、自動運動などリハビリテーションの指導をする。
②現在のレベルを維持するように、体位変換の必要性を指導する。
③すべての計画は患者と家族へ必要性を説明し、計画へ参加するように勧める。
④セルフケアへの参加の意義について説明する。
⑤補助具の操作方法を指導する。

セルフケア不足[*]

要因

- 倦怠感。
- 歩行障害により体動が制限されること。
- 身体欠損により体動が制限されること。
- 筋硬直・筋力低下・筋拘縮・関節拘縮により体動が制限されること。
- 神経麻痺により体動が制限されること。
- 不随意運動により体動が制限されること。

- 視力障害により体動が制限されること。
- 疼痛により体動が制限されること。
- 意識レベルの低下。
- 安静・運動制限。
- 装具装着による活動制限。
- 手術侵襲に伴う活動制限。
- 切断術に伴う不動性。
- うつ状態による意欲の低下。

患者目標

- 自分に合った達成レベルを決定し、それを達成あるいは維持する。
- 自立・部分介助・全介助によって、食事・清潔・排泄・衣類の着脱・身づくろいをする。
- 自助具についての知識を得て、工夫しながら活用する。
- 食事行為、清潔行為、排泄行為などのセルフケア活動に、身体的または言語的に参加する。
- セルフケア（特定する）行為を行う能力が増したことを示す。

OP 観察計画

① 患者が自分でできる活動。
② 関節拘縮、筋硬直、筋力の程度、神経症状、不随意運動。
③ 身体の欠損部位。
④ 障害の程度（視覚、認知、身体運動性）。
⑤ 疼痛、不快感、倦怠感、疲労感の有無と程度。
⑥ 体温、脈拍、呼吸、血圧の変化。
⑦ SpO_2の変化。
⑧ セルフケアに対する患者の言動、表情、態度、行動、意欲。
⑨ 精神症状（不安、抑うつ、錯乱）。
⑩ 運動の必要性に対する理解度。
⑪ 性格傾向。
⑫ 生活習慣。
⑬ サポートシステムの状況。
⑭ 安静度。

TP ケア計画

① 患者と一緒にセルフケア能力についてアセスメントし、ケア計画を立てる。
② 患者が大切にしているものを共有し、優先度を考えてケア計画を立てる。
③ 必要な補助具を探す。
④ できるだけ自分でするように励ます。
⑤ 状況に変化が見られたら、どのようなことでも患者と話し合う。
⑥ 治療によって予測できる効果を知らせる。
⑦ ケアの成果を患者と一緒に評価する。
⑧ 許可された（疼痛のない）角度でギャッジアップを行い、オーバーテーブルを使用

TP ケア計画
　　し食事のセットをする。
⑨必要時、食事内容をおにぎり・パン食へ変更する。
⑩必要時、食事介助を行う。
⑪楽しい雰囲気で食事ができる環境をつくる。
⑫食事の前後に、口腔衛生をよく行う。
⑬状態に合わせて尿器・便器の種類を選択し、必要時介助を行う。
⑭患者に合った清潔の方法を提供する。

EP 教育計画
①患者自身のセルフケア能力が評価できるように指導する。
②身体的に可能な限り、ケアを始めから終わりまでするように指導する。
③患者自身がケアに関心をもつように指導する。
④自分で妥当な目標を設定するように指導する。
⑤活動と目標のアセスメントに積極的にかかわるように指導する。
⑥家族や重要他者などに、見舞いや励ましの必要なことを話し勧める。
⑦依存的になりやすい場合もあることを説明し、セルフケアの自立に向け指導する。

家事家政障害

要因
- サポートシステムの欠如。
- 病期による身体的・精神的機能の低下。
- 家族の知識不足。

患者目標
- 日常生活の維持・管理活動からの現実に実行可能なものを認識する。
- 援助システムの人員を明らかにし、能力をアセスメントし、全員で家族資源を補うための計画を作成する。
- 適切で効果的な方法で社会資源が用いられるように情報を得て活用する。

OP 観察計画
①患者や家族から管理できないことを示す表情・言動。
②年齢、性別、性格。
③生育歴、家族歴、損傷の有無と程度。
④既往歴。
⑤病気に対する認識。
⑥コミュニケーション能力、視覚、聴覚、触覚、精神的状態、運動性、セルフケア活動、家事活動。
⑦価値観、信念。
⑧病的悲嘆の有無と程度。
⑨家族関係、友人関係。

⑩職業、経済状態（収入、保険、年金、貯蓄）。
⑪社会的地位。
⑫社会資源に対する知識の程度および利用状況（地域・福祉サービス）。
⑬面会状況。
⑭住宅のアセスメント（種類、物理的環境）。
⑮家庭内の衛生状態（害虫、ネズミ、悪臭など）。
⑯治療方針の内容。

①話しやすい雰囲気をつくり、患者とよい人間関係をつくる。
②話をよく聞き、問題について話し合い、ケアプランを一緒に作成する。
③必要に応じ「医師－患者」間、「家族－患者」間の調整を行う。
④疾患・治療に関する情報を十分に提供する。
⑤経済的負担が可能な予算内での機器の購入や、購入の検討をしたり修理法を探す。
⑥患者とケア提供者の能力を必要に応じアセスメントする。

①患者または家族が安全で衛生的な、また成長していける家庭環境を維持できるように指導する。
②活用できる社会資源システムについて紹介する。
③患者の活動制限についての退院指導を行う。

成長発達遅延（乳児期、幼児期）*

要 因

- 疾患による発達遂行能力の障害があること。
- 脳症による筋緊張の低下。
- 発達課題達成能力の障害。
- 疼痛による発達遂行能力の障害。
- 治療による制限。
- 不十分な栄養摂取。
- 不適切な教育環境。
- 親の知識不足。
- 親と子の葛藤。
- 重要な他者の喪失。
- 重要な他者を信じることができないこと。
- ストレス。
- 周囲に対するコントロールの喪失。
- 刺激の欠如。

患者目標

- 年齢に合った成長発達課題を達成する。
- 言語的、認知的、運動的な活動面での行動が増加する。
- 適切な親の援助を受ける。
- 子どもの成長発達のために必要な社会資源を親が活用する。

OP 観察計画

①現在の発達段階（運動、社会性、言語）、退行の有無。
②身体的成長（身長、体重、前頭部・後頭部周囲）。
③栄養状態（食事・水分摂取のパターン、摂取量、内容、授乳困難・食欲低下の有無、検査データ）。
④睡眠状態（不眠・断続的な睡眠パターンの有無、嗜眠傾向の有無）。
⑤生理的変調の有無（悪心・嘔吐、下痢、消化不良、アレルギー、疲労感、発疹、上気道感染、検査データなど）。
⑥家族（主に母親）の行動や言動（子どもに対する接し方）。
⑦両親やケア提供者の育児能力、育児に対する知識、親役割に対する認識の状態。
⑧家庭環境（家族構成、養育者、育児に携わる者を援助する者の有無）。
⑨家族の疾病や葛藤の有無、両親や重要他者の喪失の有無。
⑩疾患や治療による発達課題を阻害する要因の有無。
⑪患児の母親やケア提供者に示す満足感の表出の有無（表情や合図）。
⑫患児や家族の表情の変化が乏しい、無関心、反応の低下と思われることはないか。
⑬患児の出生時の状況（異常はなかったか）、出生時の身長、体重。
⑭家族の面会状況。
⑮遊び方、他患児との交流状況。

TP ケア計画

①家族の育児に対する考え方を把握する。
②家族と患児のかかわる場を多くする。
③養育者が不安や疑問を表出できるような環境、雰囲気をつくる。
④他患児との交流がもてる場を提供する。

［生後～1歳］
①ベッドで色彩の鮮やかな玩具（モビール、楽器、人形）を使ったり、頻繁に患児を抱き話しかけるなど、刺激反応を高める。
②授乳前には休息時間を与える。
③患児が求めれば口唇刺激を与える（指しゃぶり、おしゃぶり）。
④可能であれば手足を自由にさせる。
⑤授乳時は抱き、くつろいだ環境で、ゆっくり行う。

［1～3歳半］
①自立行為を奨励する（食事、入浴、更衣）。
②患児と頻繁に話す。
③さまざまな玩具を使用し、他患児と頻繁に遊べるようにする。
④患児に行う処置は、処置を行う前に家族に説明する。

⑤疼痛を伴う処置は、慰めて安心感を与える。
⑥安全な環境を患児の行動に合わせて提供する。
[3歳半～5歳]
①自立行為を奨励する（身づくろい、更衣、歯みがき、髪をとかす）。
②さまざまな玩具を使用し、他患児と頻繁に遊べるようにする。
③声を出して物語を読んで聞かせる。
④言葉で応答したり、言葉で要求するようにさせる。
⑤一人遊びや、遊び場探検を許可する。
⑥テレビなどを利用して患児に時間感覚を習得させる。

①社会資源の活用方法を家族に指導する。
②自立感を維持できるように、できるだけ患児自身にセルフケア行動を行わせるように家族へ指導する。
③両親の面会が患児に有効に働くことを説明し、毎日の面会を勧める。
④育児技術の指導、育児に関する知識の提供をする。

成長発達遅延（学童期）*

要因

- 疾患による発達遂行能力の障害があること。
- 脳症による筋緊張の低下。
- 発達課題達成能力の障害。
- 疼痛による発達遂行能力の障害。
- 治療による制限。
- 不十分な栄養摂取。
- 不適切な教育環境。
- 親の知識不足。
- 親と子の葛藤。
- 重要な他者の喪失。
- ストレス。
- コミュニケーション能力の不足。
- 周囲に対するコントロールの喪失。
- 多人数のケア提供者があること。
- 刺激不足。
- 独立心の喪失。
- 友だちグループの喪失。

患者目標

- 年齢に合った成長発達課題を達成する。

- 言語的、認知的、運動的な活動面での行動が増加する。
- 適切な親の援助が受けられる。
- 親は子どもの成長発達のために必要な社会資源を活用する。

OP 観察計画

①現在の発達段階（運動、社会性、言語）。
②精神状態（言動、行動状況、表情）、退行の有無。
③身体的成長（身長、体重、前頭部・後頭部周囲）。
④栄養状態（食事・水分摂取のパターン、摂取量、内容、食欲低下の有無、検査データ）。
⑤睡眠状態（不眠・断続的な睡眠パターンの有無、嗜眠傾向の有無）。
⑥生理的変調の有無（悪心、下痢、消化不良、アレルギー、疲労感、発疹、上気動感染、検査データなど）。
⑦セルフケア能力。
⑧疾患や治療による発達課題を阻害する要因の有無。
⑨家族（主に母親）の行動や言動（子どもに対する接し方）。
⑩両親やケア提供者の育児能力、育児に対する知識、親役割に対する認識の状態。
⑪家庭環境（家族構成、養育者、育児に携わる者を援助する者の有無）。
⑫家族の疾病や葛藤の有無、両親や重要他者の喪失の有無。
⑬患児が母親やケア提供者に示す満足感の表出の有無（表情や合図）。
⑭患児と家族の表情が乏しい、無関心、反応の低下と思われることの有無。
⑮患児の出生時の状況（トラブルの有無）、出生時の身長・体重。
⑯面会状況（親、友人）。
⑰他患児、友人、医療者との交流状況。
⑱学習への取り組み。

TP ケア計画

①実施できた行動をアセスメントし、段階に合った援助をする。
②動作制限による苦痛の緩和を図る。
③話を傾聴する。
④頻繁な訪床により疎外感を軽減する。
⑤家族や友人と患児のかかわる場を提供する。
⑥他患児（同年代の子）と交流がもてる場を提供する。
⑦学習しやすい環境を提供する。
⑧患児が不安を表出できるように援助する。

[5～11歳]
①ケアを行う前に、行われるケアについて患児と話す。
②患児の要求に合わせる（食事、衣服、日課など）。
③パジャマの代わりに普段着の着用を許可する。
④1日あるいは1週間単位で仕上げられる作業を計画する（工作など）。
⑤毎日時間を決めた学習を続けさせる。
⑥好ましい行動はほめる。
⑦1人でできることを紹介する（読書、パズル、図画、ビデオルームなど）。

TP ケア計画

[11〜15歳]
①病状やケアについて感じたこと、考えたこと、心配なことなどを患児と話し合う。
②病棟で可能な関心事や趣味を見出し、毎日続けられるように援助する。
③患児の計画と病院の日課とを一緒に調整する。
④実施できた行動をアセスメントし、段階に合った援助をする。

EP 教育計画

①社会資源の活用方法を指導する。
②自立感を維持できるように、セルフケア行動をできるだけ患児自身に行わせるように家族へ指導する。
③日常生活にリズムをもつように指導する（ダラダラとした生活を送らない）。
④両親の面会が患児に有効であることを説明し、毎日の面会を勧める。

非効果的気道浄化

要因

- 疼痛による咳嗽反射の抑制。
- 意識レベル低下に伴う不十分な咳嗽。
- 治療に伴う意識レベルの低下や咳嗽反射の低下。
- 神経の損傷による咳嗽反射の低下。
- 疾患による咳嗽反射の低下や体動困難による分泌物貯留。
- 疾患による過剰で粘稠な気道分泌物。
- 喫煙による粘稠で過剰な気道分泌物。
- 体動制限による気道分泌物の貯留。
- 身体運動性の障害による気道分泌物の貯留。
- 倦怠感による咳嗽反射の低下や気道分泌物の増加。
- アレルギー反応による気道分泌物の増加。

患者目標

- 気道を確保する。
- 十分な換気が行えるように知識を得、実行する。

OP 観察計画

①呼吸困難の有無とその程度。
②呼吸状態（呼吸数、リズム、深さ、種類、換気音）。
③咳嗽の有無と程度。
④喀痰の性状・量。
⑤誤嚥の有無と程度。
⑥体温、脈拍、呼吸、血圧の変化。
⑦SpO_2の変化。
⑧末梢冷感・チアノーゼの有無、冷汗。

OP
観察計画

⑨意識レベル。
⑩血液検査データ（ABG、Hb）。
⑪検査所見（胸部X線）。
⑫疼痛の有無と程度。
⑬薬物使用状況（種類、量、副作用）。
⑭水分出納。
⑮日常生活の把握・評価（仕事の内容・役割、喫煙状況、生活環境）。
⑯精神状態（言動、表情）。

TP
ケア計画

①痰の喀出を促す（加湿、吸入、体位変換、体位ドレナージ、吸引）。
②指示に従い酸素療法を行う。
③薬物療法の管理を行う。
④口腔内ケアを介助する。
⑤不安や恐怖を和らげる。
⑥環境を調整する。

EP
教育計画

①息苦しさがあるときは、すぐに知らせるように説明する。
②喀痰喀出の必要性を説明し、喀出の方法を説明する（強制的咳嗽方法）。
③水分を十分に含んだバランスのとれた食事の摂取を促す。
④口腔内の清潔の必要性を説明する。
⑤禁煙指導（家人も含めて）。
⑥水分制限がなければ、分泌物を減らすため水分摂取を勧める。
⑦横隔膜と、すぼめた口を用いた呼吸法の指導。

非効果的呼吸パターン

要因

- 疼痛による呼吸運動の抑制。
- 疾患に伴う呼吸抑制。
- 意識レベルの低下。
- 治療に伴う呼吸抑制。
- 薬物の副作用による呼吸抑制。
- 中枢神経障害による呼吸抑制。
- 疾患に伴う激しく持続した咳嗽。
- 腹部膨満による肺の拡張低下。
- 疾患に伴う肺の器質的病変。
- アレルギー反応。
- 過度の精神的緊張。

患者目標

- 十分な呼吸で肺を最大限に拡張できる方法を知り、実行する。
- 有効な呼吸のための情報を得、実行する。

OP 観察計画
①呼吸困難の有無と程度。
②呼吸状態（呼吸数、換気音、リズム、深さ、種類）。
③体温、脈拍、呼吸、血圧の変化。
④SpO_2の変化。
⑤末梢冷感、チアノーゼの有無、冷汗。
⑥意識レベル。
⑦肺機能（閉鎖性障害、拘束性障害の有無）。
⑧血液検査データ（ABG）。
⑨SaO_2モニター。
⑩検査所見（胸部X線）。
⑪疼痛の有無と程度。
⑫運動状況、活動状況。
⑬精神状態（言動、表情）。
⑭不安の程度、表出、対処方法。

TP ケア計画
①体位を工夫する。
②痰の喀出を促す（加湿、吸入、体位変換、体位ドレナージ、吸引）。
③状態に応じ、ペーパーバッグ療法を行う。
④安楽な体位（深呼吸ができる体位）になるように介助する。
⑤気晴らし、マッサージ、リラクゼーション法などによって、疼痛・不安の軽減を図る。

EP 教育計画
①深呼吸の指導を行う。
②不安や恐怖について話し合い励ます。
③対処方法の指導（ペーパーバッグの使用）。

ガス交換障害

要因

- 血液の酸素運搬能力の低下。
- 肺胞膜や毛細血管膜の変化。
- 解剖学的シャントの存在。

患者目標

- 十分な換気が行えるように正しい情報を得、実行する。
- 気道内の清浄を保つ。

OP 観察計画
①労作時呼吸困難の有無と程度。
②体温、脈拍、呼吸、血圧の変化。
③呼吸状態（リズム、深さ、種類、換気音）。
④SpO_2の変化。
⑤末梢冷感・チアノーゼの有無。
⑥血液検査データ（ABG）。
⑦意識レベル。
⑧咳嗽の有無と程度。
⑨喀痰の性状および量。
⑩検査所見（胸部X線）。
⑪疼痛の有無と程度。
⑫倦怠感の有無と程度。
⑬薬物の使用状況（種類、量、副作用）。
⑭精神状態（言動、表情）。
⑮不安の程度、表出、対処方法。

TP ケア計画
①体温、脈拍、呼吸、血圧を測定する。
②指示により酸素療法を行う。
③薬物療法の管理を行う。
④痰の喀出を促す（加湿、吸入、体位変換、体位ドレナージ、吸引）
⑤安楽な体位を維持する。
⑥マッサージ、リラクゼーションなどにより、疼痛、不安の軽減を図る。
⑦口腔ケアを行う。

EP 教育計画
①喀痰喀出を促すために有効な咳嗽・去痰方法を指導する。
②必要時、口すぼめ呼吸、腹式呼吸について指導する。
③ガス交換の変調の理由と予防対策について説明する。

自律神経性レフレキシア機能障害

要因

- 内臓の伸展および刺激。
- 皮膚の刺激。
- 括約筋の攣縮。

- 予防や治療についての知識不足。
- 環境に適応できないこと。

患者目標

- 患者は、レフレキシア機能障害の治療や対処について述べる。
- 患者の家族は、レフレキシア機能障害の治療や対処について述べる。

OP
観察計画

①脊椎損傷のレベル。
②周期性高血圧発作の有無（収縮期、拡張期、突然の血圧の上昇値）。
③徐脈、頻脈の有無。
④損傷部位より上部の発汗の有無と部位。
⑤損傷部位より上部の皮膚の赤い斑点の有無と部位。
⑥損傷部位より下位の蒼白の有無。
⑦排便状況。
⑧排尿状況（膀胱カテーテルの留置の有無）。
⑨頭痛の有無と程度。
⑩悪寒。
⑪結膜の充血。
⑫ホルネル症候群の有無。
⑬目のかすみ。
⑭胸痛。
⑮口の中の金属味の有無。
⑯鼻充血の有無。
⑰興奮。
⑱知覚異常。
⑲立毛反射、とりはだ反射の有無。
⑳レフレキシア機能障害の有無。
㉑精神状態。
㉒飲水量。
㉓尿量。
㉔理解力、性格。
㉕家族のサポート状況。

TP
ケア計画

①レフレキシア機能障害の徴候がみられたら、ベッドの頭部を挙上し、有害な刺激を除去する。
②膀胱の緊満を調べる。
③排便時のケアを行う。
④体温、脈拍を測定する。
⑤症状や有害な刺激が取り除けない場合は主治医へ報告する。
⑥環境の調節をする。

⑦衣類の選択をする。
⑧気分転換を勧める。

①レフレキシア機能障害についての知識の確認をしていく。
②レフレキシア機能障害のきっかけについて説明する。
③患者と家族にレフレキシア機能障害の徴候と症状、治療について指導する。
④医学的介入が必要な場合について指導する。
⑤飲水を1,000mℓ以上とるように指導する。

徘徊

要因

- 認知機能の低下。
- 心理的障害（例：欲求不満、不安、退屈、抑うつ、興奮）。
- 大脳皮質萎縮。
- 鎮静状態。
- 刺激の多すぎる環境。
- 生理的要求（例：空腹、喉の渇き、疼痛、尿意）。
- 発病前行動（例：外交的で社交的な人格）。
- 精神遅滞。
- 見慣れた環境からの分離。
- 環境の変化（人々、物、刺激）。

患者目標

- 失踪したり、迷ったりしなくなる。
- 危険なく過ごすことができる。
- 誘因が明らかになり徘徊行動が理解される。

⑴徘徊の誘因の有無と程度。
　・不安。
　・混乱。
　・欲求不満。
　・退屈。
　・興奮。
　・慣れ親しんだ人々や場所との離別。
　・誤った判断。
　・生理的衝動（空腹、口渇、疼痛、排尿、便秘）。
②体温、脈拍、呼吸、血圧の変化。
③精神状態。

OP 観察計画

④表情、口調の変化。
⑤睡眠状況。
⑥認知機能レベル。
⑦薬物の使用状況。
⑧栄養摂取状況（食事量や飲水量など）。
⑨徘徊出現の時間。
⑩歩行状態。

TP ケア計画

①不安や興奮の軽減を図る。
②活動と休息のバランスがとれるよう援助する。
③環境の安全性を高める。
　a）安全な場所を一緒に歩く。
　b）離床センサーなどを設置する。
④徘徊行動を察知し、援助する。
　a）離床センサーなどを設置する。
　b）徘徊の可能性がある患者の情報共有をする。
⑤誘因について検討し、その軽減や除去を図る。
⑥【慣れない環境について】
・見慣れた写真などを病室内やドアに貼る。
・迷っている様子があれば声をかける。誘導する。
・ドアに目印となるような物を飾ったり、表示をする。
⑦【生理的衝動について】
・排泄のタイミングを予測し、援助（声かけや誘導など）する。
・水分と食物を摂取する時間を決める。
・疼痛がないか評価する。

EP 教育計画

①患者へ、移動時は知らせるよう繰り返し指導する。
②身元を確認できるものを身につけるよう指導する。
③休息の必要性について指導する（認知機能レベルによって異なる）。

5 睡眠─休息

睡眠パターン混乱

要因

- 睡眠の中断。
- 疼痛。
- 瘙痒感。
- 多動、不活動。
- 不安、恐怖、心配。
- 神経過敏。
- 治療に伴う副作用。
- 不適切な体位。
- 頻繁な咳嗽反射。
- 体動制限による苦痛。
- 反復する悪夢。
- 環境の変化（音、光）。
- 夜尿症・頻尿。

患者目標

- 睡眠の障害となっている要因について述べる。
- 睡眠の障害となっている要因を除去、または軽減する。
- 熟睡感が得られる。

OP
観察計画

① 現在の睡眠状況（睡眠時間、熟睡感の有無）。
② 睡眠に対する考え方。
③ 睡眠習慣（寝衣、寝具）。
④ 日中の活動状況（運動の有無と程度）。
⑤ 午睡状況（午睡の有無、時間）。
⑥ 日中の倦怠感の有無と程度。
⑦ 年齢。
⑧ 周囲の環境（照明、温度、騒音、病室の広さ）。
⑨ 環境の適応度（入院生活の慣れの程度）。
⑩ 薬物の使用状況（トランキライザー、催眠鎮静薬、抗うつ薬、MAO阻害薬、麻酔

OP
観察計画

薬、バルビツール酸塩、副腎皮質ステロイド、覚醒薬）。
⑪薬物への依存心。
⑫体温、脈拍、呼吸、血圧の変化。
⑬SpO₂の変化。
⑭呼吸状態（咳嗽の有無と程度）。
⑮疼痛の有無と程度。
⑯身体的不快感の程度・内容（瘙痒感、発汗）。
⑰安静度。
⑱チューブ、カテーテル類や装具装着の有無。
⑲妊娠の有無、ホルモンの変調（更年期）。
⑳夜間の排泄状態（回数、時間）。
㉑嗜好品の内容、量。
㉒精神状態（言動、表情）。
㉓不安の程度（疾患、治療、検査、手術など）、不安の表出・対処方法。
㉔対人関係（同室者や患者）。
㉕ライフスタイル（社会的背景、経済的背景）。

TP
ケア計画

①日中の規則的な活動プログラムを立案する（散歩、理学療法、午睡の制限）。
②疼痛コントロールを図る。
③夜間の水分摂取量を制限する。
④眠前の食事の摂取、嗜好品の制限を行う（コーヒー、紅茶、タバコ）。
⑤足浴を介助する。
⑥冷罨法、温罨法を行う。
⑦体位を工夫する。
⑧環境を調整する。
⑨同室者のテレビの音や光を調整する、イヤホーンの使用を促す、光がもれない工夫、消灯時テレビを消すように促す。
⑩入院前の習慣が続行できるように援助する（イブニングケアを意識づける）。
⑪リラクゼーションを行う（おだやかな音楽、深呼吸を促す）。
⑫医師の指示により睡眠薬を与薬する。
⑬配薬時間を工夫する。
⑭睡眠周期の間に最小の妨害ですむようにケア処置を組織化する。
⑮コミュニケーションを充実させ、共感的な理解の雰囲気をつくる。
⑯不安の軽減を図る。

EP
教育計画

①薬剤の使用・効果について説明する。
②眠前の食事摂取について話し合う（高蛋白質の摂取、カフェインの制限）。
③起床時間には起きるように勧める。
④ベッドで過ごしても寝つかれない場合は、日中別の行動をしてみることを勧める。
⑤日課表の作成に参加するように勧める。
⑥活動プログラムを実施するように勧める。
⑦睡眠と規則的な運動の関係について説明する。

⑧午睡と夜間の睡眠の関係について説明する。
⑨睡眠を妨げる因子があれば医療者に相談するように説明する。
⑩睡眠を得るための生活習慣に、できるだけ近づける工夫をするように指導する。

6 認知―知覚

急性疼痛

要因

- 深部静脈血栓症、閉塞性動脈硬化症による循環障害。
- レイノー病による急性血管攣縮に続発する虚血。
- 消化器潰瘍による胃液分泌の亢進に続発する病変。
- 膵炎による限局性腹膜炎。
- 緑内障による眼圧の上昇。
- 髄膜炎による軟部組織の浮腫。
- 乳腺炎による乳房組織の炎症。
- 関節リウマチによる関節の炎症。
- 血友病による関節内出血に続発する関節腫脹。
- 尿路結石の刺激。
- 骨折による外傷。
- 骨折による筋攣縮。
- 椎弓切除術による術中の神経刺激。
- 椎弓切除術による骨格系位置異常。
- 椎弓切除術による膀胱拡張に続発する筋攣縮。
- 手術による組織侵襲。

患者目標

- 疼痛が自制内に保たれる。
- 疼痛による日常生活活動の妨げがない。
- 夜間良眠を得る。
- 疼痛が緩和したことを言葉に出して表現する。
- 疼痛をコントロールする方法を理解し、実行する。

OP 観察計画

①疼痛の有無と程度。
②苦痛様顔貌の有無。
③時間的知覚の変化。
④炎症所見（血液検査データ、CRPなど）。
⑤睡眠状況。

OP
観察計画

⑥表情（輝きのない目、しかめっ面など）、言動。
⑦日常生活動作の障害。
⑧防御的行動、保護的行動の有無。
⑨筋緊張の変化。
⑩自律神経系の変化（発汗、瞳孔散大、バイタルサイン）。
⑪病状および治療経過。
⑫薬剤の使用状況とその効果。
⑬食事摂取状況。
⑭疼痛に対する認識。

TP
ケア計画

①疼痛に対する正確な情報を提供する。
②指示による鎮痛薬、鎮静薬の与薬を行う。
③皮膚刺激による疼痛緩和を図る（罨法、マッサージ）。
④リラクゼーションを行う（筋緊張の低下、呼吸法）。
⑤精神的安定への援助を行う（訴えに対する理解と支持的態度を示すなど）
⑥日常生活動作の援助を行う。
⑦体位の工夫をする。
⑧気分転換を促す。
⑨疼痛部位の安静を促す。
⑩睡眠時間を確保する。

EP
教育計画

①疼痛緩和方法と気晴らしの治療的活用について家族を含め話し合う。
②不安があれば表出するように説明する。

急性混乱

要因

- 幻覚、幻聴、妄想。
- 疼痛。
- 全身麻酔。
- 薬物の副作用。
- 化学物質中毒。
- 電解質異常。
- 呼吸器疾患。
- 感染症。
- 代謝・内分泌疾患。
- 中枢神経系疾患。
- 栄養障害。
- 環境の変化。
- 不適切なストレス対処。

- 睡眠─覚醒周期の変動。

患者目標

- 混乱の出現が減少する。
- 現実を正しく把握する。

①体温、脈拍、呼吸、血圧の変化。
②血液検査データ（Na、K、肝機能、BUN、Cr、Bil、FBS、TP、NH_3、Alb）。
③検査所見（尿、心電図、X線、CTなど）。
④水分出納。
⑤精神状態。
⑥日常生活動作（ADL）レベル。
⑦薬物の使用状況。
⑧疼痛の有無と程度。
⑨現実検討能力。
⑩他者との交流。
⑪コミュニケーション能力。
⑫睡眠─覚醒サイクル。

①体温、脈拍、呼吸、血圧を測定する。
②適量の有意味な感覚刺激を与える際に、1度に1つだけ指示を与え、そのつど説明する。
③環境を調整する。
④適切な役割を促進する。
⑤患者に損傷が起こらないようにする。
⑥患者の安全性を高める。
⑦患者を現実に引きもどす方向づけをする。
⑧患者が混乱している時間帯は、そばで見守ってもらうように家族、友人に協力を求める。
⑨患者の話す内容に注意を払う。
⑩安心して過ごせる環境を提供する。
⑪家族に患者のなじみの物を自宅から持参するように指導する。

①家族、友人などに対して患者の混乱状態を是認しないように指導する。
②家族、友人などに患者の安全が守れるような環境整備について指導する。

慢性混乱

要因

- 認知力の低下。
- 問題解決、推論ができない状態。
- 感情や人格の喪失。
- 不適切なストレス対処。
- 大脳皮質の進行性退化。
- 脳血管障害。
- 脳損傷。

患者目標

- 闘争的行動の出現が消失する。
- 夜間の睡眠時間が増える。

OP 観察計画

①体温、脈拍、呼吸、血圧の変化。
②血液検査データ（Na、K、BUN、Cr、Bil、BS、TP、NH_3、Alb）。
③検査所見（尿、心電図、X線、CTなど）。
④水分出納。
⑤精神状態。
⑥ADLレベル。
⑦薬物の使用状況。
⑧疼痛の有無と程度。
⑨現実検討能力。
⑩他者との関係性。
⑪コミュニケーション能力。
⑫睡眠―覚醒サイクル。
⑬ストレス環境の有無と程度。

TP ケア計画

①体温、脈拍、血圧を測定する。
②呼吸数を測定する。
③適量の有意味な感覚刺激を与えるために、1度に1つだけ指示を与え、そのつど説明する。
④環境を調整する。
⑤適切な役割を促進する。
⑥患者に損傷が起こらないようにする。
⑦患者の安全性を高める。
⑧患者を現実に引きもどす方向づけをする。
⑨患者が混乱している時間帯は、そばで見守ってもらうように家族、友人に協力を求める。

TP ケア計画

⑩患者に話す内容に注意を払う。
⑪安心して過ごせる環境を提供する。
⑫敬意を払い、共有感を高める。
⑬患者本来の姿を意識できるコミュニケーションを促進する。
⑭家族に患者のなじみの物を家庭から持参するように指導する。

EP 教育計画

①家族、友人などに混乱状態を是認しないように指導する。
②外出するときは、患者の氏名がわかるようなカードを携帯するように指導する。
③環境的なストレスを減少させるように指導する。

不安定性情動コントロール

要因

- 自尊感情の変化。
- 気分障害（焦燥感、絶望感、喪失感）。
- 情緒障害。
- 精神障害。
- 不眠。
- 消耗性疲労。
- 薬剤乱用。
- タバコ・アルコールなどの乱用。
- 不適切なストレス対処。
- 社会的苦痛。
- 脳損傷。
- 筋骨格筋障害。
- 身体障害。
- 機能障害。
- 精神障害。
- 認知機能の低下。
- 症状や疾病、症状管理についての知識不足。

患者目標

- 情動が不安定なときに適切な対処行動が取れる。
- 感情を適切に表出する。

OP 観察計画

①生育歴。
②表情・態度・言動の変化。
③精神状態（不安・焦燥感、落ち着きの程度、怒りの程度）。
④食欲の有無。

OP
観察計画

⑤身辺管理能力の程度。
⑥人間関係（家庭・職場・学校環境）。
⑦睡眠状態。
⑧服薬状況。
⑨生活歴・性格。
⑩認知機能低下の状態。
⑪タバコ・アルコールなどの乱用の有無と程度。
⑫身体機能の喪失、変化の有無と程度。
⑬活動性、疲労感の程度。
⑭疼痛・苦痛の有無と程度。
⑮疾患の理解度、知識。
⑯家族支援の有無。

TP
ケア計画

①感情を表出しやすい環境をつくる。
②患者の訴えを傾聴し、共感的な姿勢で接する。
③疾患・治療に関する適切な知識を提供する。
④情動不安定になったときの対処方法をともに考える。
⑤必要に応じて専門の医療者との面談を依頼する。

EP
教育計画

①気持ちを正直に話すように指導する。
②心身の緊張を和らげる方法を指導する。
③必要に応じて専門の医療者との面談を活用するよう助言する。

非効果的衝動コントロール

要因

- 精神障害。
- 発達障害。
- 人格障害。
- 気分障害（焦燥感、絶望感、喪失感）。
- タバコ・アルコールなどの乱用。
- 薬剤乱用。
- 周囲からの孤立。
- 脳器質障害。
- 認知機能の低下。

患者目標

- 衝動を感じたときに適切な対処行動が取れる。
- 感情を適切に表出する。

OP 観察計画
① 生育歴。
② 家族環境。
③ 現在の発達段階（運動・社会性・言語）。
④ 就労歴。
⑤ キーパーソンの有無。
⑥ 将来への不安の有無。
⑦ 不満の有無（療養生活、病院のルール、日常生活、対人関係に関する不満など）。
⑧ 怒りの有無、程度。
⑨ 焦燥感、絶望感の有無。
⑩ 病識の有無。
⑪ 外傷の有無。
⑫ 犯罪歴の既往、程度。
⑬ 暴力歴・自傷歴・自殺企図歴（衝動行為の既往、過去に衝動的になったときの対処法）。
⑭ 精神症状の有無、程度。
⑮ 認知機能の状態。
⑯ 行動パターン、コミュニケーションパターンの変化の有無、程度。
⑰ 睡眠状態。
⑱ ストレスコーピングの方法。
⑲ 薬剤の使用状況。
⑳ 依存物質の有無（喫煙・アルコール・違法薬物）。
㉑ 周囲との交流状況。

TP ケア計画
① 自分や他人を思いやることへの重要性について話し合う。
② 患者の現実検討を助ける。
③ 過激な刺激を減らす。
④ 新しい対処技術を学んだり、編み出したりすることを援助する。
⑤ サポートシステムを活用できるように援助を行う。
⑥ 衝動を一定時間抑制できたときに、本人へフィードバックし、その行動を強化する。
⑦ 自分の思いについてノートに書き出してもらい、一緒に振り返る。
⑧ 患者の考え方の傾向を一緒に振り返る。
⑨ 患者の感情を傾聴する。
⑩ パーソナルスペースを尊重する。
⑪ 感情を言葉で表現できるように促す。
⑫ 患者を脅かすことのない態度で接する。
⑬ 守ることのできない約束をしない。
⑭ 「社会的規範に反する行為」は病気であっても許されるものではないということをはっきりと示す。
⑮ 直面している状況の意味づけができるように、医療者との面談を勧める。

EP 教育計画
① 不適切な行動に対して、自分を監視する方法を指導する。
② 自らの意思も衝動を抑える上で重要なポイントとなることを伝える。

記憶障害

要因

- 中枢神経系の変調（頭部外傷、脳疾患）。
- 栄養障害。
- 注意を集中できないこと（ストレス、疼痛、睡眠障害、知的刺激の欠如、注意散漫）。
- 過剰な心配（悲嘆、うつ状態、不安）。
- 情報処理の低下（視覚障害、聴力障害、教育レベル、疲労）。
- 薬物療法。
- アルコール多飲。
- 刺激の欠如。

患者目標

- 記憶を阻害する因子を見いだす。
- 記憶障害を代償する方法を見いだす。

OP 観察計画
①外傷、疾患の部位、程度。
②視覚障害、聴覚障害の有無。
③体温、脈拍、呼吸、血圧の変化。
④頭痛、悪心、倦怠感の有無。
⑤性格傾向。
⑥学習習慣、教育レベル、知的技能レベル。
⑦意識状態（意識レベル、精神状態、記憶・記銘力、計算力、理解力）。
⑧運動状態（ADLレベル、自動運動の有無）。
⑨キーパーソンの有無。
⑩薬剤内服状況。
⑪アルコールの飲用状況。
⑫言動、表情、活気の有無。

TP ケア計画
①体温、脈拍、呼吸、血圧を測定する。
②患者が話をしやすい環境を整える。
③記憶障害に対する患者の考え方について話し合う。
④誤った情報は訂正する。
⑤患者が高齢の場合は、加齢に伴う変化について正確な情報を提供する。
⑥患者の話し相手になったり、側にいる時間を多くもつ。
⑦患者とともに記憶障害を代償する方法を見いだす。
 ・何かに書き留める。
 ・音の手がかりを使う。
 ・ものを置く場所を決めておき、いつもその場所におく。

TP ケア計画

・名称とイメージを関連づける。
・ものの名前を声に出して何度も言ったり、紙に書いて覚えることを練習する。
・情報をいくつかに分けて、覚えやすいようにする。
・覚えようとするときには、あいうえお順に探してみる。
⑧注意が散漫にならないようにする。
⑨情報はできるだけ正確に伝える。
⑩日時、環境や状況について具体的かつ繰り返し説明する。
⑪患者のペースに合わせて学習計画を立てる。
⑫視覚や聴覚に訴える物を利用する。

EP 教育計画

①不安に思うことは何でも話すように指導する。
②家族の協力が必要であることを説明し、できる限り面会の機会を多くとるように指導する。
③患者が注意を集中できない場合は、リラクゼーションとイメージ起想が効果のあることを説明する。
④日時、環境や状況について具体的かつ繰り返し説明する。

意思決定葛藤

要因

- 治療法の選択。
- 化学療法の選択。
- 生命維持装置の停止などの倫理的ジレンマ。
- 検査の選択。
- 臓器移植・提供の選択。
- 不妊治療の選択。
- 乳児のケア選択者の選択。
- サポートシステム内の意見の相違。
- 施設入所への選択。

患者目標

- 治療、検査に対して必要な情報が十分得られ、納得のいく治療の選択をする。
- 意思決定に際して十分な情報を得る。

OP 観察計画

①表情、言動、行動(困惑している、迷っているという表情や言動)。
②不安の程度。
③睡眠状況。
④食欲の有無、食事量。
⑤ADLレベル。

OP 観察計画
⑥理解力の程度。
⑦性格傾向。
⑧価値観、信念。
⑨社会資源に対する知識の程度（地域・福祉サービス）。
⑩生活状況、社会資源利用状況。
⑪生育歴。
⑫家族関係、キーパーソンとのかかわり方、協力者の有無。
⑬社会的地位、学歴。
⑭治療方針、病状説明の内容。

TP ケア計画
①患者の話をよく聞き、患者が迷ったり判断しかねる内容についての問題を明確にする。
②率直に感情を表現できる雰囲気をつくり、積極的に傾聴して、よき相談相手となる。
③「患者－医師」間のコミュニケーションがスムーズになるように働きかける。
④患者がゆっくりと思考できるような環境を調節する（場所の提供、外泊など）。
⑤不眠時、睡眠の工夫をする。
⑥食欲減退時、食事の工夫をする（形態、内容、時間など）。
⑦治療、検査の必要性を説明する。
⑧必要に応じて家族や地域・福祉サービスとの連絡をとる。
⑨患者の理解度に応じて必要な情報を提供する。

EP 教育計画
①問題解決、意思決定に必要な情報と不足している情報を提示する。
②他の医療従事者や医療サービスの紹介。

7 自己知覚―自己概念

恐怖

要因

- 全身状態の悪化傾向。
- 治療、環境、死の危険性。
- 出血が妊娠や胎児に与える影響。
- 検査・処置。
- 心筋梗塞であるという現在の状態。
- 狭心発作に続発する急性疼痛。
- 呼吸困難。
- 痙攣発作の予測不能な性質、困惑。
- 実在するまたはその可能性がある感覚喪失。
- ライフスタイルに対する否定的な影響。
- 役割責任の変化。
- 他者に見捨てられる可能性。

患者目標

- 恐怖の原因がわかる。
- 恐怖に思うことを表出する。
- 恐怖が軽減・消失したと述べる。
- 恐怖への対処行動をとる。
- 恐怖の原因に対する正しい知識を得る。

OP
観察計画

① 表情、言動、行動（泣く、逃避、攻撃など）。
② 感情（怖い、恐ろしい、心配などの表出）。
③ 身体的変化（筋硬直、心悸亢進、血圧上昇、頻脈、呼吸数増加、倦怠感、食思不振、悪心・嘔吐、紅潮、蒼白、発汗、不眠、イライラ感、焦燥感）。
④ 健康問題や状況への反応。
⑤ 葛藤に対する反応。
⑥ 恐怖の対象への知識の程度。
⑦ 家族およびキーパーソンのサポート状況。

TP ケア計画

①原因が何であるか表出しやすい環境（関係）をつくる（間接的質問、自由回答式の質問）。
②原因となるものに対し、どう対応するか患者が決められるように援助する（立ち向かうか、回避するか）。
③原因が何であるか、はっきりつかむ。
④原因を避ける手段を講じる。
⑤原因となっているものを現実的に見られるように、また別の見方ができるように促す。
⑥恐怖に対処するため、誰の援助が得られるか、またどのような適応技術があるかがわかるように援助する。
⑦医療の場で何が行われるかをよく説明する。また、処置などの必要性を説明する。
⑧恐怖が軽減されないときは、医師に手術日の調整などの適切な依頼をする。
⑨患者の家族や友人などの協力を得る。
⑩病状や必要な処置に対してさらに十分な説明を行う必要があれば、医師に協力を依頼する。

EP 教育計画

①恐怖は、疼痛や危険のコントロールを失うことが予測されたときの正常な反応であることを説明する。
②段階的なリラクゼーション技術について指導する。
③アサーティブスキル（自己主張技法）を指導する。
④イメージトレーニングを指導する。

不安

要因

- 死を予感させること。
- 息切れ、窒息に対する恐怖。
- 疼痛。
- 痙攣発作に対する困惑と恐怖。
- 視覚喪失の可能性に対する恐怖。
- 身体の一部、身体機能の喪失。
- 疾患の予測不能な性質。
- 性機能障害の可能性。
- 不確定な身体状態。
- 現在の状況、不確定な予後。
- 原因、治療についての知識不足。
- 癌と治療についての知識不足。
- 分娩時のリラクゼーション、呼吸訓練についての知識不足。
- 慢性疾患がライフスタイルに与えると思い込んでいる影響。
- 慣れない状況。
- 不合理な思考または罪の意識。

患者目標

- 不安を表出する。
- 不安が軽減・消失したと述べる。
- 不安への対処行動をとる。
- 不安の原因に対する正しい知識を得る。

OP 観察計画

① 表情、言動、行動。
② 生理的変化（脈拍、血圧、呼吸、発汗の有無）。
③ 睡眠状況。
④ 食欲の有無、食事量。
⑤ 機能的な障害の有無と程度。
⑥ 不安のレベル、不安の因子。
⑦ 性格傾向。
⑧ 家族背景（キーパーソンのかかわり）、社会背景、経済背景。

TP ケア計画

① 不安レベルの査定と不安の原因を明確化するための援助を行う。
② 不安の程度を軽減できるように助ける（十分な説明など）。
③ 環境を調節する。
④ 患者と医療者との間の信頼関係を確立する。
⑤ コミュニケーションを充実させ、共感的な理解の雰囲気をつくる。
⑥ 患者と他者との人間関係が円滑に運べるための援助を行う。
⑦ ケアへのキーパーソンや家族の参加を促す。
⑧ 気分転換活動を勧める。
⑨ 必要があれば、薬物治療の可能性について医師に相談する。

EP 教育計画

① 建設的な問題解決を指導する。
② 物の見方がゆがんでいたり、狭かったり、行きづまっている場合は、建設的に楽観的に考えるよう勧める。
③ リラックス法の用い方について指導する。
④ 主張的コミュニケーション技術を身につけるように指導する。
⑤ アサーティブスキル（自己主張技法）を指導する。
⑥ 身体的な健康の維持について指導する。
⑦ 発達的なニーズに応じられるように、両親またはキーパーソンを指導する。
⑧ 必要に応じて、精神科の治療を紹介する。

孤独感リスク状態

要因

- 癌のために他者から拒絶されるのではないかという恐怖。
- 失禁のために他者から拒絶されるのではないかという恐怖。
- 感染症のために他者から拒絶されるのではないかという恐怖。
- 精神疾患のために他者から拒絶されるのではないかという恐怖。
- 妄想的な思考。
- ストーマのために他者から拒絶されるのではないかという恐怖。
- ネフロストミー（腎瘻）造設のために他者から拒絶されるのではないかという恐怖。
- 運動機能の低下のために他者から拒絶されるのではないかという恐怖。

患者目標

- 孤独感の理由を明確にする。
- 孤独感をもたない方法を話し合う（他者との有意味な関係をつくるなど）。
- 適切な気分転換活動を見いだす。

OP　観察計画
① 表情、言動、態度。
② 精神状態。
③ 身体的障害の有無と程度。
④ 家族、友人のサポート状況。
⑤ 他者との関係、交流。
⑥ 身体的障害に対する受けとめ方。
⑦ 情緒的障害に対する受けとめ方。
⑧ 社会的出来事に対する受けとめ方。
⑨ 社会的背景、家族背景。
⑩ 性格傾向。

TP　ケア計画
① 孤独感をもつ可能性やその原因について話し合う。
② 孤独感をもたない方法について話し合う。
③ 気分転換活動の方法について話し合う。
④ 社会的サービス、専門機関を紹介する。
⑤ ストーマに対する管理方法を紹介する。
⑥ 患者会を紹介する。
⑦ リソースナースへ紹介する。

EP　教育計画
① コミュニケーション手段のもち方について指導する。
② 美容上の問題の管理の方法について指導する。
③ 失禁しないための排泄コントロールについて指導する。

EP
教育計画

④ストーマに対する管理方法を指導する。
⑤引きこもらないように気持ちのもち方や気分転換の方法を指導する。

絶望感

要因

- 予後不良。
- 末期状態。
- 慢性疾患。
- ボディイメージの障害。
- 疾患の予期しない症状や徴候。
- 長期化する疼痛、不快感、衰弱感。
- 長期にわたる生命維持装置への依存（透析、人工呼吸器）。
- ソーシャルサポートが受けられない。
- 役割の譲渡。

患者目標

- 絶望感があるということを言葉で表現する。
- 問題と思っていることを解決しようとする。
- 意欲をもつ。
- 現在の状況を受け入れる。

OP
観察計画

①表情、言動（発言の減少や内容）、行動（消極的・悲観的な態度など）。
②睡眠状況。
③食欲の有無、食事量。
④患者のコーピング方法や能力。
⑤将来に対する希望の有無、自己の役割についての価値と満足度。
⑥患者の性格や生活状況および社会的背景。
⑦ソーシャルサポートネットワークの利用状況。
⑧家族、キーパーソンのサポート状況。
⑨問題に対してのとらえ方。

TP
ケア計画

①感情を明確にし表現できるように援助する（傾聴の姿勢で接する、環境の調整など）。
②問題解決、意思決定を援助する（誤った情報を訂正するなど）。
③効果的なコーピング方法を学ぶのを援助する。
④気分転換の活動を勧める。
⑤ケアへのキーパーソンや家族の参加を促す。

⑥必要に応じて地域や福祉サービスとの連絡をとったり、カウンセリングを依頼する。
⑦必要があれば、薬物療法の可能性について医師に相談する。

①建設的な問題解決方法を指導する。
②リラックス方法の用い方を指導する。
③気分転換の必要性を指導する。
④発達的なニーズに応じられるように両親またはキーパーソンに指導する。
⑤社会資源の活用方法や精神科医を紹介する。

自尊感情慢性的低下

要因

- 身体の一部、身体機能の喪失。
- 過剰なストレス。
- 精神疾患（うつ状態・思考過程の変調）。
- 仕事（学業）の失敗・喪失。
- 体重の増加・減少。

患者目標

- 自己の能力を正当に評価する。
- 過剰で非現実的な自己期待を修正する。
- 自己破壊的行動を起こさない。
- うつ状態から立ち直ったと言葉で表す。
- 新しい出来事や状況への試みを行う。

①言動。
②性格傾向。
③表情。
④機能的障害の有無と程度。
⑤自己像に対する認識。
⑥疾患と治療内容。
⑦家族背景、社会背景、経済背景。
⑧生活環境。
⑨自己に対する他者の評価に関する認識。
⑩精神状態。

①現在の不安レベルを下げられるように援助する。
②患者の自己感覚を注意深く見守り強化する。
③患者の個人空間を尊重する。

TP ケア計画
④考えや感情を表現できるように援助する。
⑤課題や技能を試みたことで患者を励ます。
⑥話しやすい環境をつくり、気持ちを受容する。
⑦攻撃や不十分な個人衛生、黙考、自殺企図などの問題行動に対して、行動制限を設定する。
⑧患者を孤独にさせない。
⑨運動など気分転換やリラックスできる方法を患者とともに考える。
⑩共感的、受容的態度で接することの重要性について家族、重要他者に説明する。

EP 教育計画
①友だちや重要他者とコミュニケーションがとれるように指導する。
②社会的技能や職業的技能を身につけるように指導する。
③ストレス解消法について患者と一緒に考え、指導する。
④集団療法、家族療法について指導する。

自尊感情状況的低下

要因
- 身体状態に対する自己卑下の感情。
- 虐待された人間関係の既往。
- 仕事や労働能力の喪失。
- 重要他者との離別。

患者目標
- 自己についての感情および考えを言葉に出して表現する。
- 自己を大切にできると述べる。
- 自己の長所やうまくいっている点を理解し、活用する。
- 現在の状況を受けとめる。

OP 観察計画
①睡眠状況（睡眠時間、睡眠の深さ、薬物使用の有無）。
②患者の自己認識（身体的自己、人格的自己、他覚的自己）。
③自己像に対する主観的満足度。
④自己に対する他者評価に関する認識。
⑤発達課題の達成状況。
⑥人生の目標としていること。
⑦自傷行為の有無。
⑧対人関係の状況。
⑨患者の従来のコーピング様式と、病気によるその変化。
⑩集中力、注意力、思考力の変化。
⑪社会的役割の変化、家族役割の変化。

OP
観察計画

⑫家族、重要他者のサポート状況、サポート能力。
⑬疾患の状態や治療の状況。
⑭自己卑下、自己嫌悪などの自己を否定する発言。
⑮活動状況。
⑯栄養摂取状況（食事摂取量、食欲の有無、輸液の有無、食事摂取の方法）。
⑰体重の変動。

TP
ケア計画

①話しやすい環境をつくり、気持ちを受容する。
②感情、特に自分自身に対する感じ方、考え方、見方を表現するように話す。
③達成可能な目標を患者自身が設定できるように家族、重要他者とともにサポートする。
④支持的・非判断的態度で接する。
⑤家族の適応に合わせて援助する。
⑥自己尊重を高めるための訓練を行う（自己肯定、リラクゼーション、ユーモア）。
⑦残存機能を最大限に活用する方法を患者とともに考える。
⑧軽作業、レクリエーションでの社会的参加の必要性について説明する。
⑨共感的・受容的態度で接することの重要性について、家族、重要他者に説明する。

EP
教育計画

①日常生活について指導する。
②集団療法、家族療法について指導する。
③ストレス解消法について患者と一緒に考え、指導する。

ボディイメージ混乱

要因

- 外観に対する他者の反応・身体の状態に対する自己卑下の感情。

患者目標

- 身体的変化を受け入れる。
- 変化した身体を新たな自己として受け入れる。
- 適切な美容上の手段や装具などを活用する。
- 身体的変化を言葉に出して表現する。

OP
観察計画

①表情、言動、行動。
②睡眠状況（睡眠時間、睡眠の深さ、薬剤使用の有無）。
③栄養摂取状況（食事摂取量、食欲の有無、食事摂取の方法、輸液の有無）。
④身体の喪失部分。
⑤形態上、機能上の変化。
⑥身体の一部を直視できないところの有無。

OP 観察計画

⑦身体の一部分に触れられないところの有無。
⑧身体の一部分で隠しているところの有無。
⑨身体の一部分で必要以上に露出しているところの有無。
⑩機能不全部位における外傷の有無。
⑪疼痛、不快感。
⑫ADLレベル。
⑬他の患者との接触回避、病室への閉じこもり。
⑭性格傾向。
⑮患者の障害についての家族の受けとめと患者へのかかわりかた。
⑯サポートシステムの有無。
⑰疾患、治療、予後についての情報、知識、理解力。
⑱リハビリテーションのステージアップレベル。
⑲治療による影響(化学療法、放射線療法)。

TP ケア計画

①患者が自己のボディイメージをどう認識しているかをアセスメントする。
②なぜ否定的なボディイメージをもつようになったか、その過程を患者と一緒に考える。
③患者がボディイメージをよくしていこうと努力していれば、それを認め、積極的に進める。
④外形の変化、身体境界の変化に伴う心配、怒り、不安、喪失、恐怖感を言葉で表現できるように援助する。
⑤変化のために日常生活を行う上でどんな支障があるか、患者が言葉にできるように援助する(家族、仕事、社会関係)。
⑥変化した部分を、患者が自分の目で見たり、手で触れてみたりするように勇気づけ、その後どんな気持ちがしたか傾聴する。
⑦外形の変化を隠したり、ことさらに露出することなく、できるだけ早く社会復帰できるように患者を勇気づける。
⑧地域での支援サービスなどの社会システムを紹介する。
⑨医師の指示による睡眠薬や鎮痛薬の使用と、その効果を確認する。

EP 教育計画

①ボディイメージをよくするために何ができるかを患者に教える(服の着方、化粧の仕方、体調をよくする運動、美容装具装着など)。
②機能回復のためリハビリテーションを受けるように勧める。
③今後の経過について医師の説明をどのように受けとめているのか把握し、不足している点があれば補う。
④必要時、鎮痛薬や睡眠薬を使用できることを伝える。
⑤家族を含めた退院指導を行う。
⑥家族に精神的サポートの必要性を説明する。

自己同一性混乱

要因
- 自我識別が不十分。
- 身体の生化学的な変化。

患者目標
- 自己についての感情を言葉に出して表現する。
- 現在の状況を受けとめる。

① 表情、言動、行動。
② 成長発達段階。
③ 家族、重要他者のサポート状況、サポート能力。
④ 患者の自己認識（身体的自己、人格的自己、他覚的自己）。
⑤ 感情表現の有無。
⑥ 性的嗜好。

① 話しやすい環境をつくり、気持ちを受容する。
② 感情、特に自分自身に対する感じ方、考え方、見方を表現するように話す。
③ 共感的、受容的態度で接することの重要性について、家族、重要他者に説明する。
④ 利用可能な社会資源の紹介を行う（カウンセリング、自己主張訓練、集団療法、家族療法）。

① 患者の同一性に関する心配や不安を言葉に出せるように指導する。
② 家族の適応に合わせて介入方法を指導する。

8 役割―関係

悲嘆

要因
- 身体機能の一部の喪失およびそれがライフスタイルに与える影響。
- ライフスタイルの喪失（障害のある子どもの誕生、予期される妊娠の喪失、切望していた子どもの喪失）。
- 予期された患者および患児の死。

患者目標
- 悲嘆を表現する。
- 喪失の意味について言葉に出して表す。
- 重要他者と悲嘆を分かち合う。
- 喪失の痛みに対する反応が少なくなっていることを示す。
- 将来に関する意思決定に参加する。

OP 観察計画
① 表情、態度、言動。
② 睡眠状況（睡眠時間、睡眠の深さ、薬剤使用の有無）。
③ 栄養摂取状況（食事摂取量、食欲の有無）。
④ 身体機能喪失・変化の程度。
⑤ 活動状況。
⑥ 疾患の理解度、知識。
⑦ 悲嘆の段階（否認、怒り、取り引き、抑うつ、再生）。
⑧ 仕事への集中や遂行の変化。
⑨ 罪悪感。
⑩ 家族とのコミュニケーション状況。
⑪ 家族（重要他者）のサポート状況。
⑫ 社会的背景。
⑬ 宗教観、価値観。

TP ケア計画
① 感情を表出しやすい環境づくりを行う。
② 悲嘆の諸段階を通過するための時間的余裕を与える。
③ 患者の訴えに傾聴し、共感の姿勢を示す。

TP ケア計画
④睡眠の工夫をする。
⑤身体的な苦痛・疼痛を除去する。
⑥疾患、治療（予後）に関する適切な知識を提供する。
⑦状況に適応することに成功した患者を紹介し、患者同士が話し合う機会を提供する。
⑧家族の感情をアセスメントし、互いに支え合えるように援助する。
⑨リエゾンナースと連携して患者にかかわる。

EP 教育計画
①悲嘆反応について説明する（ショックと不信、喪失の認知、立ち直り）。
②重要他者に悲嘆の段階について説明し、その人たちの支援や理解を促す。
③前もって予測されることについて説明しておく。
④患者会を紹介する。

予期悲嘆*

要因

- 予期される身体機能の一部の喪失がライフスタイルに与える影響。
- 予期される社会的役割の喪失。
- 予期される重要他者の喪失。
- 予期される障害のある子どもの誕生。
- 予期される乳房の喪失、外観の変化。
- 予期される子宮の喪失、受胎不能。
- 予期される眼球の喪失、それがライフスタイルに与える影響。
- 予期される胎児の喪失。
- 末期的な病状および差し迫った死。
- 疾患や治療がライフスタイルに与える制限。

患者目標

- 喪失の意味について言葉に出して表す。
- 重要他者と悲嘆を分かち合う。
- 身体機能の喪失を受容し、家族や社会復帰への意思決定に参加する。
- 現状を受け入れ、希望をもつ。

OP 観察計画
①表現、態度、言動。
②性格傾向。
③趣味。
④睡眠状況（睡眠時間、睡眠の深さ、薬物使用の有無）。
⑤栄養摂取状況（食事摂取量、食欲の有無）。
⑥身体機能喪失、変化の程度。
⑦活動状況。

OP 観察計画
⑧疾患の理解度、知識。
⑨悲嘆の段階（否認、怒り、取引、抑うつ、再生、拒絶、孤独、無力感、絶望感、衝撃、罪意識、恐怖、アンビバレンス）。
⑩今までの喪失体験とその対処方法。
⑪仕事への集中や遂行の変化。
⑫家族とのコミュニケーション状況。
⑬家族（重要他者）のサポート状況。
⑭社会的背景、経済的背景。
⑮宗教観、価値観。
⑯将来に対する希望。
⑰他の人々とのコミュニケーション状況（患者会への参加状況など）。

TP ケア計画
①患者または家族が感情を表出しやすい環境づくりを行う。
②悲嘆のプロセスを通過するための時間的余裕を与える。
③悲嘆プロセスの段階をアセスメントし援助していく。
④患者の訴えを傾聴し、共感の姿勢を示す。
⑤睡眠が確保できるように、工夫する。
⑥身体的な苦痛や疼痛を除去する。
⑦疾患、治療（予後）に関する適切な知識の提供を行う。
⑧状況に適応することに成功した患者を紹介し、患者同士が話し合う機会を提供する。
⑨患者または家族の感情をアセスメントし、互いに支え合えるように援助する。
⑩リエゾンナースと連携して患者にかかわる。
⑪信頼関係を促進する。
⑫悲嘆反応について説明し悲嘆反応に患者と家族を備えさせる（ショック・不信・喪失の認知、立ち直り）。
⑬家族または重要他者に悲嘆の段階について説明し、支援や理解を促す。
⑭前もって予測されることについて説明しておく。
⑮患者会を紹介する。
⑯カウンセリングのために専門家を紹介する。

EP 教育計画
①病的な反応の徴候を説明し、医師や看護師へ報告するように指導する。
②家族または患者自身に、悲しみを素直に表出できるように指導する。
③患者への接し方を家族に指導する。

悲嘆機能障害：悲嘆複雑化[*]

要因

- サポートシステムがない、あるいは利用できないこと。
- 他者から喪失を否定されること。
- 度重なる喪失経験、喪失を解決できなかった経験。

- 予期せぬ喪失を体験したこと。

患者目標

- 喪失を認める。
- 喪失によって出現していた有害な反応（不適切な対処行動）が少なくなっていることを示す。
- 問題解決行動をとる。

OP 観察計画

① 表情、態度、言動。
② 睡眠状況（睡眠時間、睡眠の深さ、薬剤使用の有無）。
③ 栄養摂取状況（食事摂取量、食欲の有無）。
④ 身体機能の喪失、変化の有無と程度。
⑤ 活動状況。
⑥ 疾患の理解度、知識。
⑦ 悲嘆の段階（否認、怒り、取引、抑うつ、再生、拒絶、孤立、無力感、絶望感、衝撃、罪意識、恐怖、アンビバレンス）。
⑧ 家族とのコミュニケーション状況。
⑨ 家族（重要他者）のサポート状況。
⑩ 社会的背景、社会的役割の変化。
⑪ 宗教観、価値観。
⑫ 性格傾向。

TP ケア計画

① 感情を表出しやすい環境をつくる。
② 患者の訴えに傾聴し、共感の姿勢を示す。
③ 睡眠できるように環境を整える。
④ 身体的な苦痛、疼痛を除去する。
⑤ 疾患、治療（予後）に関する適切な知識を提供する。
⑥ 状況に適応することに成功した患者を紹介し、患者同士が話し合う機会を提供する。
⑦ 家族の感情をアセスメントし、互いに支え合えるように援助する。
⑧ リエゾンナース、あるいは（医師の指示による）カウンセラーの紹介をする。
⑨ 悲嘆反応は誰もが体験するものであることを患者に伝える。
⑩ 悲嘆作業が促進されるように援助する。
⑪ 状況をどのようにとらえているかを話すように促す。
⑫ 失ったものや人との関係を振り返るように促す。
⑬ 誤った考えをもっている場合は、そのことに気づくことができるように導く。
⑭ 罪悪感や怒り、悲しみの感情を抱くのは自然なことであることを話す。
⑮ 怒りや激怒を表出するように働きかける。
⑯ 過去の成功したコーピング方法を用いるように促す。
⑰ 悲嘆反応について説明する（ショックと不信、喪失の認知、立ち直り）。
⑱ 重要他者に悲嘆の段階について説明し、その人たちの支援や理解を促す。

8．役割―関係

⑲前もって予測されることについて説明しておく。
⑳患者会を紹介する。

①必要に応じてカウンセリングを活用するように指導する。
②過去に成功したコーピング方法を用いるように指導する。

社会的孤立

要因

- 身体的ハンディキャップに伴う困惑。
- 他人から拒絶される恐怖、他者への接触の欠如。
- 疾患と治療が外観に与える影響、他者を困惑させること。
- 情動的ハンディキャップに伴う困惑。
- 他人に病気を仲介する恐怖。
- 状況や他者に対する恐怖と不信。
- 他者からの引きこもり。
- 悪臭、装具からの漏れに対する不安。
- 社会的状況に対する不合理な恐怖。
- 痙攣発作を起こすことに続発する困惑。
- 失禁に対する困惑。
- 治療上の隔離。
- コミュニケーションの障壁。
- 支援体制の欠如。
- 規範と一致しない社会的行動。

患者目標

- 社会的孤立の原因を明らかにする。
- 有意義な人間関係をつくる方法を言葉で表し、実行する。

①表情、言動、行動。
②睡眠状況。
③食欲の有無。
④不安、抑うつの程度。
⑤病気、入院治療をどのように考えているか。
⑥病前病後の性格（どのように考えているか）。
⑦対人関係（家族、友人、他患者、医療関係者）。
⑧家族支援があるかどうか。
⑨面会の状況。
⑩ADLレベル。

⑪経済状態。
⑫社会歴。

①信頼関係をつくる。
②知覚障害がある場合、代替のコミュニケーション手段を探すのを援助する。
③他者との有意義な関係をつくっていく上で問題となる障害や制限を明らかにする。
④孤独感を言葉に出すように促す。
⑤他者と接触する方法を探す。
⑥孤独感の軽減に有効なレクリエーション活動を探す。
⑦家庭内の役割・依存と自立のバランスをとりながらアセスメントを行い支援する。
⑧社会歴をアセスメントする。
⑨社会参加への入口を見つける。

EP
教育計画
①自己の欲求、感情を口に出して言うように説明する。
②悲嘆は当然で、正常であることを説明し意識づける。
③困難を伴う行動、不適切な行動にどう対処したらよいかを患者・家族に指導する。
④ボディイメージに影響のある身体的障害への適応法を説明し示唆を与える。

社会的相互作用障害

要因

- うつ状態。
- 無関心。
- 情動的未熟、イライラ、強度の不安、衝動的行動、攻撃的反応。
- 機能障害が関係の確立および維持に与える影響。
- ボディイメージの変化が関係の確立および維持に与える影響。
- 行動や活動が関係の確立および維持に与える影響。
- コミュニケーションの障壁。
- 重要他者の欠如。

患者目標

- 効果的な社会化を促進する新しい行動を見いだす。
- 安定した支援相互関係が確立する。

①表情、言動、行動(依存的、自己中心的な行動の有無)。
②睡眠状況。
③精神状態。
④自己概念(自分をどう思っているか)。
⑤将来に向けての患者の言動。

OP
観察計画

⑥不安の程度、恐怖感の有無。
⑦コミュニケーション状況（医療者、他の患者）および方法。
⑧面会状況。
⑨仕事上の役割や家族内の役割。
⑩役割に伴う責任と関係についての患者の満足感と不満足感。
⑪どうして問題を知覚したのか（なぜ社会的相互関係の障害があると思ったのか）。
⑫問題を収めるために患者がとった行動の有無。
⑬経済的不安の有無。
⑭家族の生活状況や患者の生育歴。
⑮重要他者の有無。
⑯薬の副作用。
⑰社会的孤立の有無。
⑱職業実践能力の喪失の有無。

TP
ケア計画

①患者との面接により医療者との信頼関係をつくる。
②家族が患者を理解し、支援を提供するように援助する。
③重要他者との連携をとり、患者との効果的な関係が得られるように援助する。
④専門医と相談し統一した接し方をする。

EP
教育計画

①社会資源の紹介。

家族機能破綻

要因

- 家族役割の変化あるいはそれに伴うストレス。
- 病気の家族の入院、治療による家族すべての情動の変化、身体的変化、経済的負担。
- 役割責任を満足する能力の障害（経済的、家庭、社会的）。
- 長期化する入院が家族に与える影響（役割責任、経済的問題）。
- 患児の入院、家族からの分離。
- 治療スケジュールのために役割責任を中断すること。

患者目標

- 家族相互に感情を言葉にして表す。
- 必要なときに適切な外部の資源を求める。
- 自己に可能な役割を見いだす。
- 病気の家族に対するケアに参加する。
- 病気の家族が復帰するのを推進する。
- 家族が相互支援する機能システムを維持する。

OP
観察計画

①表情、行動、言動。
②睡眠状況。
③食欲の有無。
④精神状態。
⑤家族の面会状況。
⑥面会場面での会話。
⑦家族の援助状況。
⑧家族の精神状態。
⑨家族の健康状態。
⑩キーパーソンの有無。
⑪キーパーソンとの関係。
⑫経済状況。
⑬医療保険の種類。

TP
ケア計画

①家族とのコミュニケーションをとりやすくするための環境づくりを行う。
②家族が状況を評価するのを援助する。
③家族に対して病気の進行に先取りした情報提供を行う。
④適当な支援システムがあれば、それを提供する（ボランティアなど）。

EP
教育計画

①家族にできるだけ面会の機会をもつように働きかけ、それが問題解決につながることを指導する。
②家族も不安なことや気にかかっていることがあれば、いつでも看護師に伝えるように指導する。
③家族間の罪悪感や怒り、避難、敵意および引き続いて起こってくる自分たちの感情に対する認識を言葉に出して表すように指導する。
④家族が患者から離れる時間を確保するために、患者のケアを代行してくれる人を確保するように家族に指導する。

家族機能障害：アルコール症*

要因

- アルコール症に対する理解不足や知識不足。
- 疾患による社会的役割の喪失（職業）。
- 役割責任を満足する能力の障害（経済的、家庭、社会的）。
- 治療スケジュールに強いられる生活パターンの変化。
- 家族役割の変化あるいはそれに伴うストレス。
- 家族間の非効果的なコミュニケーション。

患者目標

- 家族相互に感情を言葉にして表す。
- 必要なときに適切な外部の資源を求める。
- アルコール症の問題があることを認識する。
- アルコール症の問題について、自己に可能な行動を見いだす。

OP 観察計画

① 表情、行動、言動。
② 睡眠状況。
③ 食欲の有無。
④ 精神状態、意欲、意志の強さ。
⑤ 家族の面会状況。
⑥ 面会場面での会話。
⑦ 家族の援助状況。
⑧ 家族の精神状態、理解力。
⑨ キーパーソンの有無。
⑩ キーパーソンとの関係。
⑪ 経済状況、保険の種類。
⑫ アルコール摂取状況。
⑬ 治療スケジュールによる活動制限。
⑭ 活動状況。
⑮ 症状の有無と程度(興奮、不穏、独語、攻撃、幻覚、幻聴など)。
⑯ 症状に対する家族・患者の理解度。

TP ケア計画

① 家族と効果的なコミュニケーションがとれるように環境を整える。
② 家族が状況を評価するのを援助する。
③ 家族に対して病気の進行に先取りした情報提供を行う。
④ 地域の支援システムを紹介する。
⑤ 断酒状況を評価できるように援助する。
⑥ 支持的な態度で家族、患者の訴えを傾聴する。
⑦ 自分で目標を設定できるように援助する。
⑧ 家族にできるだけ面会の機会をもつように働きかける。
⑨ 家族が希望すれば患者会の紹介をし、その場で経験や感情を表出できるようにする。

EP 教育計画

① 不安なことなどがあれば、いつでも看護師または家族に伝えるように指導する。

ペアレンティング障害

要因

- 特殊な治療ケアを要する子どもがいること。
- 親の不適切なコーピング機制、障害のある子どもを受容できないこと。
- 親と子の絆を形成する過程の中断。
- ペアレンティング技能に関する知識不足。
- 危機的状況にあるケア提供者。
- サポートシステムの欠如に続発する虐待、拒絶、過保護。
- 育児の経験がないこと、「できない」という感覚。
- 役割モデルの欠如。
- 子どもに対する非現実的な期待、親に対する非現実的な期待。

患者目標

- 親が子どもの状態を受容する。
- 親の子どもに対する否定的な感情を解消する。
- 積極的な愛着行動をとる。
- 適切な育児について知識や技術を得る。
- 適切な社会資源を活用する。
- ペアレンティングを妨害する因子を見いだす。

OP
観察計画

①両親の子どもに対する表情、言動、態度。
②両親に対する子どもの表情、言動、態度。
③親の育児行動、育児技能。
④両親が子どもに抱く期待の内容。
⑤親の愛着行動。
⑥子どもの疾患が何であるか。
⑦子どもの発育・発達状況。
⑧退院または在宅ケアに対する家族の反応。
⑨育児協力者の有無(重要他者の有無)。
⑩親の経済状態(職業、勤務状況)。
⑪家族内に精神疾患、身体障害のある子ども、または大人がいるか。
⑫家族構成員の変化の有無。
⑬両親の年齢。
⑭家庭内の人間関係。
⑮親の育児方針。

①親ができるだけ気持ちを言葉で表現できるような機会を設け、親の話・訴えを傾聴する。
②子どもの疾患・治療に関する情報を十分に知らせておく。
③子どもの疾患・治療に関する質問の機会を設ける。
④子どもの積極的な特徴を指摘する。
⑤面会がない場合、親との連絡・コミュニケーションを確保する。
⑥両親がしばらく面会に来ていないとき、両親以外の家族と連絡をとる。
⑦地域への依頼を行う（保健所、児童相談所との連携）。

EP 教育計画

①特殊なニーズに対する個人指導を行う（経管栄養、ストーマケア）。
②面会日以外にも育児練習や面会を勧め、頻繁な接触を促す。
③保健所など、地域の資源の活用方法を指導しサポートの強化について話し合う。

親子（乳児）間愛着障害リスク状態：愛着障害リスク状態*

要因

- 親の病気。
- 児の病気。
- 長期の親子分離状態。
- 非現実的な期待。
- 望んでいなかった妊娠。
- 新たに生まれた子どもと、その他の責任に伴うストレス源に対する非効果的な対応。
- 経済的問題。
- 親自身の両親との非効果的な関係の既往。
- 親の役割に関する知識不足と利用可能な役割モデルの欠如。
- 両親の身体的障害。
- 予期していなかった突然の児の出生。

患者目標

- 子どもに対し愛着行動をとる。
- 子どもに対し愛着行動が増えたことを行動で示す。
- 子どもに対する肯定的な感情を言葉で表現する。
- 社会資源の活用や家族の協力などサポートシステムを確立する。

①表情、言動。
②家族背景。
③両親の精神状態。
④経済状況。
⑤親の健康状態。
⑥育児に対する知識。

OP 観察計画
⑦家族のサポート状況、キーパーソンの有無。
⑧子どもへの愛着行動。
⑨両親の日常生活動作（ADL）レベル。
⑩出産週数、出産状況。
⑪子どもとの面会状況（回数、時間、面会者）。
⑫子どもの生後日数、入院日数。
⑬母親の分娩体験。
⑭望んだ妊娠であったかどうか。
⑮妊娠中の胎児に対する感情。
⑯育児に対する説明や指導状況と理解度。
⑰子どもの状態（集中モニターの有無、治療状況）と、それに対する親の理解度。
⑱両親の生育歴、育った環境。

TP ケア計画
①感情を表出しやすい環境づくりをする。
②子どもの疾患、治療に対する情報を提供する。
③子どもとの早期接触をもてるように環境調整を行う。
④サポートが得られるように配慮する。
⑤傾聴的態度で接する。
⑥親子分離が長期化になる場合は、写真の提供や交換日記を用い、子どもの様子をわかりやすく伝える。
⑦規定の面会時間に面会できない場合は、面会時間を考慮する。
⑧必要時には医師から病状説明を行ってもらえるように環境調整を行う。
⑨子どもとの接触が多くできるように配慮する。
⑩不足している情報について適宜説明を行う。

EP 教育計画
①疑問な点がある場合、いつでも質問してよいことを指導する。
②子どものケアに対して、できるだけ参加してもらうように指導する。

親役割葛藤

要因

- 先天異常や慢性疾患をもった子どもの誕生。
- 急性または慢性疾患による子どもの入院。
- 特殊なニーズをもつ子どもの在宅ケアを行う必要性があること。
- 親の病気。
- 離婚、再婚。
- 望まない妊娠であったこと。
- 長期の親子分離状態。
- 経済的な問題。
- 在宅療養による家庭生活の中断。

8．役割―関係

患者目標

- 役割葛藤の原因を見いだす。
- 望ましい親役割を明らかにする。
- 子どもの健康・病気のケアに関する意思決定に参加する。
- 望ましいレベルで子どものケアに参加する。
- 子どもに必要なケアを理解し、在宅ケアに向けたケアに参加する。
- 有効な社会資源の活用、家族のサポートを得て、親役割を行う。

OP 観察計画

① 表情、言動。
② 家族のサポート状況、キーパーソンの有無。
③ 環境の状態。
④ 子どもの状態。
⑤ 育児技術の修得状況。
⑥ 子どもの状態および医師からの病状説明内容と親の理解度。
⑦ 面会状況（回数、時間）。
⑧ 入院日数（生後日数）。
⑨ 親の健康状態。
⑩ 子どもへの愛着行動。
⑪ 家族背景。
⑫ 経済状況。
⑬ 社会資源の利用状況。
⑭ 出産状況。
⑮ 両親のADLレベル。

TP ケア計画

① 感情を表出しやすい環境づくりをする。
② 子どもの疾患、治療に関する情報を提供する（あるいはわかりやすく説明する）。
③ 親の望む程度に子どものためのケアに参加できるように環境を整える。
④ 社会資源をアセスメントし、調整を行う。
⑤ 活用できる社会資源の提供を行う。
⑥ 子どもが退院する前には管轄の保健所に連絡し、地域のサポートが得られるようにする。
⑦ 仕事や育児など家庭の状況で規定の面会時間に面会できない場合は、面会時間を考慮する。
⑧ 両親の希望により、交換ノートなどを利用し、感情表出、情報提供などができるようにする。
⑨ 必要時には医師より病状説明を行ってもらえるように調整をする。
⑩ 自分の考えていることを話すことで解決法を見いだせることを説明する。

EP 教育計画

① 必要な育児技術を指導する。

家族介護者役割緊張*

要因

- 介護の問題について家族の葛藤が生じたこと（介護に要する時間、責任分担、役割分担、経済状況）。
- 介護者の身体的、精神的健康状態に問題が生じたこと。
- 介護者自身が非現実的な期待をもっていること。
- 心理的問題（不安、ショック、葛藤）。
- 介護者に対する非現実的な期待（医療者、患者、その他の家族）。
- 支援がない、または支援が得られないこと。

患者目標

- 家族介護者は介護責任に関する感情を表出する。
- 家族介護者はサポートの資源を見いだす。
- 家族介護者は介護を行うに当たって問題点を明確にし、それに対処する。
- 家族介護者は介護活動以外に自分にとって重要な活動を見いだし、実行する。
- 患者は介護者の訴えを傾聴する。
- 患者は毎日の介護に関して、介護者に対する共感を伝える。

OP 観察計画

① 家族構成、キーパーソン、支援者（サポートシステム）。
② 介護者と患者の関係。
③ 介護者の健康状態、社会的役割、家族役割。
④ 介護者の趣味、ストレスコーピング。
⑤ 経済状態。
⑥ 介護者の心理的状態（意欲、不安、不満、期待、欲求など）。
⑦ 医療者側から見た介護者の問題。
⑧ 患者の状態と必要な介護・処置内容の理解度。
⑨ 利用している社会資源。
⑩ 介護者の休息と休暇の状況。

TP ケア計画

① 介護者の役割緊張の原因を見いだし、アセスメントする。
② 利用可能な社会資源を確認し紹介する。
③ 話し合いの場の調整を行う（介護者、他者、医療者）。
④ 入院環境を調整する。
⑤ 介護者が気分転換できるように配慮する。
⑥ 介護者と家族の訴えを傾聴する。
⑦ 介護活動を継続する方法について、看護計画を介護者と一緒に立案する。
⑧ 共感を示し、介護者としての力量があるという自信をもたせる。
⑨ 援助が必要な内容を見いだせるように援助する（清潔、食事、処置、運動、移動、

役割―関係

家事、金銭の管理など)。
⑩介護者の健康維持・増進活動の重要性を説明する。
⑪在宅介護支援室へ紹介する。

①患者の病状や必要な介護について説明し、指導する。
②他の支援者をもち、介護者が休暇をとるように勧める。
③家族全員で、患者のケアについて話し合うように勧める(責任分担、社会資源の選択など)。

言語的コミュニケーション障害

要因

- 脳障害、精神障害。
- 気管切開。
- 手術後の発声禁止。
- 発語筋の失調に続発する構音障害。
- 呼吸困難。
- 顔面筋の障害、口蓋の機能不全、歯列の異常。
- 固定器具の使用。
- 舌の肥大に続発する会話速度の遅延。
- 視覚障害、聴覚障害。
- 刺激不足。
- 重要他者の欠如。
- 国籍(言葉の相互理解)。

患者目標

- 言語以外の方法でメッセージを伝え、受けとる(筆談、手話、ジェスチャー、文字盤)。
- コミュニケーションに関しての欲求不満が減る。
- 自己表現に関する能力が改善されたことを示す。

①表現、態度、体動。
②性格傾向。
③泣き方。
④言語発達の程度。
⑤構音障害の有無と程度。
⑥意識状態の程度。
⑦音声障害の有無と程度。
⑧コミュニケーションの種類と程度。
⑨身体的状態(倦怠感、疼痛など)。

OP 観察計画

⑩聴力障害の有無と程度。
⑪視力障害の有無と程度。
⑫随伴症状の種類と程度（イライラ、不安、感情失禁）。
⑬心理状態。
⑭国籍（言葉の相互理解）。

TP ケア計画

①患者に合った言語訓練を選択し段階的に援助する。
②コミュニケーション手段の開発と工夫をする。
③効果的で話しやすい距離で話をする。
④聞き手になる。
⑤患者に合った速さで要領よく話をする。
⑥医療者・家族間の情報交換を促進し、統一した援助を行う。
⑦言語療法士による治療の補助的役割を担い連携をとる。
⑧環境の調整を行う。
⑨他者との対人関係をもつように勧める。
⑩患者の状況に応じ、文字盤などを利用する。

EP 教育計画

①言語訓練の必要性と訓練方法を指導する。
②自分なりのストレス解消法を見つけるように指導する。
③家族へ訓練する方法を指導し、協力を得る。
④ゆっくりと大きく口を動かすように指導する。
⑤障害者友の会への参加を促し、社会交流を深めるように指導する。

暴力リスク状態*

要因

- 衝動的行動をとることなどの衝動をコントロールできないこと。
- 急激な興奮または激怒などの感情をコントロールできないこと。
- 攻撃性をコントロールできないこと。
- 現実の評価や判断が障害され行動をコントロールできないこと。
- 薬物療法による中毒反応があること。
- 妄想性思考があること。
- 幻覚があること。
- アルコールの中毒反応があること。
- 攻撃的な行動を実際に行った既往があること。
- 反社会的性格であること。
- 自己または他者に対する疑惑、恐怖があること。
- 柔軟性がなく神経過敏になっていること。
- 患者の発達段階を通じて病的に機能していた家族であることの影響。

患者目標

- 暴力を促進する要因が軽減・消失する。
- 特定の攻撃行為、怒りの感情、敵意を言葉で表現する。
- セルフコントロールを行う。
- 自分の周囲からの支援を得る。
- 危険行動がなくなる。

OP 観察計画
①表情、態度、言動の変化。
②幻覚、妄想の有無およびその内容。
③人間関係（家族・社会・医療者・患者間）。
④睡眠パターン。
⑤食事状況。
⑥服薬状況。
⑦不安、恐怖の有無と程度。
⑧性格傾向。
⑨生活歴。
⑩危険物の有無。

TP ケア計画
①穏やかな態度で接する。
②肯定的な人間関係をつくる。
③刺激の少ない環境に整える。
④興奮が著しいときは、医師の指示のもとに隔離や拘束を実施する。
⑤患者の安全を確保するとともに、第三者への危険や迷惑を防止する。
⑥危険物を回収する。
⑦自己や他者を思いやることの重要性について話し合う。
⑧率直にはっきりと簡潔に話す。
⑨患者が苦しみや心の傷について話すときは傾聴して共感を示す。
⑩異常体験の苦痛を受容したうえで現実に目を向けさせる。
⑪暴力行為の原因を知る。
⑫患者の病状の変化や興奮の前兆を知り、それに対処する。
⑬内服薬の服用を確実に行う。
⑭感情を言葉で表す。

EP 教育計画
①身体的にではなく、言葉で表すように指導する。
②気持ちを正直に話すように指導する。
③心身の緊張を和らげる方法を指導する。

9 セクシュアリティ―生殖

非効果的セクシュアリティパターン

要因

- 障害がセクシュアリティや性機能に与える影響。
- 疼痛。
- 倦怠感。
- 不妊症。
- 性交体位維持困難。
- 閉経。
- ボディイメージの変化。
- 苦痛な性交。
- 薬剤の副作用に続発する性的欲求の減退。
- インポテンス。
- 心理的葛藤に続発する勃起の問題。
- 身体的ストレス。
- 心理的ストレス。
- 性感染症に対する恐怖、性感染症の影響。
- 過去の性的経験の影響。
- 否定的な性教育、性教育の欠如。
- ライフスタイルにおける役割喪失。
- 性的欲求の減退。
- プライバシーの欠如。

患者目標

- 性機能に障害を与えた身体的問題を理解する。
- 性的反応の破綻が回復可能な場合、パートナーとともに正確な情報を得る。
- 性的反応の障害の原因が明らかになり、パートナーとともに解決策を見いだす。
- 性機能およびそれらに関連した心配を他者に相談する。

OP 観察計画

① 表情、行動、言動。
② 睡眠状況。
③ 疾患。

OP
観察計画

④術式(外観、機能変化の有無)。
⑤性格傾向。
⑥疼痛の有無と程度。
⑦基礎体温。
⑧腟出血、性状、量。
⑨精神状態(ストレスの有無)。
⑩受容の程度。
⑪疾患に関する理解度。
⑫宗教。
⑬家族背景。
⑭夫婦間の問題、コミュニケーション、協力の程度。
⑮薬剤使用の有無。

TP
ケア計画

①話しやすい雰囲気をつくり傾聴する。
②受容的態度で接する。
③状態により医師と相談し症状の緩和を図る。
④パートナーの理解が得られるようにコミュニケーションを図る。
⑤パートナーとの肯定的なコミュニケーションがとれるような機会をつくる。
⑥退院が近づけば試験外泊を勧める。

EP
教育計画

①パートナーを含め障害について説明する。
②専門医の紹介。
③退院後の性生活指導をする。
④外来受診の必要性を説明する。

レイプー心的外傷シンドローム

要因

● 心的外傷、損傷

患者目標

● 感情を表出する。
● 危機に陥る前の状態にもどる。
● 支援者または社会資源を見いだす。

OP
観察計画

①体温、脈拍、呼吸、血圧の変化。
②表情、行動、態度。
③身体的反応の有無と程度。
　・消化器系:悪心・嘔吐、食欲不振、食事摂取量。

OP
観察計画

・泌尿器系：疼痛、瘙痒感、尿の性状。
・生殖器系：陰部の状態（裂傷の有無）。
・筋、骨格系：痙攣、疼痛。
④心的外傷、損傷の有無と程度。
⑤心理的反応の有無と程度。
⑥否認、情動的ショック、怒り。
⑦恐怖（1人になること、あるいはレイプ犯がもどってくるかもしれない恐怖、罪悪感）。
⑧加害者または暴行場面を見ることによるパニック。
⑨性的反応（男性への不信感＜女性の場合＞、性行動への変化）。
⑩睡眠状況。
⑪薬剤の使用状況（睡眠薬、向精神薬など）。
⑫家族背景、社会背景。
⑬性格傾向。
⑭摂食障害、睡眠障害などの出現の有無。

[慢性期]
①急性期の反応、解決されていない問題が長期化していないか。
②心理的反応の有無と程度（恐怖症、悪夢または睡眠障害、自殺念慮、不安、抑うつ）。
③罪責感、統制力の喪失、羞恥心、注意力散漫、怒り、不安、恐怖症、抑うつ、フラッシュバック出現の有無。

TP
ケア計画

①体温、脈拍、呼吸、血圧を測定する。
②急性期の間、患者に付き添うか、他の支援を整える。
③患者の求めに応じて話を聞く。
④可能な限り、いつでもレイプ外傷の出来事を1時間以内に聞きカウンセリングを実施する。
⑤ゆったりした態度で患者と家族を支援する。
⑥患者が受ける予定のケア、監査について急がずに説明する。
⑦心理的、性的、身体的反応をアセスメントし、軽減を図る。
⑧その出来事に対する患者の考え、感情、認識を話すように励ます。
⑨証拠書類によって、医療的・司法的責務を遂行する。
⑩レイプの経過の記録をする（日時、場所）。
⑪損傷の性質、暴力、武器、脅迫、抑制の使用状況の記録をする。
⑫暴行の性質の記録をする（愛撫、経口、肛門、腟への貫通、射精、コンドームの使用）。
⑬暴行を受けた後の行動の記録をする（洗浄、入浴、シャワー浴、含嗽、排尿、排便、更衣、摂食、飲酒）。
⑭現在の状態の記録をする（薬物、アルコールの使用）。
⑮情動の状態、精神状態の記録をする。
⑯打撲傷、裂傷、浮腫、擦過傷の有無、部位、程度について記録をする。
⑰医療経過、破傷風の免疫処置、婦人科的経過などの記録をする。

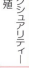

TP
ケア計画

⑱患者の権利を尊重する。
⑲望まない訪問者を制限し、適切にプライバシーを守る。
⑳患者が反応と感情をコントロールできるようになるまで援助を続ける。
㉑体験が被害者の生活を破壊し、急性期に起こった感情が繰り返されるかもしれないということを説明する。
㉒患者のペースで克服していくように励ます。
㉓法的問題と警察の調査について説明する。
㉔レイプを法的に訴えることについての選択は、被害者の判断によることを説明する。
㉕有効なサポートシステムを探し、必要に応じて重要他者を関与できるように援助する。
㉖臨床心理士、メンタルヘルスクリニック、地域グループの弁護関連サービスへの紹介をする。
㉗妊娠、性感染症の可能性について、また、その有効な治療について話し合う。

EP
教育計画

①症状や徴候があれば、すぐに知らせるように指導する。
②患者、家族に対して保健指導をする。

10 コーピング—ストレス耐性

非効果的コーピング

要因

- 自己尊重の低下、欠如。
- 他人に対して不信感があること。
- 援助の必要性を認めることができないこと。
- 病気の現状、予後についてのストレス。
- 将来が不確定であることによるストレス。
- 気分を変容させる薬物の使用による感情の変化。
- ボディイメージの障害。
- 環境（ICUなど）による感覚器への過負荷によるストレス。
- 不十分な支援システム。
- 状況をコントロールできないこと。
- 薬物、アルコールの力を借りることなしにストレス因子の建設的な管理ができない。

患者目標

- ストレスや出来事、病気に対する感情を言葉に出して表す。
- コーピングの方法を見いだし、適切に利用する。
- 適切な行動を意思決定し、実行する。

OP
観察計画

① 患者の訴え（言語的訴え）。
② 無効なコーピングを示す症状および徴候（睡眠障害・倦怠感の増強、イライラなど）。
③ 行動の観察。
④ ストレス因子。
⑤ ストレス因子に対する反応（肯定的行動、否定的行動）。
⑥ 感情や心配を表現する能力。
⑦ 家族とのコミュニケーションの状況。
⑧ 重要他者からの精神的な支援の有無。
⑨ 患者や重要他者の個人および家族の目標。
⑩ 日常生活習慣。

OP 観察計画
⑪ライフスタイルや役割の変化。
⑫現在の治療の状況とその効果。

TP ケア計画
①問題行動に対し、建設的な方法で解決できるように援助する。
②可能な範囲で患者が日常の生活習慣を維持できるように援助する。
③倦怠感を軽減するためのケアを実施する。
④恐怖や不安を緩和するためのケアを実施する。
⑤予測されるライフスタイルや役割の変化などに適応できるように時間をかける。
⑥患者とともにケア計画を立案する。
⑦利用可能な支援システムを利用できるように援助する。
⑧心理カウンセリングの専門家を紹介する(医師と相談したうえで)。
⑨アプローチや説明に一貫性をもたせる。
⑩肯定的な行動をアセスメントする。
⑪疾患や治療や症状に適応することに成功した患者を紹介する。

EP 教育計画
①気分転換やリラクゼーションの方法を指導する。
②可能な範囲で日常の生活を維持できることを説明する。
③重要他者からの精神的な支援が継続的になされるように指導する。
④患者および家族の目標を調整できる方法を見いだせるように指導する。
⑤利用可能な支援システムがあることを説明する。
⑥必要に応じて、心理カウンセリングが受けられることを説明する。

防御的コーピング*

要因

- 入院や治療に伴う環境の変化に対応できないこと。
- 予後に対する不安。
- 終末期にある自分からの逃避。
- 知識不足、認識のずれ。
- 薬物依存。
- 不適応、劣等感に続発する自己尊重能力に対する誇張された感情。
- 現状の受け入れができないこと。
- サポート体制の不足。

患者目標

- 現実的な目標を設定する。
- 目標に向けて効果的に進む。
- 何が原因であるか認識する。

OP 観察計画
① 表情、言動、行動。
② 睡眠状況。
③ 食事摂取量。
④ 活動量。
⑤ 理解度。
⑥ 身体症状。
⑦ コーピングパターン。
⑧ 対人関係（家族、友人、医療者、社会的地位）。
⑨ ストレスの程度。
⑩ 治療方針。
⑪ 自己評価の方法、内容。
⑫ 家族のサポート状況。

TP ケア計画
① 騒音や活動などの環境的刺激のレベルを修正したり避ける。
② 必要に応じて他者との接触を制限する（見舞い客、他の患者、医療者）。
③ 患者・医療者間の相互関係をつくる。
④ 一貫した肯定的・中立的な態度を維持する。
⑤ 不一致にこだわらないで患者を自由にさせる。
⑥ 命令的な口調は避ける。
⑦ 患者主導の活動を促す。
⑧ 誇大的、否定的な自己表現に対しては受動的に聞く。
⑨ 患者に目標へ向けた約束事をする。
⑩ 患者自身に評価させる。
⑪ 目標達成を阻害する行動を確認する。
⑫ 目標達成方法について家族も含めて検討する。

EP 教育計画
① 気分転換活動を進める。
② 患者が自分自身の進歩を評価するように指導する。
③ 言葉による表現が困難な場合は、話す以外の他の自己表現方法を指導する。

非効果的否認

要因

- 慢性疾患。
- よい結果を伴わない長期に及ぶ治療。
- 薬物使用。
- アルコールの使用。
- 個人的な問題からの逃避、欲求不満、怒り。
- 不安。
- 精神的サポート体制の不足。

患者目標

- アルコールや薬物乱用の問題を認める。
- アルコールや薬物使用による精神的・身体的影響を説明する。
- アルコールや薬物の使用を中止する行動をとる。
- 継続的な治療の必要性を認める。
- ストレスに対処するために、他のコーピングメカニズムを用いる。

OP 観察計画

① 表情、言動、精神状態。
② 疾患の理解。
③ 体温、脈拍、呼吸、血圧の変化。
④ 睡眠障害の有無。
⑤ 倦怠感の増強。
⑥ イライラ感。
⑦ 否定的な自己概念。
⑧ 不全感。
⑨ 罪悪感。
⑩ 絶望。
⑪ 失敗などの感情。
⑫ 食欲不振。
⑬ ストレス因子。
⑭ 治療経過。
⑮ 過去に成功したコーピング方法。
⑯ キーパーソンの有無。
⑰ 家族のサポート状況。
⑱ 薬物使用状況。
⑲ 物質乱用の量、種類、期間。
⑳ 生活パターン、状況。
㉑ 体重の変動。
㉒ 食事摂取量。

TP ケア計画

① 体温、脈拍、呼吸、血圧を測定する。
② 自己尊重を高めるための支援をする。
③ 希望的感覚を浸透させる。
④ 物質乱用パターンの明確化と変化を支援する。
⑤ 生理的ニーズや安全のニーズに対処することを援助する。
⑥ 物質乱用が患者の生活と重要他者に与える影響を認識するように援助する。
⑦ 効果的なコーピングのための選択肢について話し合う。
⑧ 患者が禁酒を達成できるように支援する。
⑨ 社会復帰の援助をする。
⑩ 必要に応じて保健指導のために保健師を紹介する。

TP ケア計画

⑪自己の感情を定期的に他者に話す機会を提供する。
⑫最近の患者の状況、行動について表現できるように話し合う。
⑬薬物使用の副作用について説明する。
⑭疾患が身体に及ぼす影響について説明する。

EP 教育計画

①怒りへ建設的に対処する方法を指導する。
②物質乱用の進行性と、その身体や対人関係への影響について指導する。
③アサーティブスキル（自己主張技法）を指導する。
④ストレスに対するために他の代替的なコーピングメカニズムを用いる方法を指導する。

自殺リスク状態

要因

- 病気が末期状態にあること。
- 慢性疾患が原因となる葛藤が生じたこと。
- 薬物・物質乱用のために状況判断ができず、精神的に余裕がないこと。
- 薬物・物質乱用が原因となる葛藤が生じたこと。
- 慢性的な疼痛のために状況判断ができず、精神的に余裕がないこと。
- 慢性的な疼痛が原因となる葛藤が生じたこと。
- 精神機能障害のために状況判断ができないこと。
- 精神機能障害が原因となる葛藤が生じたこと。
- 治療の結果に対して満足できないこと。
- 治療によりライフスタイルの変化を強いられたこと。
- 治療によりボディイメージの変化を強いられたこと。
- 治療により苦痛を感じること。
- 抑うつ状態。
- 絶望感が強いこと。
- 孤立感が強いこと。
- 興奮状態が強いこと。
- 判断力の低下。
- 幻覚。
- 妄想・妄想性思考が生じたこと。
- 現在の知覚している事柄に対して葛藤が強いこと。
- 仲間からのプレッシャーを感じること。
- サポートシステムがないこと。
- ストレスをうまくコントロールできないこと。

患者目標

- 自殺行為を起こさない。
- 自殺行為の原因を表現する。
- 自殺行為の原因を排除、あるいは軽減する。
- 自己に向けられた暴力を促進する要因を排除、あるいは軽減する。
- セルフコントロールを行う。

OP 観察計画

① 表情、態度、言動の変化。
② 幻覚、妄想の有無およびその内容。
③ 不安、恐怖の有無およびその内容。
④ 自傷行為による外傷の有無と程度。
⑤ 危険物の有無。
⑥ 食事摂取状況。
⑦ 服薬状況（拒薬の有無）。
⑧ 薬物乱用の有無と程度。
⑨ 患者の性格、人間像。
⑩ 他の患者、医療者との交流状況。
⑪ 睡眠状況。
⑫ 疼痛、苦痛の有無と程度。
⑬ サポートシステムの状況。
⑭ 現在の状況に対する反応。

TP ケア計画

① うつ感情を述べるような雰囲気をつくる。
② 危険が生じた場合は、患者を隔離し刺激を少なくする。
③ 患者が、よりよくくつろげるように信頼関係を確立する。
④ 患者を受けとめ、原因を確かめる。
⑤ 自殺行為の徴候を早く察知し、対処する。
⑥ 共感的態度で接する。
⑦ 1人ではないという感覚を与える。
⑧ 確固とした継続的アプローチをとる。
⑨ 目を離さず危険行動を予防する。
⑩ 頻繁にコミュニケーションをとる。
⑪ 危険物を取り除く。
⑫ 医師より処方されている薬剤を与薬する（頓服など）。
⑬ 役割モデルとして機能する：ア）穏やかな態度をとる、イ）感情を言葉で説明する。
⑭ 自己に向けられた暴力衝動をコントロールするために周囲の人たちが支援してくれることを話し、安心させる。
⑮ 利用可能なサポートシステムを活用する。

EP 教育計画
① 身体的行動ではなく言葉で表現するように勧める。
② 欲求不満に対処するための方法について指導する。
③ 否定的な思考パターンを明確にできるように援助し、そうしたパターンを変える訓練を患者に指導する。
④ 危険の増加を認識する方法を重要他者に指導する。

家族コーピング無力化

要因

- 病気にかかった家族の治療による身体的な変化。
- 病気にかかった家族の治療による家族すべての情動の変化。
- 病気にかかった家族の治療のための経済的負担。
- 家族の役割変化。
- 家族のライフスタイルの変化。
- 治療のストレス。
- 健康管理についての知識不足。
- 曖昧な家族関係。
- 介護者が慢性的に気持ちを表現しない。

患者目標

- 家族は健康を増進し、ライフスタイルを豊かにする方向に向かう。
- 家族は心身の安寧を保つ。
- 社会資源を活用する。

OP 観察計画
① 家族の言動、患者の言動、表情、行動、性格。
② ライフスタイル、生活習慣。
③ 役割の変化。
④ 経済状況、社会状況。
⑤ ストレスに対する解決能力、ストレス管理の方法。
⑥ 健康以外に価値をおいている事柄の有無。
⑦ 家族の身体的状況、協力体制。
⑧ 患者、家族の既往歴。
⑨ 社会資源の活用の有無、活用状況。
⑩ 家族、友人、地域のサポート状況。
⑪ 医師、看護師の指示・指導に対する反応。

TP ケア計画
① 表現、訴えに対し共感的立場をとる。
② 正確な情報を提供する（疾患、病状、治療方針）。
③ 家族のためにプライバシーを確保できる援助的な環境をつくる。

TP ケア計画
④社会資源を提供し、調整する。
⑤家族を病気のケアに関与させる（食事、入浴、更衣、移動）。
⑥家族関係の調整をする。
⑦退院後の問題点について話し合う。
⑧ソーシャルネットワークづくりの方法について話し合う。
⑨有効な社会資源や職場の理解と協力など、周囲のサポートの重要性を具体的な方法で説明する。

EP 教育計画
①家族間の罪悪感や怒り、非難、敵意および引き続いて起こってくる自分たちの感情に対する認識を言葉に表現するように指導する。
②ストレス管理方法（ストレッサーを明らかにし、効果的な反応パターンを紹介、指導する）。

適応障害*

要因
- ある特定の状況や出来事（生活環境・社会的環境）。
- 入院・転院・転室に伴う環境変化を受け入れることができないこと。

患者目標
- 環境の変化を受け入れる。
- 環境の変化に合わせて行動を変容する。

OP 観察計画
①精神状態。
②表情、言動（意欲など）。
③活動レベル。
④身体不快症状の有無と程度。
⑤現在の健康の変化に対する受けとめ方。
⑥環境の変化に対する受けとめ方。
⑦判断力を妨げる因子の有無。
⑧コーピングパターン、コーピング方法。
⑨将来への期待。
⑩援助者（あるいは重要他者）の有無、介入の程度。
⑪成長発達のレベル。

TP ケア計画
①環境を調整する。
②身体の不快症状を緩和する。
③患者が理解できるように（疾患・治療の）プロセスを説明する。
④適応阻害因子について患者と話し合う。

TP ケア計画
⑤正常な受容のプロセスを深めるように時間的余裕を与える。
⑥実行可能な目標を見つけられるように援助する。
⑦実行可能な目標を患者とともに立案する。
⑧目標に近づけるように患者を励ます。
⑨家族や周囲への情報提供・情報交換を行う。
⑩家族や周囲の協力が得られるように介入する。

EP 教育計画
①患者・家族や周囲の人に、①疾患、病状、予後、②治療方針、③看護方針の正しい知識を与える。
②患者が状況について意味づけができるようにカウンセラーを紹介する。
③不適切な行動や、自分について役に立たないような考え方をしていないか、自己を管理する方法を教える。

心的外傷後シンドローム

要因
- 人為的原因による外傷性の出来事。
- 飛行機事故、自動車事故、大災害、爆破による外傷性の出来事。
- 過剰な責任感。
- 自我の強さの減弱。

患者目標
- 心的外傷性の出来事を認め、体験を語り、感情を表出する。
- 安全であるという感覚を取りもどす。
- 支援者または社会資源を見いだす。

OP 観察計画
①体温、脈拍、呼吸、血圧の変化。
②表情、言動、態度。
③食事摂取量、食欲の状況。
④睡眠状態、悪夢、繰り返す夢の有無。
⑤薬剤の使用の有無（睡眠薬、向精神薬など）。
⑥外傷の有無と部位、程度、治療の程度。
⑦疼痛の有無、部位、程度。
⑧感覚器の障害の有無と程度。
⑨発汗、緊張、ふるえの有無と程度。
⑩不安の程度、因子。
⑪家族背景（環境）。
⑫社会環境。
⑬性格傾向。

OP 観察計画

⑭心理的反応の有無と程度。
⑮事実の否定、歪曲、誇張、怒り、恐怖、罪の意識、否認、ショック、健忘、トラウマの再発。
⑯過剰な注意深さ、自責、恥、悲しみ、混乱、不安。
⑰対人関係。

TP ケア計画

①体温、脈拍、呼吸、血圧を測定する。
②共感的でゆったりした態度で注意深く耳を傾ける。
③患者が自己のペースで進められるように見守り援助する。
④不安状態が強い間はそばに付き添う。
⑤患者が外傷体験を語り、感情の表出をするための安全で組織的な環境を提供する。
⑥面接時、患者の妨害がなく、他の医療者と容易に連絡がとれる静かな部屋を確保する。
⑦心的外傷体験について話すことは、患者に大きな不快感を引き起こす可能性があることに注意して援助を行う。
⑧心的外傷を受傷後出現する症状(感覚麻痺、感情失禁など)は、心的外傷性出来事を受けた人によくあることを伝え、安心させ、援助する。
⑨カウンセリングを実施し、必要に応じて適切な社会資源との連携について援助する。
⑩被害者(患者、家族)に何が起こっているのかを理解できるように情報収集する。
⑪小児の場合、子どもが遊戯療法のなかで体験を話したり、恐怖・罪・憤怒のような感情を表出できるように援助する。
⑫家族のメンバーが患者(小児または成人)のニーズの理解を深めるため、家族のカウンセリングを実施する。
⑬悪夢、フラッシュバック、痛みを伴う情動、感情麻痺などの症状を強める可能性があることを説明する。
⑭小児の場合:抑圧された感情を行動化し、表出できるように遊戯療法を計画する(手紙を書く、お絵かき、人形遊び)。

EP 教育計画

①泣いたり怒ったりすることが必要な場合があることを説明し、感情の表出ができるように促す。

自己傷害リスク状態

要因

- 無力感、孤独感、絶望感からくる意欲喪失。
- 幻覚、妄想の影響。
- うつ状態からくる自殺企図。
- 役割関係における葛藤。
- 社会的孤立。
- 不十分なサポート。

- 重要他者の死や物事の喪失。
- 予後不良。
- 慢性疼痛。
- 薬物依存・物質乱用により適正な判断ができないこと。
- 精神機能障害により適正な判断ができないこと。
- 心的外傷後反応。

患者目標

- 自傷行為を起こさない。
- 傷つけてしまいたいことを口に出して言う。
- 自己傷害の原因を認識する。
- 怒り、フラストレーション、不安など、不快な感情があることを認識する。
- 行動をコントロールする。
- 適切な対処方法を見つけ実行する。

OP 観察計画

①自己傷害の既往ときっかけになった出来事。
②自己傷害の欲求および意図の表現。
③衝動のコントロールの可否。
④現実検討能力。
⑤表現力、表情、視線。
⑥興奮状態。
⑦抑うつ状態の有無と程度。
⑧サポートシステムの状況。
⑨食事摂取状況。
⑩睡眠状況。
⑪性格傾向。
⑫周囲との交流状況。
⑬生活歴。
⑭危険物の有無（はさみや鋭利なものなど）。
⑮問題解決技術。
⑯防衛機制。
⑰絶望感の有無。

TP ケア計画

①危険物を預かり、使用を制限する。
②確実な食事摂取を促す。
③服薬の確認を行う。
④過剰な刺激を避ける。
⑤安全感のもてる環境を提供する。
⑥必要に応じて医師の指示のもと保護室に収容し、患者を保護する。
⑦適切な気分転換活動を促す。

TP ケア計画

⑧患者の現実検討を支援する。
⑨幻覚、妄想に関しては、否定も肯定もせず、患者固有の主張として受けとめ、看護師には感じられないことを伝える。
⑩新しい対処技術を学ぶことを援助する。
⑪サポートシステムを活用できるように援助を行う。
⑫面会者に制限しているものを教える。
⑬必要に応じて面会を制限する。
⑭患者に絶え間ない関心を示し、否定的な批判は避ける。
⑮新しい対処法と可能な援助資源を患者と一緒に模索する。

EP 教育計画

①自己損傷の欲求があれば、すぐに知らせるように指導する。

第2章 共同問題による看護計画

- 循環器系疾患
- 血液・造血器系疾患
- 呼吸器系疾患
- 内分泌・代謝系疾患
- 消化器系疾患
- 腎・泌尿器系疾患
- 脳神経系疾患
- 感覚器系疾患
- 皮膚外皮系疾患
- 筋骨格系・結合織系疾患
- 感染症・免疫系疾患
- 悪性新生物
- 周産期・婦人科的問題
- 小児の発達と成長
- 精神科的問題
- 特殊治療・検査
- 手術後

共同問題の系統別目次

① 循環器系疾患の患者 ……………………………………………………… 138

② 血液・造血器系疾患の患者 ……………………………………………… 182

③ 呼吸器系疾患の患者 ……………………………………………………… 186

④ 内分泌・代謝系疾患の患者 ……………………………………………… 200

⑤ 消化器系疾患の患者 ……………………………………………………… 220

⑥ 腎・泌尿器系疾患の患者 ………………………………………………… 236

⑦ 脳神経系疾患の患者 ……………………………………………………… 248

⑧ 感覚器系疾患の患者 ……………………………………………………… 280

⑨ 皮膚外皮系疾患の患者 …………………………………………………… 285

⑩ 筋骨格系・結合織系疾患の患者 ………………………………………… 288

⑪ 感染症・免疫系疾患の患者 ……………………………………………… 291

⑫ 悪性新生物 ………………………………………………………………… 299

⑬ 周産期・婦人科的問題 …………………………………………………… 301

⑭ 小児の発達と成長 ………………………………………………………… 313

⑮ 精神科的問題 ……………………………………………………………… 314

⑯ 特殊治療・検査 …………………………………………………………… 316

⑰ 手術後の患者 ……………………………………………………………… 328

共同問題の分類別目次

①循環器系疾患の患者

心不全
- うっ血性心不全～慢性腎不全（尿毒症）………… 138
- 右心不全～慢性閉塞性肺疾患：肺気腫／気管支炎
  ……………………………………………………… 138
- うっ血性心不全～化学療法……………………… 139
- 心不全～筋ジストロフィーによる心筋障害 …… 139

ペースメーカーの機能不全
- ペースメーカーの機能不全～心臓ペースメーカー
  ……………………………………………………… 140

狭心発作
- 狭心発作～虚血性心疾患 ………………………… 141

心膜炎／心タンポナーデ
- 心膜炎／心タンポナーデ～慢性腎不全（尿毒症）141

ショック
- ショック～術後一般……………………………… 142
- 心臓性ショック～心筋梗塞……………………… 142
- 脊髄性ショック～脊髄損傷……………………… 143
- 敗血症性ショック～肺炎 ………………………… 143
- ショック～子宮外妊娠…………………………… 143

高血圧症／低血圧症
- 高血圧～糸球体の障害
  （糸球体腎炎／ネフローゼ症候群）……………… 144
- 高血圧症～副腎皮質ステロイド療法…………… 145
- 高血圧症～末梢血管疾患（粥状硬化症／動脈硬化）
  ……………………………………………………… 145
- 高血圧／低血圧～人工透析……………………… 145
- 起立性低血圧～脊髄損傷 ………………………… 146

出血
- 出血～頭部外傷 …………………………………… 147
- 出血～食道疾患（食道炎／食道裂孔ヘルニア）… 147
- 出血～静脈瘤（消化管）………………………… 148
- 出血～消化管潰瘍………………………………… 148
- 出血～心臓ペースメーカーの挿入部…………… 148
- 出血～肝炎（ウイルス性）……………………… 149
- 出血～肝硬変 ……………………………………… 149
- 出血～白血病……………………………………… 150
- 出血～血友病……………………………………… 150
- 出血～再生不良性貧血…………………………… 150
- 出血～血小板減少………………………………… 151
- 出血～DIC ………………………………………… 151
- 出血～妊娠中の子宮出血（前置胎盤／胎盤早期剥離／
  子宮破裂／非悪性病変／胞状奇胎）…………… 151
- 出血～静脈瘤（下肢）…………………………… 152
- 出血～痔／痔瘻（非手術的）…………………… 152
- 出血～術後：頭部手術…………………………… 152
- 出血～術後：耳の手術…………………………… 153
- 出血～術後：扁桃摘出術………………………… 153
- 出血～術後：根治的頭部手術（喉頭切除術）… 154
- 出血～術後：脊髄手術…………………………… 154
- 出血～術後：胸部手術…………………………… 155
- 出血～血管形成術………………………………… 155
- 出血～術後：腹部手術…………………………… 155
- 出血～術後：泌尿器系手術……………………… 156
- 出血～術後：経尿道的切除術…………………… 156
- 出血～術後：子宮摘出術（経腟／開腹）……… 157
- 出血～術後：下肢切断術………………………… 157
- 出血～術後：関節鏡検査／関節鏡視下切除術… 157
- 出血～術後：肛門直腸の手術…………………… 158
- 出血～腎生検……………………………………… 158
- 出血～血管造影検査……………………………… 158
- 出血～抗凝固療法………………………………… 159
- 出血～抗凝固薬使用（人工透析）……………… 159
- 出血～腹膜透析（CAPD）……………………… 160
- 出血～TAE／TAI／PEIT………………………… 160
- 出血～消化管内視鏡……………………………… 161

血栓症／塞栓症
- 肺血栓塞栓症／深部静脈血栓症～術後一般 …… 161
- 冠動脈血栓症～心筋梗塞………………………… 162
- 血栓症／塞栓症～長期留置静脈カテーテル …… 162
- 血栓症（動脈）～血管造影検査………………… 163
- 深部静脈血栓症～肺水腫を伴ううっ血性心不全… 163
- 塞栓症～大動脈バルーンパンピング…………… 164
- 微小血栓症～DIC ………………………………… 164

急性冠状動脈閉塞（血塊／攣縮／虚脱）
- 急性冠状動脈閉塞（血塊／攣縮／虚脱）
  ～CABG術・PCI ………………………………… 165

血腫
- 血腫～術後：椎弓切除術………………………… 166
- 血腫～血管造影検査……………………………… 166

虚血性潰瘍
- 虚血性潰瘍～レイノー病／レイノー症候群 …… 166

- 虚血性潰瘍〜末梢血管疾患（粥状硬化症／動脈硬化）……………………………………………………… 167

レイノー病
- レイノー病〜全身性エリテマトーデス（SLE）… 167

循環血液増多症
- 循環血液増多症〜術後：腎移植術 …………… 168

上大静脈症候群
- 上大静脈症候群〜腫瘍 ………………………… 168
- 上大静脈症候群〜血栓 ………………………… 169

不整脈／心筋梗塞／肺水腫
- 不整脈〜心筋梗塞 ……………………………… 169
- 不整脈〜電解質異常 …………………………… 170
- 不整脈〜血管形成術（経皮的／経血管的／冠状動脈）…………………………………………………… 170
- 不整脈〜大動脈バルーンパンピング ………… 171
- 心臓性（不整脈／心筋梗塞／肺水腫）
  〜心臓カテーテル検査 ……………………… 171

組織の虚血／低酸素症
- 組織の虚血／低酸素症〜循環不全 …………… 172
- 低酸素症〜急性呼吸窮迫症候群 ……………… 172
- 低酸素症〜慢性閉塞性肺疾患：肺気腫／気管支炎 ……………………………………………………… 173
- 低酸素症〜胸水 ………………………………… 173
- 低酸素症〜ハイリスク新生児 ………………… 173

- 低酸素症〜術後：根治的頸部手術（喉頭切除術）174

動脈壁解離または破裂
- 大動脈解離または破裂〜術前：大動脈瘤 …… 174
- 動脈壁解離または破裂〜血管形成術 ………… 175

末梢動脈障害
- 末梢動脈障害〜糖尿病 ………………………… 176

神経血管系障害
- 神経血管系障害〜骨折 ………………………… 176
- 神経血管系障害〜術後：関節鏡検査／関節切開術 ……………………………………………………… 176
- 神経血管系障害〜牽引 ………………………… 177

脳血管障害
- 脳血管障害〜高血圧 …………………………… 177
- 脳血管障害〜末梢血管疾患（粥状硬化症／動脈硬化）…………………………………………………… 178
- 脳血管障害（内出血／梗塞／血管攣縮）
  〜術後：頸動脈血管内膜切除術 ………… 178
- 脳血管障害〜血管造影検査 …………………… 179

脳梗塞
- 脳梗塞〜術後：頸動脈血管内膜切除術 ……… 179

脳出血
- 脳出血／脳梗塞／脳血管攣縮〜脳動脈瘤／外傷… 180
- 脳出血／血腫〜脳動脈瘤／外傷 ……………… 180

②血液・造血器系疾患の患者

貧血
- 貧血〜肝硬変 …………………………………… 182
- 貧血〜敗血症 …………………………………… 182
- 貧血〜炎症性腸疾患 …………………………… 182
- 貧血〜化学療法 ………………………………… 183

骨髄抑制
- 骨髄抑制〜化学療法 …………………………… 183
- 骨髄抑制〜放射線療法 ………………………… 183

GVHD（移植片対宿主病）
- GVHD（移植片対宿主病）〜骨髄移植／臍帯血移植／幹細胞移植／輸血 …………………………… 184

汎血球減少症
- 汎血球減少症〜再生不良性貧血 ……………… 184

リンパ腺症
- リンパ腺症〜白血病 …………………………… 185

頭蓋内転移
- 頭蓋内転移〜悪性腫瘍 ………………………… 185

③呼吸器系疾患の患者

呼吸不全
- 呼吸不全〜呼吸器感染症 ……………………… 186
- 呼吸不全〜肺炎 ………………………………… 186
- 呼吸不全〜胸水 ………………………………… 187
- 呼吸不全〜脊髄損傷 …………………………… 187
- 呼吸不全〜膵炎 ………………………………… 187
- 呼吸不全〜意識障害 …………………………… 188

気道閉塞／無気肺
- 気道閉塞〜術後：扁桃摘出術 ………………… 189

- ●気道閉塞〜術後：頸動脈血管内切除術 ………… 189
- ●気道閉塞／無気肺〜機械的ベンチレーション … 190

気胸
- ●気胸〜外傷 …………………………………………… 190
- ●気胸〜術後：胸部手術 ……………………………… 191
- ●気胸〜CVカテーテル挿入後 ………………………… 191
- ●気胸〜自然気胸 ……………………………………… 191

呼吸性アシドーシス
- ●呼吸性アシドーシス〜気管支喘息 ………………… 192

肺合併症
- ●肺合併症〜術後（手術一般） ……………………… 192
- ●肺合併症〜術後（胸部手術） ……………………… 193

肺線維症
- ●肺線維症〜化学療法 ………………………………… 193

肺水腫
- ●肺水腫〜慢性腎不全 ………………………………… 194

胸水
- ●胸水〜膵炎 …………………………………………… 194
- ●胸水〜慢性腎不全（尿毒症） ……………………… 195
- ●胸水〜糸球体の障害 ………………………………… 195

膿胸
- ●膿胸〜肺動脈血管障害／胸腔内の腫瘍の自壊 … 196

組織の虚血／低酸素症
- ●組織の虚血／低酸素症〜循環不全 ………………… 197
- ●低酸素症〜慢性閉塞性肺疾患：肺気腫／気管支炎 … 197
- ●低酸素症〜呼吸窮迫症候群 ………………………… 198
- ●低酸素症〜胸水 ……………………………………… 198
- ●低酸素症〜ハイリスク新生児 ……………………… 198
- ●低酸素症〜術後：根治的頸部手術（喉頭切除術）199

④内分泌・代謝系疾患の患者

高血糖／低血糖
- ●高血糖／低血糖〜糖尿病 …………………………… 200
- ●高血糖／低血糖〜膵炎 ……………………………… 200
- ●高血糖／低血糖〜妊娠期糖尿病 …………………… 201
- ●高血糖／低血糖〜未熟児／過熟児 ………………… 201
- ●高血糖／低血糖〜副腎皮質ステロイド療法 ……… 201

糖尿病性神経症
- ●糖尿病性神経症〜糖尿病 …………………………… 203

糖尿病性腎症
- ●糖尿病性腎症〜糖尿病 ……………………………… 202

糖尿病性網膜症
- ●糖尿病性網膜症〜糖尿病 …………………………… 203

電解質異常
- ●電解質異常〜腎不全 ………………………………… 204
- ●電解質異常〜意識障害 ……………………………… 204
- ●電解質異常〜熱傷／凍傷 …………………………… 204
- ●電解質異常〜術後：頭部手術（脳下垂体）／尿崩症 ……………………………………………………… 205
- ●電解質異常〜人工透析 ……………………………… 205
- ●電解質異常〜化学療法 ……………………………… 206
- ●高カリウム血症〜急性腎不全 ……………………… 206
- ●高カルシウム血症〜癌（末期） …………………… 207
- ●低カルシウム血症〜膵炎 …………………………… 207
- ●低ナトリウム血症〜水中毒 ………………………… 207
- ●低ナトリウム血症〜術後：経尿道的切除術 ……… 208
- ●低ナトリウム血症〜抗神経薬治療 ………………… 208

水分出納の異常
- ●水分出納の異常〜人工透析 ………………………… 209
- ●水分出納の異常〜腹膜透析（CAPD） …………… 209

脱水
- ●脱水〜尿崩症 ………………………………………… 210

高体温
- ●高体温〜脳腫瘍 ……………………………………… 210
- ●高体温〜呼吸器感染症 ……………………………… 211
- ●高体温〜敗血症 ……………………………………… 211
- ●高体温〜熱中症 ……………………………………… 211

酸塩基平衡異常
- ●酸塩基平衡異常〜慢性閉塞性肺疾患：肺気腫／気管支炎 ……………………………………………… 212
- ●呼吸性アシドーシス〜気管支喘息 ………………… 212
- ●代謝性アシドーシス〜腎不全 ……………………… 213
- ●ケトアシドーシス〜糖尿病 ………………………… 213

透析不均衡症候群
- ●透析不均衡症候群〜人工透析 ……………………… 213

低アルブミン血症
- ●低アルブミン血症〜慢性腎不全 …………………… 214
- ●低アルブミン血症〜糸球体腎炎／ネフローゼ症候群 ……………………………………………………… 214

肝性脳症
- ●肝性脳症〜肝硬変／肝癌 …………………………… 215

- ●肝性脳症～肝炎（ウイルス性）·················· 215

黄疸
- ●高ビリルビン血症～血液型不適合 ················· 215

高ビリルビン血症
- ●高ビリルビン血症～閉塞性黄疸／胆石／肝腫瘍／
  肝機能障害··· 216
- ●高ビリルビン血症～新生児 ···························· 217

副甲状腺機能亢進症
- ●副甲状腺機能亢進症～慢性腎不全 ················ 217

甲状腺クリーゼ
- ●甲状腺クリーゼ～甲状腺機能亢進症·············· 218

レイノー病
- ●レイノー病～全身性エリテマトーデス（SLE）··· 218

抗利尿ホルモン分泌異常
- ●抗利尿ホルモン分泌異常～脳腫瘍················· 218

⑤消化器系疾患の患者

消化管出血
- ●消化管出血～炎症性腸疾患
  （クローン病／潰瘍性大腸炎）／消化性潰瘍········ 220
- ●消化管出血～慢性腎不全 ······························· 220

消化性潰瘍
- ●消化性潰瘍～副腎皮質ステロイド療法············ 221

消化管穿孔
- ●消化管穿孔～消化性潰瘍 ······························· 221

食道静脈瘤
- ●食道静脈瘤～肝硬変 ····································· 222

食道炎
- ●食道炎～下部食道括約筋不全に伴う胃・食道逆流反
  射／悪性腫瘍／術後································· 222

肝不全
- ●肝不全～うっ血性心不全 ······························· 223
- ●肝不全～肝炎（ウイルス性）························· 223

肝性脳症
- ●肝性脳症～肝硬変／肝癌 ······························· 224
- ●肝性脳症～肝炎（ウイルス性）······················ 224

劇症肝炎
- ●劇症肝炎～肝炎（ウイルス性）······················ 224

肝脾腫
- ●肝脾腫～敗血症 ·· 225

胆管炎／胆嚢炎
- ●胆管炎／胆嚢炎～胆石／胆道系腫瘍·············· 225

高ビリルビン血症
- ●高ビリルビン血症～閉塞性黄疸／胆石／肝腫瘍／
  肝機能障害··· 226

膵炎
- ●膵炎～ERCP（内視鏡的逆行性胆管膵管造影検査）
  ··· 227

虚血性潰瘍
- ●虚血性潰瘍～末梢血管疾患（粥状硬化症／動脈硬化）
  ··· 227

腹膜炎
- ●腹膜炎～壊死性腸炎····································· 227
- ●腹膜炎～術前：胆嚢摘出術··························· 228
- ●腹膜炎～術後：手術一般 ······························· 228

腹水
- ●腹水～糸球体腎炎／ネフローゼ症候群··········· 229

腹腔内膿瘍
- ●腹腔内膿瘍～感染／腫瘍／血腫 ···················· 229

麻痺性イレウス
- ●麻痺性イレウス～便秘 ·································· 230
- ●麻痺性イレウス～炎症性腸疾患
  （クローン病／潰瘍性大腸炎）························· 230
- ●麻痺性イレウス～脊髄損傷··························· 230
- ●麻痺性イレウス～術後：手術一般················· 231
- ●麻痺性イレウス～術後：泌尿器系手術·········· 231
- ●麻痺性イレウス～抗精神薬治療 ···················· 232

腸管壊死
- ●腸管壊死～虚血ｰ··· 232

痔核の出血
- ●痔核の出血～術後：肛門直腸の手術·············· 233

ストーマの異常
- ●ストーマの異常～ストーマの壊死・縮小・脱出・
  狭窄・閉塞··· 233

- ●ストーマ周囲の潰瘍／ヘルニア～術後：回腸瘻造設術 …………………………………………… 234
- ●ストーマ周囲の潰瘍／ヘルニア～術後：結腸瘻造設 ………………………………………………… 234

出血
- ●出血～TAE／TAI／PEIT ………………… 234
- ●出血～消化管内視鏡／検査／治療 ………… 235

⑥腎・泌尿器系疾患の患者

腎不全
- ●腎不全～高血圧 ……………………………… 236
- ●腎不全～全身性エリテマトーデス（SLE）… 236
- ●腎不全～肝硬変 ……………………………… 237
- ●腎不全～肝炎（ウイルス性）………………… 237
- ●腎不全～播種性血管内凝固症候群 …………… 237
- ●腎不全～術後：手術一般 …………………… 238
- ●腎不全～術後：胸部手術 …………………… 238
- ●腎不全～術後：泌尿器系手術 ……………… 239
- ●腎不全～血管造影検査 ……………………… 239
- ●腎不全～化学療法 …………………………… 239

腎盂腎炎
- ●腎盂腎炎～腎結石／尿路結石 ……………… 240

尿路感染症
- ●尿路感染症～膀胱・直腸障害 ……………… 240
- ●尿路感染症～術後：尿管瘻設置術 ………… 241

尿毒症
- ●尿毒症～腎不全／糸球体腎炎／ネフローゼ症候群 ………………………………………………… 241

尿閉
- ●尿閉～術後：手術一般 ……………………… 242
- ●尿閉～術後：椎弓切除術 …………………… 242
- ●尿閉～術後：肛門直腸の手術 ……………… 242
- ●尿閉～抗神経薬治療 ………………………… 243

糖尿病性腎症
- ●糖尿病性腎症～糖尿病 ……………………… 243

全身浮腫
- ●全身浮腫～腎不全／糸球体腎炎／ネフローゼ症候群 ………………………………………………… 244

水分過剰負荷
- ●水分過剰負荷～腎不全 ……………………… 244

感染
- ●感染～腎生検 ………………………………… 245

拒絶反応
- ●拒絶反応～腎移植 …………………………… 245

出血
- ●出血～腎生検 ………………………………… 246
- ●出血性膀胱炎～化学療法 …………………… 246

⑦脳神経系疾患の患者

脳血管障害
- ●脳血管障害～高血圧 ………………………… 248
- ●脳血管障害～末梢動脈疾患 ………………… 248
- ●脳血管障害～血管造影検査 ………………… 249
- ●脳内出血／脳梗塞／脳血管攣縮～脳動脈瘤 … 249
- ●脳内出血／脳梗塞／脳血管攣縮～術後：頸動脈血管内膜切除術 ………………………………… 250

脳梗塞
- ●脳梗塞～術後：頭部手術 …………………… 250
- ●脳梗塞～術後：頸動脈血管内膜切除術 …… 251

出血
- ●脳出血～脳動脈瘤 …………………………… 251
- ●脳出血～術後：頭部手術 …………………… 252
- ●出血～術後：脊髄手術 ……………………… 252

脳浮腫
- ●脳浮腫～術後：放射線療法 ………………… 253

麻痺
- ●麻痺～脳腫瘍 ………………………………… 253
- ●麻痺～髄膜炎 ………………………………… 254
- ●麻痺～脳梗塞／頭部外傷 …………………… 254
- ●麻痺～脊髄疾患 ……………………………… 255

関節拘縮
- ●関節拘縮～脳性麻痺 ………………………… 255

痙攣発作
- ●痙攣発作～てんかん ………………………… 255
- ●痙攣発作～脳性麻痺 ………………………… 256
- ●痙攣発作～髄膜炎／脳炎 …………………… 256
- ●痙攣発作～熱性痙攣 ………………………… 257

脳偏位／脳ヘルニア
- ●脳偏位／脳ヘルニア〜頭部外傷·················257
- ●脳偏位／脳ヘルニア〜術後：頭部手術··········258

水頭症
- ●水頭症（成人）〜正常圧水頭症··················258
- ●水頭症（小児）〜シャント感染··················259
- ●水頭症〜脊髄髄膜瘤の新生児·····················259
- ●水頭症（小児）〜術後：頭部手術···············260
- ●水頭症（成人）〜術後：頭部手術···············260

頭蓋内圧亢進（成人）
- ●頭蓋内圧亢進〜脳血管障害／脳内出血··········261
- ●頭蓋内圧亢進〜脳腫瘍····························261
- ●頭蓋内圧亢進〜髄膜炎／脳炎·····················262
- ●頭蓋内圧亢進〜水頭症·······························262
- ●頭蓋内圧亢進〜シャント機能不全···············263
- ●頭蓋内圧亢進〜脊髄髄膜瘤·························263
- ●頭蓋内圧亢進〜頭部外傷····························264
- ●頭蓋内圧亢進〜放射線療法····························264

頭蓋内圧亢進（小児）
- ●頭蓋内圧亢進〜脳血管障害／脳内出血··········265
- ●頭蓋内圧亢進〜脳腫瘍····························265
- ●頭蓋内圧亢進〜髄膜炎／脳炎·····················265
- ●頭蓋内圧亢進〜水頭症·······························266
- ●頭蓋内圧亢進〜脊髄髄膜瘤·························266
- ●頭蓋内圧亢進〜術後：頭部手術···················267

髄膜炎／脳炎
- ●髄膜炎／脳炎〜術後：頭部手術···················267

ショック
- ●脊髄性ショック〜脊髄損傷·························268

神経血管系障害
- ●神経血管系障害〜骨折······························268
- ●神経血管機能障害〜脊髄髄膜瘤の新生児······269
- ●神経血管系障害〜術後：関節鏡検査／関節切開術
  ···269
- ●神経血管系障害〜牽引·······························269

パーキンソン症候群
- ●パーキンソン症候群〜抗神経薬治療·············270

ヘルペス後神経痛
- ●ヘルペス後神経痛〜膿痂疹·························270

神経感覚機能障害
- ●神経感覚機能障害〜炎症性関節疾患·············271
- ●神経感覚機能障害〜後縦靱帯骨化症／脊髄空洞症／
  頸椎症／脊髄腫瘍·····································271
- ●神経感覚機能障害〜術後：椎弓切除術··········271

感覚機能の喪失
- ●感覚機能の喪失〜脳腫瘍····························272

顔面麻痺
- ●顔面麻痺〜耳および頭部手術······················272

中枢神経系毒性
- ●中枢神経系毒性〜化学療法·························273

聴覚神経麻痺（聴覚障害／難聴）
- ●聴覚神経麻痺（聴覚障害／難聴）〜脳腫瘍／術後：
  頭部手術··273

大脳機能障害／小脳機能障害
- ●大脳機能障害／小脳機能障害〜脳梗塞··········274
- ●大脳機能障害／小脳機能障害〜脳腫瘍··········274
- ●大脳機能障害／小脳機能障害〜脳内出血·······275
- ●大脳機能障害／小脳機能障害〜術後：頭部手術···276

頭蓋内転移
- ●頭蓋内転移〜悪性腫瘍·······························276

脊髄浮腫
- ●脊髄浮腫〜脊髄疾患（動静脈奇形／動静脈瘻）···277
- ●脊髄浮腫〜術後：椎弓切除術······················277

抗利尿ホルモン分泌異常
- ●抗利尿ホルモン分泌異常〜術後：頭部手術······278
- ●抗利尿ホルモン分泌異常〜脳腫瘍·················278

悪性症候群
- ●悪性症候群〜抗神経薬治療·························279

⑧感覚器系疾患の患者

麻痺
- ●麻痺〜脳腫瘍··280
- ●麻痺〜髄膜炎··280
- ●麻痺〜脳梗塞／頭部外傷····························281

角膜潰瘍
- ●角膜潰瘍〜皮膚感染症（膿痂疹／ヘルペス／真菌症）
  ／炎症···281

眼圧の上昇
- 眼圧の上昇～視覚系障害（白内障／網膜剥離／緑内障／炎症）……………………………………… 282
- 眼圧の上昇～術後：眼の手術 …………………… 282
- 眼圧の上昇～術後：角膜移植術 ………………… 282

視神経麻痺
- 視神経麻痺～脳腫瘍／炎症／頭部手術後 ……… 283

視野障害
- 視野障害～脳腫瘍／炎症／頭部手術後 ………… 283

糖尿病性網膜症
- 糖尿病性網膜症～糖尿病 ………………………… 283

中耳炎
- 中耳炎～扁桃腺炎 ………………………………… 284

⑨皮膚外皮系疾患の患者

皮膚の炎症
- 皮膚の炎症～放射線療法 ………………………… 285

ヘルペス後神経痛
- ヘルペス後神経痛～膿痂疹／真菌症 …………… 285

虚血性潰瘍
- 虚血性潰瘍～末梢血管疾患（粥状硬化症／動脈硬化）…………………………………………………… 286
- 虚血性潰瘍～レイノー病／レイノー症候群 …… 286

皮膚片の拒絶反応
- 皮膚片の拒絶反応～術後一般 …………………… 286

ストーマ周囲の潰瘍／ヘルニア
- ストーマ周囲の潰瘍／ヘルニア～術後：回腸瘻造設術 ……………………………………………………… 287
- ストーマ周囲の潰瘍／ヘルニア～術後：結腸瘻造設術 ……………………………………………………… 287

⑩筋骨格系・結合織系疾患の患者

病的骨折
- 病的骨折～悪性腫瘍 ……………………………… 288

股関節の変位
- 股関節の変位～術後：骨盤骨折 ………………… 288

関節の転位
- 関節の転位～術後：関節置換術（股関節／膝関節／踵関節）……………………………………………… 289

関節拘縮
- 関節拘縮～脳性麻痺 ……………………………… 289

腓骨神経麻痺
- 腓骨神経麻痺～術後：骨盤骨折 ………………… 289

骨髄炎
- 骨髄炎～骨折 ……………………………………… 290

⑪感染症・免疫系疾患の患者

感染
- 感染　前期破水 …………………………………… 291
- 感染～会陰切開 …………………………………… 291
- 感染～破水後24時間経過し出生 ………………… 291
- 感染～MAS（胎便吸引症候群）………………… 292
- 感染～術後一般 …………………………………… 292
- 創感染～術後一般 ………………………………… 293
- 感染～腎生検 ……………………………………… 293
- 感染～人工呼吸器 ………………………………… 293
- 感染～長期留置静脈カテーテル ………………… 294
- 感染～副腎皮質ステロイド療法 ………………… 294
- 膿胸～肺動脈血管障害／胸腔内の腫瘍の自壊 … 294

腹膜炎
- 腹膜炎～腹膜透析 ………………………………… 295

腹腔内膿瘍
- 腹腔内膿瘍～感染／腫瘍／血腫 ………………… 295

アレルギー反応
- アレルギー反応～中毒／薬物／食品 …………… 296
- アレルギー反応～心臓カテーテル検査／血管造影検査 …………………………………………………… 296

肝脾腫
- 肝脾腫～敗血症（菌血症）………………………… 297

拒絶反応
- 拒絶反応〜腎移植 …………………………… 297
- GVHD（移植片対宿主病）〜骨髄移植／臍帯血移植／
  幹細胞移植／輸血 ……………………………… 298

レイノー病
- レイノー病〜全身性エリテマトーデス（SLE）… 298

⑫悪性新生物

転移播種による胸水・腹水などの貯留
- 転移播種による胸水・腹水などの貯留〜癌 …… 299

頭蓋内転移
- 頭蓋内転移〜悪性腫瘍 ………………………… 299

病的骨折
- 病的骨折〜悪性腫瘍 …………………………… 300

薬物有害反応
- 薬物有害反応〜麻薬 …………………………… 300

⑬周産期・婦人科的問題

流産
- 流産〜切迫流産 ………………………………… 301
- 流産〜子宮筋腫合併妊娠 ……………………… 301

早産
- 早産〜切迫早産 ………………………………… 302
- 早産〜多胎妊娠 ………………………………… 302
- 早産〜子宮筋腫合併妊娠 ……………………… 303
- 早産〜子宮奇形 ………………………………… 303
- 早産〜前期破水 ………………………………… 303

妊娠中毒症
- 妊娠中毒症〜糖尿病合併妊娠 ………………… 304

微弱陣痛
- 微弱陣痛〜羊水過多 …………………………… 305
- 微弱陣痛〜子宮筋腫合併妊娠 ………………… 305

過強陣痛
- 過強陣痛〜誘発分娩 …………………………… 306

胎児仮死
- 胎児仮死〜妊娠中毒症合併妊娠 ……………… 306
- 胎児仮死〜羊水過少 …………………………… 307
- 胎児仮死〜子宮内胎児発育遅延 ……………… 307
- 胎児仮死〜胎児の異常 ………………………… 308
- 胎児仮死〜分娩時の異常 ……………………… 308

子宮復古不全
- 子宮復古不全〜弛緩出血 ……………………… 309
- 子宮復古不全〜胎盤・卵膜遺残 ……………… 309

子癇発作
- 子癇発作〜妊娠中毒症合併妊娠 ……………… 310

感染
- 感染〜会陰切開 ………………………………… 311
- 感染〜破水後24時間経過し出生 ……………… 311
- 感染〜MAS（胎便吸引症候群）……………… 311

出血
- 出血〜性器出血 ………………………………… 312

⑭小児の発達と成長

成長障害（器質的）
- 成長障害（器質的）〜口唇裂および口蓋裂 …… 313

⑮精神科的問題

パーキンソン症候群
- パーキンソン症候群〜抗神経薬治療 …………… 314

悪性症候群
- 悪性症候群〜抗神経薬治療 …………………… 314

痙攣発作
- 痙攣発作〜てんかん …………………………… 315

⑯特殊治療・検査

心不全
- うっ血性心不全〜化学療法……………………… 316

電解質不均衡
- 電解質不均衡〜化学療法 ………………………… 316

腹膜炎
- 腹膜炎〜腹膜透析 ………………………………… 317

膵炎
- 膵炎〜ERCP（内視鏡的逆行性胆管膵管造影検査）
  ……………………………………………………… 318

感染
- 感染〜腎生検 ……………………………………… 318
- 感染〜副腎皮質ステロイド療法 ………………… 318

出血
- 出血〜消化管内視鏡 ……………………………… 319
- 出血〜TAE／TAI／PEIT ………………………… 319
- 出血〜腎生検 ……………………………………… 320

透析不均衡症候群
- 透析不均衡症候群〜人工透析 …………………… 320

血液アクセスの異常
（閉塞／感染／損傷／出血）
- 血液アクセスの異常〜人工透析（人工血管／シャント造設）………………………………………… 321
- 血液アクセスの異常〜人工透析（静脈カテーテル留置）
  ……………………………………………………… 321

ジギタリス中毒
- ジギタリス中毒〜心疾患 ………………………… 322

薬物有害反応
- 薬物有害反応〜副腎皮質ステロイド療法 ……… 322
- 薬物有害反応〜インターフェロン ……………… 323
- 薬物有害反応〜麻薬 ……………………………… 323
- 薬物有害反応〜化学療法 ………………………… 323

GVHD（移植片対宿主病）
- GVHD（移植片対宿主病）〜骨髄移植／臍帯血移植／幹細胞移植／輸血 ……………………………… 324

アレルギー反応
- アレルギー反応〜中毒／薬物／食品 …………… 324
- アレルギー反応〜輸血 …………………………… 325
- アレルギー反応〜化学療法 ……………………… 325

カテーテルの閉塞
- カテーテルの閉塞〜長期留置静脈カテーテル … 326
- カテーテルトラブル〜長期留置静脈カテーテル … 326
- カテーテルトラブル〜テンコフカテーテル留置（CAPD）…………………………………………… 326

⑰手術後の患者

感染
- 感染〜リンパ瘻 …………………………………… 328
- 感染〜術後一般 …………………………………… 328
- 感染〜会陰切開 …………………………………… 328

縫合不全
- 縫合不全〜術後一般 ……………………………… 329

拒絶反応
- 拒絶反応〜腎移植 ………………………………… 329

1 循環器系疾患の患者

心不全

■うっ血性心不全〜慢性腎不全（尿毒症）

OP 観察計画
①体温、脈拍、呼吸、血圧、SpO_2の変化。
②症状の有無と程度（手足のしびれ、異常感覚、筋痙攣、出血傾向）。
③心不全症状の有無と程度（胸部症状、呼吸困難、浮腫、胃腸障害、全身倦怠感、表在静脈怒張、末梢循環動態、意識レベル、水分出納）。
④血液検査データ（ABG、RBC、Hb、Na、K、Ca、腎機能、TP、Alb）。
⑤検査所見（胸部X線：肺うっ血、CTR）。
⑥スワンガンツカテーテル留置により、PAP、RAPの変動の有無とCIの把握、SaO_2変動の有無。
⑦モニタリングによる血行状態の把握（血圧変動、心拍数の増減、不整脈の有無）。
⑧体重の増減。

TP ケア計画
①体温、脈拍、呼吸、血圧を測定する。
②心電図モニタリング。
③排便コントロール。
④水分出納管理を行う。
⑤上体を挙上する。

EP 教育計画
①心不全の誘因や徴候、出現時の対応について説明する。
②自己検脈を習慣づけ、日常生活の行動を自己にて判断できるように説明する。
③内服薬の薬効、副作用、内服治療の必要性について説明する。
④治療食の必要性と食事の注意点について説明する。
⑤異常を思わせる徴候があれば、すぐに知らせるように説明する（胸内苦悶、胸部圧迫感、呼吸困難）。

■右心不全〜慢性閉塞性肺疾患：肺気腫／気管支炎

OP 観察計画
①体温、脈拍、呼吸、血圧、SpO_2の変化。
②心不全症状の有無と程度（胸部症状、呼吸困難、浮腫、全身倦怠感）。
③血液検査データ（肝機能、WBC、RBC、BUN、Na、K、Ca、ABG）。
④水分出納。
⑤検査所見（心エコー、胸部X線：肺うっ血、CTR）。
⑥モニタリングによる血行動態の変化（動脈圧、CVP、PAP、RAP、CO、CI、

SaO₂、心拍数の増減、不整脈の有無)。
⑦体重の増減。
⑧スワンガンツカテーテル留置により、PAP、RAPの変動の有無とCIの把握、SaO₂変動の有無。

①体温、脈拍、呼吸、血圧を測定する。
②心電図モニタリング。
③水分出納管理を行う。
④上体を挙上する。

①自己検脈を習慣づけ、日常生活の行動を自己にて判断できるように説明する。
②内服薬の薬効、副作用、内服治療の必要性について説明する。
③治療食の必要性と食事の注意点について説明する。
④心不全の誘因や徴候、出現時の対応について説明する。
⑤異常を思わせる徴候があれば、すぐに知らせるように説明する(胸内苦悶、胸部圧迫感、呼吸困難)。

■うっ血性心不全～化学療法

①体温、脈拍、呼吸、血圧、SpO₂の変化。
②症状の有無と程度(手足のしびれ、筋痙攣、羽ばたき振戦)。
③出血傾向の有無と程度。
④血液検査データ(ABG、RBC、WBC、Plt、Hb、Ht、腎機能、肝機能)。
⑤検査所見(胸部X線＜肺うっ血、CTR＞、心エコー、心電図)。
⑥体重の増減。

①体温、脈拍、呼吸、血圧を測定する。
②喀痰喀出を促す(室内環境の調節、吸入器の使用、呼吸法)。
③心電図モニタリング。
④排便コントロール。
⑤上体を挙上する。

①安静の必要性について説明する。
②自己検脈を習慣づけ、日常生活の行動を自己にて判断できるように指導する。
③治療食の必要性と食事の注意点について説明する。

■心不全～筋ジストロフィーによる心筋障害

①体温、脈拍、呼吸、血圧、SpO₂値の変化。
②血行動態の変化(心拍数の増減、不整脈の有無)。
③心不全症状の有無と程度(胸部症状、呼吸困難、浮腫、胃腸障害、全身倦怠感、表在静脈怒張、末梢循環動態、意識レベル)。
④血液検査データ(CBC、CRP、ABG)。
⑤水分出納。

1．循環器系疾患の患者

⑥体重の増減。
⑦検査所見（胸部X線、心エコー）。

①体温、脈拍、呼吸、血圧を測定する。
②水分出納管理を行う。
③心電図モニタリング。
④上体を挙上する。

①異常を思わせる症状や徴候があれば、すぐに知らせるように説明する。

ペースメーカーの機能不全

■ペースメーカーの機能不全〜心臓ペースメーカー

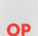
①体温、脈拍、呼吸、血圧の変化。
②自己波とペーシング波の回数。
③不整脈の有無と種類。
④症状の有無と程度（動悸、胸部不快、息苦しさ、浮腫、倦怠感、眩暈）。
⑤末梢循環不全の有無と程度（顔色、冷感）。
⑥水分出納。
⑦体重の増減。
⑧安静度、水分制限の理解度と実行の有無。
⑨意識レベル（JCS、GCS）。

①体温、脈拍、呼吸、血圧を測定する。
②心電図モニタリング。
③服薬管理を行う。
④水分出納管理を行う。

①携帯電話、ペースメーカーに影響を及ぼす電子機器は、ペースメーカーより15〜20cm以上は離すよう説明する。
②蓄尿や体重測定の必要性と方法を説明する。
③ペースメーカー機能不全の症状について説明する（動悸、胸部不快、息苦しさ、浮腫、倦怠感、眩暈）。
④異常を思わせる症状や徴候があれば、すぐに知らせるように説明する。

狭心発作

■狭心発作〜虚血性心疾患

OP 観察計画
① 体温、脈拍、呼吸、血圧、SpO₂の変化。
② 胸痛の有無と程度（圧迫されるような、締めつけられるような）。
③ 放散痛の有無と程度（咽頭部・前頸部の疼痛、左肩から左上腕の内側に走る疼痛）。
④ 症状出現時の状況（活動の程度、時間）。
⑤ 血液検査データ（CK、CK-MB（トロポニンT、ラピチェック）、AST、LDH、CRP、血液凝固能、WBC、ABG。
⑥ 検査所見（負荷心電図、心エコー、心筋シンチグラフィ、心臓カテーテル検査、冠動脈造影、心電図：STの変化）。
⑦ 水分出納。

TP ケア計画
① 体温、脈拍、呼吸、血圧、SpO₂を測定する。
② 心電図モニタリング。
③ 輸液管理、服薬管理を行う。
④ 水分出納管理を行う。

EP 教育計画
① 発作を誘発しやすい状況を説明し、注意するように指導する（カフェインを含む飲料をとらない、禁煙する、極端に熱い物や冷たい食物は控える、排便時に無理な怒責をかけない）。
② 異常を思わせる症状や徴候があれば、すぐに知らせるように説明する。

心膜炎／心タンポナーデ

■心膜炎／心タンポナーデ〜慢性腎不全（尿毒症）

OP 観察計画
① 体温、脈拍、呼吸、血圧の変化。
② 末梢循環不全の有無と程度（冷感、チアノーゼ）。
③ モニタリングによる血行動態の把握（虚血変化の有無、血圧変化、心拍数の増減、不整脈の有無、SpO₂の変動の有無）。
④ 血液検査データ（ABG、Hb、WBC、CRP、赤沈、血液培養、電解質、腎機能）。
⑤ スワンガンツモニター所見。
⑥ 酸塩基平衡、電解質バランス。
⑦ 水分出納。
⑧ 検査所見（胸部X線＜CTR、肺うっ血像＞、心電図、心エコー、CT、MRI）。

TP ケア計画
① 体温、脈拍、呼吸、血圧を測定する。
② 心電図モニタリング。
③ 輸液管理、服薬管理を行う。
④ 水分出納管理を行う。

1. 循環器系疾患の患者

⑤カテーテル・チューブ類の管理を行う。

①異常を思わせる症状や徴候があれば、すぐに知らせるように説明する。

ショック

■ショック〜術後一般

①体温、脈拍、呼吸、血圧の変化。
②症状の有無と程度（疼痛、冷汗、蒼白、皮膚湿潤、チアノーゼ）。
③ドレーンからの排液状況（性状、量）、ガーゼ汚染の状態。
④意識レベル（JCS、GCS）。
⑤血液検査データ（RBC、WBC、Ht、Plt、ABG、Hb）。
⑥水分出納。
⑦検査所見（心電図）。

①体温、脈拍、呼吸、血圧を測定する。
②心電図モニタリング。
③保温。
④輸血、輸液管理を行う。
⑤水分出納管理を行う。

①安静の必要性を説明する。
②異常を思わせる症状や徴候があれば、すぐに知らせるように説明する。

■心臓性ショック〜心筋梗塞

①体温、脈拍、呼吸、血圧の変化。
②循環不全の有無と程度（冷感、湿潤、チアノーゼ、頸静脈の怒張、胸痛）。
③意識レベル（JCS、GCS）。
④血液検査データ（CK、CK-MB（トロポニンT、ラピチェック）、AST、LDH、CRP、血液凝固能、WBC、ABG）。
⑤排尿状況（量、性状、比重）。
⑥検査所見（心電図）。
⑦水分出納。

①体温、脈拍、呼吸、血圧を測定する。
②心電図モニタリング。
③輸液管理を行う。
④水分出納管理を行う。

①安静の必要性を説明する。
②異常を思わせる症状や徴候があれば、すぐに知らせるように説明する。

■ 脊髄性ショック～脊髄損傷

①体温、脈拍、呼吸、血圧の変化。
②末梢循環不全の有無と程度。
③全身の紅潮や浮腫の有無と程度。
④意識レベル（JCS、GCS）。
⑤血液検査データ（RBC、WBC、Ht、Plt）。
⑥水分出納。
⑦検査所見（CVP、心電図）。

①体温、脈拍、呼吸、血圧を測定する。
②心電図モニタリング。
③輸液管理を行う。
④水分出納管理を行う。

①異常を思わせる症状や徴候があれば、すぐに知らせるように説明する。

■ 敗血症性ショック～肺炎

①体温、脈拍、呼吸、血圧の変化。
②症状の有無と程度（咳嗽、疼痛、違和感、熱感、顔色、皮膚色、四肢冷感、悪寒戦慄）。
③意識レベル（JCS、GCS）。
④呼吸音の状態、肺雑音の有無、痰の量と性状。
⑤血液検査データ（WBC、CRP、ABG）。
⑥血液培養検査データ。
⑦水分出納。
⑧検査所見（胸部X線、胸部CT、胸部エコー、心電図）。

①体温、脈拍、呼吸、血圧を測定する。
②心電図モニタリング。
③喀痰喀出を促す（吸入、体位変換、体位ドレナージ）。
④輸液管理を行う。
⑤水分出納管理を行う。

①異常を思わせる症状や徴候があれば、すぐに知らせるように説明する。

■ ショック～子宮外妊娠

①体温、脈拍、呼吸、血圧の変化。

1．循環器系疾患の患者

②症状の有無と程度（下腹部痛、下腹部緊満）。
③末梢循環不全の有無と程度（顔色、チアノーゼ）。
④経腟超音波によるGS（または胎芽、胎児）の状態。
⑤腹腔内出血・腟出血の有無、性状、量。
⑥意識レベル（JCS、GCS）。
⑦子宮外妊娠の部位。
⑧血液検査データ。
⑨検査所見（hCG値、心電図）。
⑩水分出納。

①体温、脈拍、呼吸、血圧を測定する。
②心電図モニタリング。
③輸液管理を行う。
④水分出納管理を行う。

①安静の必要性を説明する。
②異常を思わせる症状や徴候があれば、すぐに知らせるように説明する。

高血圧症／低血圧症

■ 高血圧〜糸球体の障害（糸球体腎炎／ネフローゼ症候群）

①体温、脈拍、呼吸、血圧の変化。
②症状の有無と程度（頭重感、頭痛、眩暈、耳鳴り、肩こり、手足のしびれ、心悸亢進、顔面紅潮、悪心・嘔吐、倦怠感、神経症状、麻痺、言語障害）。
③情動の変化。
④内服薬の種類・量、内服の有無。
⑤血液検査データ（腎機能）。
⑥排尿状況（回数、量）。
⑦水分出納。
⑧体重の増減。
⑨検査所見（心電図、胸部Ｘ線）。

①体温、脈拍、呼吸、血圧を測定する。
②起立性調節障害を予防する。
③目標体重（ドライウェイト）を検討する。

①安静の必要性を説明する。
②食事療法の必要性とその方法を説明する。
③薬物療法の必要性と効果、副作用について説明する。
④患者と家族へ高血圧、低血圧の随伴症状について説明する。
⑤異常を思わせる症状や徴候があれば、すぐに知らせるように説明する。

■ 高血圧症〜副腎皮質ステロイド療法

①体温、脈拍、呼吸、血圧の変化。
②症状の有無と程度（頭重感、頭痛、顔面紅潮、悪心・嘔吐、倦怠感、眩暈、耳鳴り、肩こり、手足のしびれ、心悸亢進、神経症状、麻痺、言語障害）。
③内服薬の種類・量、内服の有無。
④血液検査データ（腎機能、BS、Na、K、Ca）。
⑤排尿状況（回数、量）。
⑥水分出納。
⑦体重の増減。

①体温、脈拍、呼吸、血圧を測定する。
②起立性調節障害の予防をする。
③食事療法、薬物療法の管理をする。

①薬物療法の必要性と効果、副作用について説明する。
②食事療法の必要性を説明する。
③患者と家族へ高血圧、低血圧の随伴症状について説明する。
④異常を思わせる症状や徴候があれば、すぐに知らせるように説明する。

■ 高血圧症〜末梢血管疾患（粥状硬化症／動脈硬化）

①体温、脈拍、呼吸、血圧の変化。
②症状の有無と程度（頭重感、頭痛、顔面紅潮、悪心・嘔吐、倦怠感、眩暈、耳鳴り、肩こり、手足のしびれ、心悸亢進、神経症状、麻痺、言語障害）。
③喫煙状況。
④血圧に影響する精神的緊張。
⑤内服薬の種類・量、内服の有無。
⑥排便状況（回数、量、性状）。
⑦排尿状況（回数、量）。
⑧検査所見（心電図、胸部X線）。

①体温、脈拍、呼吸、血圧を測定する。
②起立性調節障害の予防をする。
③食事療法、薬物療法を管理する。
④排便コントロール。

①薬物療法の必要性と効果、副作用について説明する。
②食事療法の必要性を説明する。
③患者と家族へ高血圧、低血圧の症状について説明する。
④異常を思わせる症状や徴候があれば、すぐに知らせるように説明する。

■ 高血圧／低血圧〜人工透析

①体温、脈拍、呼吸、血圧の変化。

②症状の有無と程度（頭重感、頭痛、眩暈、耳鳴り、肩こり、手足のしびれ、心悸亢進、悪心・嘔吐、倦怠感）。
③症状の有無と程度（神経症状、麻痺、言語障害）。
④随伴症状の有無と程度（顔面紅潮、精神力の減退、易疲労性、脱力感）。
⑤内服薬の種類・量、内服の有無。
⑥血液検査データ（BUN、Ccr、Hb、フェリチン、P、Ca、K、Alb、TP）。
⑦食事内容と摂取量。
⑧水分出納。
⑨体重の増減。
⑩検査所見（心電図、胸部X線）。

①体温、脈拍、呼吸、血圧を測定する。
②医師の指示により、血流量および除水の設定を変更する。
③起立性調節障害を予防する。
④目標体重（ドライウェイト）を検討する。
⑤水分出納管理を行う。

①患者と家族へ高血圧、低血圧の症状について説明する。
②食事療法の必要性とその方法を説明する。
③薬物療法の必要性と効果、副作用について説明する。
④異常を思わせる症状や徴候があれば、すぐに知らせるように説明する。

■ 起立性低血圧〜脊髄損傷

①体温、脈拍、呼吸、血圧の変化。
②症状の有無と程度（頭痛、頭重感、眩暈、立ちくらみ、動悸、失神、易疲労感、脱力感、下肢の浮腫、静脈のうっ血）。
③使用薬剤の種類、量。
④睡眠状態。

①体温、脈拍、呼吸、血圧を測定する。
②下肢に弾力包帯を巻く。
③血圧を臥位時、座位時で測定する（左右の上腕の血圧が異なるときは、圧の高いほうの上腕で測定する）。
④低血圧状態で脳貧血を起こした場合、直ちに仰臥位にもどす。
⑤低血圧状態で貧血を起こした場合の処置後は、少しずつ頭部を高くした姿勢に慣らしていく。

①仰臥位から急に側臥位、座位になることを避けるように説明する。
②起床前にベッドの上で軽い運動を行うように説明する。
③長期の臥床安静は避けるように説明する。
④熱い風呂あるいはシャワーを避けるように説明する。
⑤睡眠を十分とるように説明する。

出血

■ 出血〜頭部外傷

OP 観察計画
①体温、脈拍、呼吸、血圧の変化。
②頭蓋内圧亢進症状の有無と程度（頭痛、悪心・嘔吐）。
③意識レベル（JCS、GCS）。
④瞳孔（大きさ、不同の有無、対光反射、眼球位、眼振・眼球運動）。
⑤運動レベル（麻痺の有無）。
⑥外減圧の有無および状態。
⑦ガーゼ汚染の状態。
⑧創部の状態（縫合部の癒合状態、出血、周囲の皮膚色、発赤、熱感、浮腫、腫脹）。
⑨血液検査データ（RBC、Plt、Ht、Hb、CRP、WBC、血液凝固能）。
⑩水分出納。
⑪検査所見（頭部CT、頭部X線）。

TP ケア計画
①体温、脈拍、呼吸、血圧を測定する。
②輸液管理を行う。
③水分出納管理を行う。
④創部を管理する。

EP 教育計画
①安静の必要性を説明する。
②異常を思わせる症状や徴候があれば、すぐに知らせるように説明する。

■ 出血〜食道疾患（食道炎／食道裂孔ヘルニア）

OP 観察計画
①体温、脈拍、呼吸、血圧の変化。
②吐血、下血の有無と程度。
③疼痛の有無と程度。
④排便状況（性状、色）。
⑤血液検査データ（RBC、Plt、Ht、Hb、血液凝固能）。
⑥食事摂取状況。
⑦水分出納。
⑧検査所見（内視鏡）。

TP ケア計画
①体温、脈拍、呼吸、血圧を測定する。
②医師の指示により止血薬の与薬、輸血を行う。
③カテーテル・チューブ類、創部を管理する。
④水分出納管理を行う。

EP 教育計画
①食事指導を行う（刺激物や固いものを避ける）。
②異常を思わせる症状や徴候があれば、すぐに知らせるように説明する。

■ 出血～静脈瘤（消化管）

① 体温、脈拍、呼吸、血圧の変化。
② ショック症状の有無。
③ 吐血に伴う前駆、随伴症状の有無と程度（前胸部の不快感、悪心、冷汗、腹痛）。
④ 意識レベル（JCS、GCS）。
⑤ S-Bチューブ挿入時、チューブからの排液状況（量、性状）。
⑥ 血液検査データ（RBC、Plt、Ht、Hb、NH_3、血液凝固能）。
⑦ 水分出納。
⑧ 検査所見（胸腹部X線、内視鏡）。

① 体温、脈拍、呼吸、血圧を測定する。
② 医師の指示により止血薬の与薬、輸血を行う。
③ S-Bチューブ挿入時はチューブの管理。
④ 水分出納管理を行う。

① 異常を思わせる徴候があれば、すぐに知らせるように説明する（腹痛、悪心）。

■ 出血～消化管潰瘍

① 体温、脈拍、呼吸、血圧の変化。
② 吐血、下血の有無と程度。
③ 前駆症状の有無（悪心、胃部不快感、腹部違和感、腹痛）。
④ 疼痛の有無。
⑤ 排便状況（回数、量、性状）。
⑥ 血液検査データ（RBC、Plt、Ht、Hb、BUN、肝機能、電解質、血液凝固能）。
⑦ 水分出納。
⑧ 検査所見（内視鏡）。

① 体温、脈拍、呼吸、血圧を測定する。
② 医師の指示により止血薬の与薬、輸血を行う。
③ カテーテル・チューブ類、創部を管理する。
④ 水分出納管理を行う。

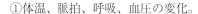
① 異常を思わせる症状や徴候があれば、すぐに知らせるように説明する。

■ 出血～心臓ペースメーカーの挿入部

① 体温、脈拍、呼吸、血圧の変化。
② 症状の有無と程度（動悸、呼吸困難）。
③ 創部の状態（縫合部の癒合状態、出血、周囲の皮膚色、発赤、熱感、浮腫、腫脹）。
④ 血液検査データ（RBC、Plt、Ht、Hb、CRP、WBC、血液凝固能）。
⑤ ペーシング不全、センシング不全の有無による安静度の拡大状況。

⑥水分出納。
⑦検査所見（心電図）。

①体温、脈拍、呼吸、血圧を測定する。
②心電図モニタリング。
③医師の指示により止血薬の与薬、輸血を行う。
④創部の安静の必要性を説明する。
⑤創部やドレーンを管理する。
⑥水分出納管理を行う。

①異常を思わせる症状や徴候があれば、すぐに知らせるように説明する。

■出血～肝炎（ウイルス性）

①体温、脈拍、呼吸、血圧の変化。
②症状の有無と程度（関節の異常な疼痛・腫脹）。
③出血の有無、部位、程度（皮膚の点状出血、歯肉出血、鼻出血、吐血、下血）。
④腹囲の急激な増加。
⑤血液検査データ（RBC、Plt、Ht、Hb、AST、ALT、γ-GTP、血液凝固能）。
⑥水分出納。

①体温、脈拍、呼吸、血圧を測定する。
②医師の指示により止血薬の与薬、輸血を行う。
③水分出納管理を行う。

①異常を思わせる症状や徴候があれば、すぐに知らせるように説明する。

■出血～肝硬変

①体温、脈拍、呼吸、血圧の変化。
②出血の有無、部位、程度（皮膚点状出血、歯肉出血、鼻出血、吐血、下血）。
③腹囲の急激な増加。
④血液検査データ（RBC、Plt、Ht、Hb、AST、ALT、γ-GTP、血液凝固能）。
⑤水分出納。

①体温、脈拍、呼吸、血圧を測定する。
②医師の指示により止血薬の与薬、輸血を行う。
③水分出納管理を行う。

①異常を思わせる症状や徴候があれば、すぐに知らせるように説明する。

■ 出血〜白血病

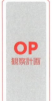
①体温、脈拍、呼吸、血圧の変化。
②出血（皮下血腫、筋肉内出血、頭蓋内出血、口腔内出血、血尿）。
③症状の有無と程度（血腫の末梢神経圧迫による疼痛・麻痺・筋萎縮、悪心・嘔吐、頭痛）。
④血液検査データ（RBC、Plt、Ht、Hb、WBC、血液凝固能）。
⑤検査所見（骨髄穿刺）。

①体温、脈拍、呼吸、血圧を測定する。
②医師の指示により止血薬の与薬、輸血を行う。

①異常を思わせる症状や徴候があれば、すぐに知らせるように説明する。

■ 出血〜血友病

①体温、脈拍、呼吸、血圧の変化。
②症状の有無と程度（倦怠感、頭痛、発熱、動悸、息切れ、疼痛、皮膚・粘膜の点状出血、歯肉出血、関節の腫脹）。
③血液検査データ（RBC、Plt、Ht、Hb、血液凝固能）。

①体温、脈拍、呼吸、血圧を測定する。
②医師の指示により止血薬の与薬、輸血を行う。

①異常を思わせる症状や徴候があれば、すぐに知らせるように説明する。

■ 出血〜再生不良性貧血

①体温、脈拍、呼吸、血圧の変化。
②出血の部位、量、程度。
③症状の有無と程度（意識障害）。
④血液検査データ（RBC、Plt、Ht、Hb、WBC、血液凝固能）。
⑤検査所見（骨髄穿刺、脊椎MRI、骨髄シンチ）。

①体温、脈拍、呼吸、血圧を測定する。
②医師の指示により止血薬の与薬、輸血を行う。
③輸液管理、服薬管理を行う。

①異常を思わせる症状や徴候があれば、すぐに知らせるように説明する。

出血～血小板減少

① 体温、脈拍、呼吸、血圧の変化。
② 症状の有無と程度（頭痛、腹痛、疼痛、口腔内・鼻腔内出血、下血、性器出血）。
③ 皮膚症状の有無と程度（出血斑、紫斑）。
④ 血液検査データ（RBC、Plt、Ht、Hb、血液凝固能）。

① 体温、脈拍、呼吸、血圧を測定する。
② 医師の指示により止血薬の与薬、輸血を行う。
③ 輸血管理、輸液管理、服薬管理を行う。

① 異常を思わせる症状や徴候があれば、すぐに知らせるように説明する。

出血～DIC

① 体温、脈拍、呼吸、血圧の変化。
② ショック症状の有無。
③ 疼痛の有無。
④ 薬剤の種類と量。
⑤ ドレーンからの排液状況（性状、量）、ガーゼ汚染の状態。
⑥ 創部の状態（縫合部の癒合状態、出血、周囲の皮膚色、発赤、熱感、浮腫、腫脹）。
⑦ 血液検査データ（RBC、Plt、Ht、Hb、赤沈、血液凝固能）。
⑧ 水分出納。

① 体温、脈拍、呼吸、血圧を測定する。
② 輸血管理、輸液管理、服薬管理を行う。
③ カテーテル・チューブ類、創部を管理する。
④ 水分出納管理を行う。

① 異常を思わせる症状や徴候があれば、すぐに知らせるように説明する。

出血～妊娠中の子宮出血（前置胎盤／胎盤早期剥離／子宮破裂／非悪性病変／胞状奇胎）

① 体温、脈拍、呼吸、血圧の変化。
② 出血の有無と程度（腟出血の有無、性状、量）。
③ 疼痛の有無。
④ ショック症状の有無。
⑤ 腹部緊満の有無と程度。
⑥ 血液検査データ（RBC、Plt、Ht、Hb、血液凝固能）。
⑦ 検査所見（腹部エコー、胎児心拍モニター）。

①体温、脈拍、呼吸、血圧を測定する。
②出血や異常を思わせる徴候があれば、すみやかに胎児心拍をモニタリングする。

①異常を思わせる症状や徴候があれば、すぐに知らせるように説明する。

■ 出血〜静脈瘤（下肢）

①体温、脈拍、呼吸、血圧の変化。
②症状の有無と程度（疼痛、しびれ、知覚障害）。
③下肢の状態（皮膚色、発赤、熱感、浮腫、腫脹、冷感）。
④血液検査データ（RBC、Plt、Ht、Hb、血液凝固能）。

①体温、脈拍、呼吸、血圧を測定する。
②医師の指示により止血薬の与薬、輸血を行う。

①異常を思わせる症状や徴候があれば、すぐに知らせるように説明する。

■ 出血〜痔／痔瘻（非手術的）

①体温、脈拍、呼吸、血圧の変化。
②症状の有無と程度（疼痛）。
③患部の状態（周囲の皮膚色、出血、発赤、熱感、浮腫、腫脹）。
④排便の有無、性状。
⑤血液検査データ（RBC、Plt、Ht、Hb、CRP、血液凝固能）。
⑥水分出納。
⑦検査所見（直腸診、肛門鏡）。

①体温、脈拍、呼吸、血圧を測定する。
②排便コントロール。
③水分出納管理を行う。

①患部の清潔保持について必要性を説明する（座浴）。
②排便コントロールの必要性を説明する。
③異常を思わせる症状や徴候があれば、すぐに知らせるように説明する。

■ 出血〜術後：頭部手術

①体温、脈拍、呼吸、血圧の変化。
②頭蓋内圧亢進症状の有無と程度（頭痛、悪心・嘔吐）。
③脳神経障害の有無（顔面神経麻痺、嚥下困難、眼瞼下垂、味覚・聴覚・嗅覚異常）。
④意識レベル（JCS、GCS）。
⑤瞳孔（大きさ、不同の有無、対光反射、眼球位、眼振・眼球運動）。
⑥痙攣の有無（部位、時間、程度、種類）。

⑦運動レベル(麻痺、失調の有無と程度)。
⑧創部の状態(ガーゼ汚染の有無、発赤、腫脹)。
⑨ドレナージからの排液流出状況。
⑩血液検査データ(RBC、WBC、CRP、Plt、血液凝固能)。
⑪検査所見(頭部CT:部位、血腫の大きさ)。
⑫水分出納。

①体温、脈拍、呼吸、血圧を測定する。
②輸液管理を行う。
③水分出納管理を行う。
④カテーテル・チューブ類の管理を行う。

①安静の必要性を説明する。
②異常を思わせる症状や徴候があれば、すぐに知らせるように説明する。

■ 出血〜術後:耳の手術

①体温、脈拍、呼吸、血圧の変化。
②耳症状の有無と程度(耳鳴り、眩暈、悪心・嘔吐、眼振)。
③疼痛の有無。
④創部の状態(縫合部の癒合状態、出血、周囲の皮膚色、発赤、熱感、浮腫、腫脹)、ガーゼ汚染の有無。
⑤血液検査データ(RBC、Plt、Ht、Hb、血液凝固能)。
⑥水分出納。

①体温、脈拍、呼吸、血圧を測定する。
②創部やドレーンを管理する。
③水分出納管理を行う。

①安静の必要性を説明する。
②異常を思わせる症状や徴候があれば、すぐに知らせるように説明する。

■ 出血〜術後:扁桃摘出術

①体温、脈拍、呼吸、血圧の変化。
②症状の有無と程度(咽頭流下感、悪心・嘔吐、咽頭痛)。
③出血の有無と程度。
④創部の状態(縫合部の癒合状態、出血、発赤、熱感、浮腫、腫脹)。
⑤痰の性状、色の有無。
⑥血液検査データ(RBC、WBC、Plt、Ht、Hb、CRP、血液凝固能)。
⑦水分出納。

①体温、脈拍、呼吸、血圧を測定する。
②医師の指示により止血薬の与薬、輸血を行う。

③水分出納管理を行う。

①痰、唾液を飲み込まないでティッシュにとり、ためておくように説明する。
②異常を思わせる症状や徴候があれば、すぐに知らせるように説明する。

■出血〜術後：根治的頸部手術（喉頭切除術）

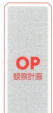
①体温、脈拍、呼吸、血圧の変化。
②症状の有無と程度（疼痛）。
③ドレーンからの排液状況（性状、量）、ガーゼ汚染の状態。
④創部の状態（縫合部の癒合状態、出血、周囲の皮膚色、発赤、熱感、浮腫、腫脹）。
⑤痰の性状、量。
⑥血液検査データ（RBC、Plt、Ht、Hb、CRP、血液凝固能）。
⑦水分出納。

①体温、脈拍、呼吸、血圧を測定する。
②医師の指示により止血薬の与薬、輸血を行う。
③創部やドレーンの管理をする。
④水分出納管理を行う。

①異常を思わせる症状や徴候があれば、すぐに知らせるように説明する。

■出血〜術後：脊髄手術

①体温、脈拍、呼吸、血圧の変化。
②症状の有無と程度（頭痛、悪心・嘔吐）。
③感覚障害の有無と程度、部位。
④運動障害の有無と程度、部位。
⑤創部の状態（ガーゼ汚染）。
⑥ドレーンからの排液の量と性状。
⑦血液検査データ（RBC、Hb、Ht、Plt、血液凝固能）。
⑧検査所見（胸腹部X線、胸腹部CT、胸腹部MRI）。
⑨水分出納。

①体温、脈拍、呼吸、血圧を測定する。
②輸液管理を行う。
③水分出納管理を行う。
④排便のコントロールを行う。

①安静の必要性について説明する。
②異常を思わせる症状や徴候があれば、すぐに知らせるように説明する。

■ 出血〜術後：胸部手術

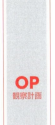
①体温、脈拍、呼吸、血圧の変化。
②末梢循環不全の有無と程度（顔色、末梢動脈の触知状態、冷感および皮膚色）。
③疼痛の有無と程度。
④呼吸状態（呼吸パターン、呼吸数、喘鳴、咳嗽、肺雑音、呼吸音、舌根沈下の有無）。
⑤ドレーンからの排液状況（性状、量）、ガーゼ汚染の状態。
⑥創部の状態（縫合部の癒合状態、出血、周囲の皮膚色、発赤、熱感、浮腫、腫脹）。
⑦血液検査データ（RBC、WBC、Plt、Ht、Hb、ABG、CRP、血液凝固能）。
⑧血行動態値。
⑨水分出納。

①体温、脈拍、呼吸、血圧を測定する。
②輸液管理を行う。
③水分出納管理を行う。
④カテーテル・チューブ類、創部を管理する。

①安静の必要性を説明する。
②異常を思わせる症状や徴候があれば、すぐに知らせるように説明する。

■ 出血〜血管形成術

①体温、脈拍、呼吸、血圧の変化。
②疼痛の有無。
③ガーゼ汚染の状態。
④創部の状態（出血、周囲の皮膚色、発赤、熱感、浮腫、腫脹）。
⑤血液検査データ（RBC、Plt、Ht、Hb、血液凝固能）。
⑥水分出納。

①体温、脈拍、呼吸、血圧を測定する。
②医師の指示により止血薬の与薬、輸血を行う。
③カテーテル・チューブ類、創部を管理する。
④水分出納管理を行う。

①異常を思わせる症状や徴候があれば、すぐに知らせるように説明する。

■ 出血〜術後：腹部手術

①体温、脈拍、呼吸、血圧の変化。
②疼痛の有無。
③ドレーンからの排液状況（性状、量）、ガーゼ汚染の状態。
④創部の状態（縫合部の癒合状態、出血、周囲の皮膚色、発赤、熱感、浮腫、腫脹）。
⑤血液検査データ（RBC、WBC、Plt、Ht、Hb、CRP、血液凝固能）。

⑥水分出納。

①体温、脈拍、呼吸、血圧を測定する。
②医師の指示により止血薬の与薬、輸血を行う。
③カテーテル・チューブ類、創部を管理する。
④水分出納管理を行う。

①異常を思わせる徴候があれば、すぐに知らせるように説明する（出血の増加、疼痛、腫脹）。

■出血〜術後：泌尿器系手術

①体温、脈拍、呼吸、血圧の変化。
②排尿状況（量、性状）。
③疼痛の有無。
④下腹部緊満の有無。
⑤ドレーンからの排液状況（性状、量）、ガーゼ汚染の状態。
⑥創部の状態（縫合部の癒合状態、出血、周囲の皮膚色、発赤、熱感、浮腫、腫脹）。
⑦血液検査データ（RBC、WBC、Plt、Ht、Hb、CRP、血液凝固能）。
⑧水分出納。

①体温、脈拍、呼吸、血圧を測定する。
②医師の指示により止血薬の与薬、輸血を行う。
③創部やドレーンを管理する。
④水分出納管理を行う。

①異常を思わせる症状や徴候があれば、すぐに知らせるように説明する。

■出血〜術後：経尿道的切除術

①体温、脈拍、呼吸、血圧の変化。
②排尿状況（量、性状）。
③疼痛の有無。
④膀胱刺激症状の有無。
⑤下腹部緊満の有無。
⑥血液検査データ（RBC、WBC、Plt、Ht、Hb、CRP、血液凝固能）。
⑦水分出納。

①体温、脈拍、呼吸、血圧を測定する。
②医師の指示により止血薬の与薬、輸血を行う。
③水分出納管理を行う。

① 水分摂取の必要性を説明する。
② 異常を思わせる症状や徴候があれば、すぐに知らせるように説明する。

■ 出血〜術後：子宮摘出術（経腟／開腹）

① 体温、脈拍、呼吸、血圧の変化。
② 疼痛の有無。
③ ドレーンからの排液（性状、量）、ガーゼ汚染の状態、腟出血の有無。
④ 創部の状態（縫合部の癒合状態、周囲の皮膚色、発赤、熱感、浮腫、腫脹）。
⑤ 血液検査データ（RBC、WBC、Plt、Ht、Hb、CRP、血液凝固能）。
⑥ 水分出納。

① 体温、脈拍、呼吸、血圧を測定する。
② カテーテル・チューブ類、創部を管理する。
③ 水分出納管理を行う。

① 異常を思わせる徴候があれば、すぐに知らせるように説明する（出血の増加や疼痛、腫脹）。

■ 出血〜術後：下肢切断術

① 体温、脈拍、呼吸、血圧の変化。
② 疼痛の有無。
③ 創部の状態（縫合部の癒合状態、出血、周囲の皮膚色、発赤、熱感、浮腫、腫脹）、ガーゼ汚染の有無。
④ 血液検査データ（RBC、WBC、Plt、Ht、Hb、CRP、血液凝固能）。
⑤ 水分出納。

① 体温、脈拍、呼吸、血圧を測定する。
② 医師の指示により止血薬の与薬、輸血を行う。
③ 創部を管理する。
④ 水分出納管理を行う。

① 異常を思わせる症状や徴候があれば、すぐに知らせるように説明する。

■ 出血〜術後：関節鏡検査／関節鏡視下切除術

① 体温、脈拍、呼吸、血圧の変化。
② 疼痛の有無。
③ 創部の状態（ガーゼ汚染の有無、縫合部の癒合状態、出血、周囲の皮膚色、発赤、熱感、浮腫、腫脹）。
④ 血液検査データ（RBC、WBC、Plt、Ht、Hb、CRP、血液凝固能）。

①体温、脈拍、呼吸、血圧を測定する。
②医師の指示により止血薬の与薬、輸血を行う。

①異常を思わせる症状や徴候があれば、すぐに知らせるように説明する。

■出血〜術後：肛門直腸の手術

①体温、脈拍、呼吸、血圧の変化。
②疼痛の有無。
③ドレーンからの排液状況（性状、量）、ガーゼ汚染の状態。
④創部の状態（縫合部の癒合状態、出血、周囲の皮膚色、発赤、熱感、浮腫、腫脹）。
⑤血液検査データ（RBC、WBC、Plt、Ht、Hb、CRP、血液凝固能）。
⑥水分出納。

①体温、脈拍、呼吸、血圧を測定する。
②医師の指示により止血薬の与薬、輸血を行う。
③カテーテル・チューブ類、創部を管理する。
④水分出納管理を行う。

①異常を思わせる症状や徴候があれば、すぐに知らせるように説明する。

■出血〜腎生検

①体温、脈拍、呼吸、血圧の変化。
②ショック症状の有無。
③症状の有無と程度（腸蠕動の遅延または減少、腹部膨満、腹痛）。
④創部の状態（周囲の皮膚色、出血、発赤、熱感、浮腫、腫脹）、ガーゼ汚染の有無。
⑤血液検査データ（RBC、WBC、Hb、Ht、Plt、CRP、血液凝固能）。
⑥排尿状況（回数、量、性状）。
⑦検査所見（腹部エコー）。

①体温、脈拍、呼吸、血圧を測定する。
②医師の指示により止血薬の与薬、輸血を行う。
③創部を管理する。
④圧迫止血の確認、冷罨法を行う。

①検査後の安静の必要性について説明する。
②異常を思わせる症状や徴候があれば、すぐに知らせるように説明する。

■出血〜血管造影検査

①体温、脈拍、呼吸、血圧の変化。
②ショック症状の有無。

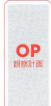
③末梢循環障害の有無。
④穿刺部の皮下出血、腫脹の有無と程度。
⑤創部の状態（縫合部の癒合状態、周囲の皮膚色、疼痛、発赤、熱感、浮腫、腫脹）。
⑥抗凝固薬の使用の有無。
⑦血液検査データ（RBC、Plt、Ht、Hb、血液凝固能）。
⑧水分出納。

①体温、脈拍、呼吸、血圧を測定する。
②水分出納管理を行う。

①異常を思わせる症状や徴候があれば、すぐに知らせるように説明する。

■ 出血〜抗凝固療法

①体温、脈拍、呼吸、血圧の変化。
②出血の有無と程度（皮下、粘膜：陰部、鼻腔、口腔）。
③末梢循環不全の有無と程度（顔色、口唇色、悪寒、悪心・嘔吐）。
④排尿、排便状況（回数、量、性状）。
⑤ショック症状の有無。
⑥創部の状態（縫合部の癒合状態、周囲の皮膚色、発赤、熱感、腫脹）。
⑦血液検査データ（RBC、Plt、Ht、Hb、血液凝固能）。
⑧水分出納。

①体温、脈拍、呼吸、血圧を測定する。
②医師の指示により止血薬の与薬、輸血を行う。
③輸液管理、服薬管理を行う。
④水分出納管理を行う。

①異常を思わせる症状や徴候があれば、すぐに知らせるように説明する。
②食事指導を行う（ビタミンKが豊富な食物の摂取を控える）。
③転倒・打撲をしないように説明する。

■ 出血〜抗凝固薬使用（人工透析）

①体温、脈拍、呼吸、血圧の変化。
②ショック症状の有無。
③疼痛の有無。
④ガーゼ汚染の状態。
⑤穿刺部の状態。
⑥血液検査データ（RBC、Plt、Ht、Hb、血液凝固能）。
⑦水分出納。
⑧抗凝固薬の種類。

① 体温、脈拍、呼吸、血圧を測定する。
② 穿刺部を管理する。
③ 穿刺針抜針後の圧迫止血を十分に行う。
④ 水分出納管理を行う。

① 穿刺部の止血の必要性と方法を説明する。
② 異常を思わせる徴候があれば、すぐに知らせるように説明する（鼻出血、眼底出血）。

■ 出血〜腹膜透析（CAPD）

① 体温、脈拍、呼吸、血圧の変化。
② 疼痛の有無。
③ 症状の有無と程度（腹部膨満、悪心・嘔吐）。
④ 意識レベル（JCS、GCS）。
⑤ テンコフカテーテルからの排液状況（性状、量）、ガーゼ汚染の状態。
⑥ 創部の状態（縫合部の癒合状態、周囲の皮膚色、発赤、熱感、浮腫、腫脹）。
⑦ 浮腫の有無と程度。
⑧ 血液検査データ（RBC、Plt、Ht、Hb、血液凝固能）。
⑨ 水分出納。
⑩ 体重の増減。
⑪ 腹囲の増減。
⑫ 検査所見（腹部X線、腹部CT）。

① 体温、脈拍、呼吸、血圧を測定する。
② 医師の指示により止血薬の与薬、輸血を行う。
③ 体重測定（定期的に一定の条件下で測定する）。
④ 腹囲測定（定期的に一定の条件下で測定する）。
⑤ カテーテル・チューブ類、創部を管理する。
⑥ 水分出納管理を行う。

① 異常を思わせる症状や徴候があれば、すぐに知らせるように説明する。

■ 出血〜TAE／TAI／PEIT

① 体温、脈拍、呼吸、血圧の変化。
② 症状の有無と程度（悪心・嘔吐、気分不良、腹痛、下痢、胸痛）。
③ 穿刺部の状態（疼痛、出血、止血、固定方法）。
④ 下肢末梢の皮膚温、知覚障害の有無と程度。
⑤ 排尿状況（回数、量、性状）。
⑥ 排便状況（回数、性状）。
⑦ 血液検査データ（血液凝固能）。
⑧ 検査所見（腹部エコー、腹部CT、腹部X線）。

①体温、脈拍、呼吸、血圧を測定する。
②医師の指示により止血薬の与薬、輸血を行う。

①異常を思わせる症状や徴候があれば、すぐに知らせるように説明する。

■出血～消化管内視鏡

①体温、脈拍、呼吸、血圧の変化。
②吐血、下血の有無と程度。
③前駆症状の有無(悪心、胃部不快感、腹部違和感、腹痛)。
④疼痛の有無。
⑤排便状況(回数、量、性状)。
⑥血液検査データ(RBC、Plt、Ht、Hb、BUN、肝機能、電解質、血液凝固能)。
⑦検査所見(上部・下部消化管内視鏡検査結果)。
⑧治療内容(上部・下部消化管内視鏡治療)。

①体温、脈拍、呼吸、血圧を測定する。
②医師の指示により悪心・嘔吐時は制吐薬を与薬する。
③医師の指示により止血薬を与薬する。

①異常を思わせる症状や徴候があれば、すぐに知らせるように説明する。

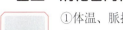

血栓症／塞栓症

■肺血栓塞栓症／深部静脈血栓症～術後一般

①体温、脈拍、呼吸、血圧、SpO_2の変化。
②血行再建部位より末梢動脈の拍動の有無。
③下肢表在静脈の怒張の有無と程度。
④疼痛の程度と部位。
⑤体重の増減。
⑥水分出納。
⑦喫煙状況。
⑧抗凝固薬使用の有無。
⑨肺塞栓症の有無、血栓症の既往。
⑩安静度と患者の術後離床状況。
⑪血液検査データ(RBC、Plt、Ht、Hb、電解質、血液凝固能、ABG)。
⑫検査所見(心電図、エコー、血管造影、CT)。

①体温、脈拍、呼吸、血圧、SpO_2を測定する。
②安静解除後の初回歩行時から安定離床が図れる期間SpO_2モニタリングを行う。

③医師の指示により抗凝固薬を与薬する。
④薬物療法の管理を行う。
⑤肺血栓塞栓症、深部静脈血栓症予防のためのリスク評価に基づいた対策を行う(弾性ストッキングまたは間欠的空気圧迫法)。

①異常を思わせる症状や徴候があれば、すぐに知らせるように説明する。
②薬物療法の必要性と効果、副作用について説明する(抗凝固薬)。
③禁煙の必要性を説明する。
④適度な運動を行い、血行維持を図るように説明する。
⑤臥床中に下肢の運動の必要性を説明し実施を促す(足関節屈伸)。

■ 冠動脈血栓症〜心筋梗塞

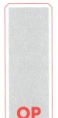
①体温、脈拍、呼吸、血圧、意識レベルの変化。
②症状の有無と程度(胸部症状、呼吸困難、悪心、倦怠感、チアノーゼ、四肢冷感、冷汗、出血傾向)。
③検査所見(心電図、心エコー、胸部X線:CTRの変化、血管造影:冠動脈病変の有無)。
④心不全徴候の有無と程度。
⑤末梢循環動態。
⑥血液検査データ(CK、CK-MB(トロポニンT、ラピチェック)、AST、LDH、CRP、血液凝固能、WBC、ABG)。
⑦排尿状況(量、性状、比重)。
⑧水分出納。
⑨中心静脈圧および各種圧モニター。

①体温、血圧、脈拍、呼吸を測定する。
②心電図モニタリング。
③輸液・服薬管理を行う。
④水分出納管理を行う。
⑤心負荷を与えず血行動態を変動させない(安静の確保、排便コントロール)。
⑥医師の指示により抗凝固薬、鎮痛薬を与薬する。

①各種ルート類の必要性について説明する。
②飲水、食事制限の必要性について説明する。
③喀痰喀出方法を説明する。
④排便コントロールの必要性を説明する。
⑤異常を思わせる症状や徴候があれば、すぐに知らせるように説明する。

■ 血栓症／塞栓症〜長期留置静脈カテーテル

①体温、血圧、脈拍、呼吸の変化。
②症状の有無と程度(筋硬直、浮腫、壊死、うっ血)。
③静脈血栓の有無と程度(皮膚の発赤、腫脹、色調、静脈怒張、疼痛、熱感)。

④肺塞栓症の有無と程度（呼吸困難、胸痛、頻呼吸、頻脈、SpO$_2$）。

①体温、血圧、脈拍、呼吸の測定。
②心拍動触知部位あるいはドップラー音聴診可能部位をマーキングしておく。
③疼痛軽減のために阻血肢を保温する。不必要に患部を熱くしない。
④医師の指示により抗凝固薬、鎮痛薬を与薬する。

①異常を思わせる症状や徴候があれば、すぐに知らせるように説明する（各部位の疼痛、違和感、知覚麻痺、運動麻痺）。

■ 血栓症（動脈）〜血管造影検査

①体温、脈拍、呼吸、血圧の変化。
②症状の有無と程度（出血、頻脈、低血圧、末梢脈拍減少の異常）。
③阻血症状の有無と程度（血腫、浮腫、壊死、水疱形成、皮膚温低下、チアノーゼ、疼痛、脈拍消失、蒼白、知覚障害、運動麻痺、筋硬直）。
④血液検査データ（電解質、ABG、BUN、Cr）。
⑤排尿状況（量、色調、性状、比重）。

①体温、脈拍、呼吸、血圧の測定。
②患者が抗凝固療法を受けている場合は、異常出血の徴候をモニタリングする。
③拍動触知部位あるいはドップラー音聴診可能部位をマーキングしておく。
④塞栓症の徴候が発生した場合、プロトコールを直ちに施行する。
⑤医師の指示により抗凝固薬、鎮痛薬を与薬する。
⑥疼痛軽減のために阻血肢を保温する。不必要に患部を熱くしない。

①禁煙の必要性を説明する。
②異常を思わせる症状や徴候があれば、すぐに知らせるように説明する（各部位の疼痛、違和感、知覚麻痺、運動麻痺）。

■ 深部静脈血栓症〜肺水腫を伴ううっ血性心不全

①体温、脈拍、呼吸、血圧の変化。
②症状の有無と程度（疼痛、発赤、腫脹、熱感、冷感、末梢動脈の触知、うっ血、腓腹筋の圧痛）。
③心不全症状の有無と程度（全身倦怠感、胸部症状、呼吸困難、浮腫）。
④血液検査データ（電解質、血液凝固能）。
⑤体重の増減。
⑥水分出納。
⑦検査所見（X線、エコー）。

① 体温、脈拍、呼吸、血圧の測定。
② 輸液管理を行う。
③ 水分出納管理を行う。
④ 医師の指示により抗凝固薬、鎮痛薬を与薬する。

① 術後、許可範囲内で身体を積極的に動かすよう説明する。
② 異常を思わせる症状や徴候があれば、すぐに知らせるように説明する。

■ 塞栓症～大動脈バルーンパンピング

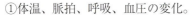
① 体温、脈拍、呼吸、血圧の変化。
② 症状の有無と程度（阻血症状の進行、筋硬直、浮腫、壊死、水疱形成、皮膚温低下、チアノーゼ）。
③ 阻血症状の有無と程度（各部位の疼痛、脈拍消失、蒼白、知覚障害、運動麻痺）。
④ 大動脈バルーンパンピングの作動状況。
⑤ 血液検査データ（Plt、Hb、PT、ABG、WBC、CRP）。
⑥ 排尿状況（量、色調、比重）。
⑦ 検査所見（心電図：心律動異常の有無と程度）。
⑧ 水分出納。

① 体温、脈拍、呼吸、血圧を測定する。
② 輸液管理を行う。
③ 水分出納管理を行う。
④ 医師の指示により抗凝固薬、鎮痛薬を与薬する。

① 異常を思わせる症状や徴候があれば、すぐに知らせるように説明する（各部位の疼痛、違和感、知覚麻痺、運動麻痺）。

■ 微小血栓症～DIC

① 体温、脈拍、呼吸、血圧の変化。
② 呼吸器症状の有無（肺塞栓症状、呼吸困難、喘鳴、胸痛）。
③ 神経症状の有無と程度（視力障害、全身痙攣、頭痛、四肢の運動障害、筋力低下）。
④ 循環器症状の有無（ショック症状、期外収縮、四肢末端チアノーゼ、冷感）。
⑤ 消化器症状の有無（悪心・嘔吐、腹痛、腹部膨満、肝機能、吐血、下血、タール便）。
⑥ 腎症状の有無（乏尿、無尿、血尿）。
⑦ 意識レベル（JCS、GCS）。
⑧ 水分出納。
⑨ 出血傾向の有無と程度。
⑩ 血液検査データ（RBC、Plt、Hb、Ht、赤沈、血液凝固能、腎機能、肝機能、乳酸、ABG）。

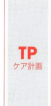

①体温、脈拍、呼吸、血圧を測定する。
②輸液管理を行う。
③水分出納管理を行う。
④医師の指示により抗凝固薬、鎮痛薬を与薬する。
⑤輸血管理を行う。
⑥駆血帯、マンシェットによる圧迫は最小限とする。
⑦採血はすばやく行い、採血後止血を確認する。

①出血予防の必要性を説明する（硬い歯ブラシ・カミソリの使用を避ける、強く鼻をかまない）。
②排便コントロールの必要性と、痔出血の予防の必要性を説明する。
③異常を思わせる症状や徴候があれば、すぐに知らせるように説明する。

急性冠状動脈閉塞（血塊／攣縮／虚脱）

■ 急性冠状動脈閉塞（血塊／攣縮／虚脱）〜CABG術・PCI

①体温、脈拍、呼吸、血圧、意識レベルの変化。
②症状の有無と程度（胸部症状、呼吸困難、悪心、倦怠感、チアノーゼ、四肢冷感、冷汗、出血傾向）。
③検査所見（心電図、心エコー、胸部X線：CTRの変化、血管造影：冠動脈病変の有無）。
④心不全徴候の有無と程度。
⑤末梢循環動態。
⑥血液検査データ（CK、CK-MB（トロポニンT、ラピチェック）、AST、LDH、CRP、血液凝固能、WBC、ABG）。
⑦排尿状況（量、性状、比重）。
⑧水分出納。
⑨中心静脈圧および各種圧モニター。

①体温、血圧、脈拍、呼吸を測定する。
②心電図モニタリング。
③輸液・服薬管理を行う。
④水分出納管理を行う。
⑤心負荷を与えず血行動態を変動させない（安静の確保、排便コントロール）。
⑥医師の指示により抗凝固薬、鎮痛薬を与薬する。

①各種ルート類の必要性について説明する。
②飲水、食事制限の必要性について説明する。
③喀痰喀出方法を説明する。
④排便コントロールの必要性を説明する。
⑤異常を思わせる症状や徴候があれば、すぐに知らせるように説明する。

血腫

■ 血腫〜術後：椎弓切除術

①体温、脈拍、呼吸、血圧の変化。
②神経症状の有無と程度（しびれ、疼痛）。
③創部の状態（腫脹、熱感）。
④ドレナージの排液量と性状。
⑤抗凝固薬の使用の有無。
⑥血液検査データ（Hb、Ht、Plt、RBC、APTT）。

①体温、血圧、脈拍、呼吸を測定する。
②輸液管理を行う。
③カテーテル・チューブ類の管理を行う。

①異常を思わせる症状や徴候があれば、すぐに知らせるように説明する。

■ 血腫〜血管造影検査

①体温、脈拍、呼吸、血圧の変化。
②症状の有無と程度（穿刺部の皮下出血、腫脹、疼痛、熱感、末梢循環障害）。
③枕子、砂嚢の貼用時間。
④安静部位と安静時間。
⑤抗凝固薬の使用の有無。
⑥血液検査データ（Hb、Ht、Plt、RBC、血液凝固能）。

①体温、脈拍、呼吸、血圧を測定する。
②止血、圧迫を行う。
③血腫を形成した場合は、マーキングする。
④圧迫止血により疼痛が出現した場合は、医師の指示により鎮痛薬を与薬する。

①検査後の安静の必要性について説明する。
②異常を思わせる症状や徴候があれば、すぐに知らせるように説明する（腫脹、疼痛）。

虚血性潰瘍

■ 虚血性潰瘍〜レイノー病／レイノー症候群

①体温、脈拍、呼吸、血圧の変化。
②症状の有無と程度（疼痛、違和感、熱感、冷感）。
③患部の状態（皮膚色、チアノーゼの有無、浮腫の有無）。

④血液検査データ（Hb、Ht、Alb、WBC、CRP、赤沈）。
⑤血管造影の所見。

①体温、脈拍、呼吸、血圧を測定する。
②患部の状態に合わせて保温を行う。

①異常を思わせる症状や徴候があれば、すぐに知らせるように説明する。

■虚血性潰瘍～末梢血管疾患（粥状硬化症／動脈硬化）

①体温、脈拍、呼吸、血圧の変化。
②症状の有無と程度（疼痛、違和感、熱感、冷感）。
③患部の状態（皮膚色、チアノーゼの有無、浮腫の有無）。
④血液検査データ（Hb、Ht、Alb、WBC、CRP、赤沈）。
⑤血管造影の所見。

①体温、脈拍、呼吸、血圧を測定する。

①異常を思わせる症状や徴候があれば、すぐに知らせるように説明する。

レイノー病

■レイノー病～全身性エリテマトーデス（SLE）

①体温、脈拍、呼吸、血圧の変化。
②症状の有無と程度（紫斑・溢血斑の出現、指先の黒色変化、爪の変化、皮膚の潰瘍、指趾の蟻走感、疼痛、指趾の蒼白、冷感、チアノーゼ）。
③レイノー現象の持続時間。
④血液検査データ（CRP、WBC、RBC、Plt、赤沈）。
⑤尿検査データ（蛋白尿の有無）。
⑥検査所見（胸部X線、CT）。

①体温、血圧、脈拍、呼吸を測定する。
②服薬管理を行う。

①異常を思わせる症状や徴候があれば、すぐに知らせるように説明する（紫斑、溢血斑出現）。

循環血液増多症

■循環血液増多症〜術後：腎移植術

OP 観察計画
①体温、脈拍、呼吸、血圧の変化。
②症状の有無と程度（倦怠感、浮腫）。
③代謝性アシドーシスの徴候の有無（急速な浅表性呼吸、頭痛、悪心・嘔吐、嗜眠傾向）。
④血液検査データ（WBC、RBC、Ht、Plt、BUN、Ccr）。
⑤尿検査データ（Na、K）。
⑥水分出納。
⑦体重の増減。
⑧検査所見（胸部X線、腎エコー、レノグラム・レノシンチ）。

TP ケア計画
①体温、脈拍、呼吸、血圧を測定する。
②尿量を各勤務帯で確認し、1日の水分出納を記載する。
③体重測定（定期的に一定の条件下で測定する）。

EP 教育計画
①異常を思わせる症状や徴候があれば、すぐに知らせるように説明する。

上大静脈症候群

■上大静脈症候群〜腫瘍

OP 観察計画
①体温、脈拍、呼吸、血圧の変化。
②症状の有無と程度（顔面、頸部、上肢のうっ血腫脹、頸部から前胸部の表在静脈の怒張）。
③症状の有無と程度（気道のうっ血に伴う狭窄：咳、嗄声、喘鳴、呼吸困難）。
④症状の有無と程度（頭蓋内の静脈うっ血症状：頭痛、眩暈、失神発作、意識障害）。
⑤水分出納。
⑥検査所見（胸部X線、心エコー、CT、MRI、RI、上大静脈造影、内視鏡検査、細胞診）。

TP ケア計画
①体温、脈拍、呼吸、血圧を測定する。
②輸液管理を行う。
③水分出納管理を行う。
④医師の指示により頭蓋内圧亢進時の薬剤（グリセオール®、副腎皮質ステロイド）を与薬する。
⑤ファーラー位、座位により静脈還流を促進する。

①静脈還流を促進するために体位、着衣を工夫するように説明する。
②異常を思わせる症状や徴候があれば、すぐに知らせるように説明する。

■ 上大静脈症候群〜血栓

①体温、脈拍、呼吸、血圧の変化。
②症状の有無と程度(チアノーゼ、上半身の表在性血管の怒張、胸痛、咳嗽、呼吸困難、起座呼吸)。
③血液検査データ(ABG)。
④検査所見(胸部X線、胸部CT)。

①体温、脈拍、呼吸、血圧を測定する。
②医師の指示により抗凝固薬、フィブリン溶解液を与薬する。
③ファーラー位、座位により静脈還流を促進する。

①異常を思わせる症状や徴候があれば、すぐに知らせるように説明する。
②抗凝固薬の与薬時は出血傾向に注意することを説明する。
③抗凝固薬の与薬は点滴など抜針後の止血をしっかり行うことや、身体をぶつけないように説明する。

不整脈／心筋梗塞／肺水腫

■ 不整脈〜心筋梗塞

①体温、脈拍、呼吸、血圧の変化。
②検査所見(心電図、心エコー)。
③症状の有無と程度(動悸、呼吸困難などの胸部不快、倦怠感)。
④末梢循環不全の有無と程度(皮膚冷感、蒼白、チアノーゼ)。
⑤意識レベル(JCS、GCS)。
⑥水分出納。

①体温、脈拍、呼吸、血圧を測定する。
②心電図モニタリング。
③輸液管理、服薬管理を行う。
④水分出納管理を行う。

①異常を思わせる症状や徴候があれば、すぐに知らせるように説明する。
②自覚症状のない場合、過度の運動をしてしまうため、運動と不整脈の関係について説明する。
③禁煙の必要性を説明する。

■ 不整脈〜電解質異常

① 体温、脈拍、呼吸、血圧の変化。
② 症状の有無と程度（動悸、呼吸困難、胸部不快、倦怠感、浮腫）。
③ 検査所見（心電図）。
④ 末梢循環不全の有無と程度（皮膚冷感、蒼白、チアノーゼ）。
⑤ 消化器症状の有無と程度（食欲不振、腹部膨満、悪心・嘔吐）。
⑥ 血液検査データ（Na、K、Cl、Ca、Mg）。
⑦ 排尿状況（量、比重、色調）。
⑧ 検査所見（胸部X線、心エコー、心電図）。
⑨ 水分出納。
⑩ 体重の増減。
⑪ 意識レベル（JCS、GCS）。

① 体温、脈拍、呼吸、血圧を測定する。
② 心電図モニタリング。
③ 輸液管理、服薬管理を行う。
④ 水分出納管理を行う。

① 異常を思わせる症状や徴候があれば、すぐに知らせるように説明する。

■ 不整脈〜血管形成術（経皮的／経血管的／冠状動脈）

① 体温、脈拍、呼吸、血圧の変化。
② 症状の有無と程度（胸部症状、動悸、悪心、倦怠感）。
③ 心電図変化の有無（心拍数、不整脈、虚血性変化）。
④ 末梢循環不全の有無と程度（冷感、しびれ、チアノーゼ）。
⑤ 止血時の状態（シース抜去時間および抜去中の迷走神経反射の有無、抜去後の止血状態）。
⑥ 穿刺部位の状態（血腫、シャントの有無、止血状況、砂嚢・枕子・圧迫帯の固定の確認、出血・血腫の有無）。
⑦ 血液検査データ（ALT、CPK、LDH、WBC、赤沈、血液凝固能、腎機能）。
⑧ 水分出納。

① 体温、脈拍、呼吸、血圧を測定する。
② 心電図モニタリング。
③ 輸液管理、服薬管理を行う。
④ 水分出納管理を行う。

① 異常を思わせる症状や徴候があれば、すぐに知らせるように説明する。

■ 不整脈〜大動脈バルーンパンピング

①体温、脈拍、呼吸、血圧の変化。
②症状の有無と程度（動悸、呼吸困難、胸部不快、倦怠感）。
③末梢循環不全の有無と程度（皮膚冷感、蒼白、チアノーゼ）。
④胸痛の有無と程度、持続時間。
⑤大動脈バルーンパンピングのトリガーおよび作動状況。
⑥スワンガンツカテーテルのモニター所見。
⑦ペーシング作動時の作動状況。
⑧検査所見（心電図）。
⑨意識レベル（JCS、GCS）。
⑩水分出納。

①体温、脈拍、呼吸、血圧の変化。
②心電図モニタリング。
③輸液管理、服薬管理を行う。
④水分出納管理を行う。
⑤カテーテル・チューブ類の管理を行う（スワンガンツカテーテル）。
⑥大動脈バルーンパンピングの管理。

■ 心臓性（不整脈／心筋梗塞／肺水腫）〜心臓カテーテル検査

①体温、脈拍、呼吸、血圧の変化。
②症状の有無と程度（胸部症状、動悸、悪心、倦怠感）。
③心電図変化の有無（心拍数、不整脈、虚血性変化）。
④末梢循環不全の有無と程度（冷感、しびれ、チアノーゼ）。
⑤止血時の状態（シース抜去時間および抜去中の迷走神経反射の有無、抜去後の止血状態）。
⑥穿刺部位の状態（血腫、シャントの有無、止血状況、砂嚢・枕子・圧迫帯の固定の確認、出血・血腫の有無）。
⑦血液検査データ（CPK、ALT、LDH、WBC、赤沈、血液凝固能、肝機能、腎機能）。
⑧水分出納。

①体温、脈拍、呼吸、血圧を測定する。
②心電図モニタリング。
③輸液管理、服薬管理を行う。
④水分出納管理を行う。

①異常を思わせる症状や徴候があれば、すぐに知らせるように説明する。

組織の虚血／低酸素症

■ 組織の虚血／低酸素症〜循環不全

①体温、脈拍、呼吸、血圧、SpO₂の変化。
②症状の有無と程度（冷感、息苦しさ、チアノーゼ）。
③呼吸音（肺換気音、肺雑音の有無）。
④意識レベル（JCS、GCS）。
⑤血液検査データ（ABG、Hb、RBC）。
⑥検査所見（心電図）。
⑦水分出納。
⑧出血の有無。
⑨末梢循環状態。

①体温、脈拍、呼吸、血圧を測定する。
②心電図モニタリング。
③SpO₂モニタリング。
④輸液管理を行う。
⑤水分出納管理を行う。
⑥医師の指示により酸素療法を行う。

①異常を思わせる症状や徴候があれば、すぐに知らせるように説明する。

■ 低酸素症〜急性呼吸窮迫症候群

①体温、脈拍、呼吸、血圧、SpO₂の変化。
②症状の有無と程度（呼吸困難、倦怠感、冷感、チアノーゼ）。
③呼吸状態（鼻翼呼吸、陥没呼吸、呻吟）。
④痰の量、性状、色調、喀出状況。
⑤血液検査データ（ABG）。
⑥水分出納。
⑦検査所見（胸部X線、胸部CT、肺機能）。

①体温、脈拍、呼吸、血圧を測定する。
②SpO₂モニタリング。
③輸液管理を行う。
④水分出納管理を行う。
⑤医師の指示により酸素療法を行う。

①異常を思わせる症状や徴候があれば、すぐに知らせるように説明する。

■ 低酸素症〜慢性閉塞性肺疾患：肺気腫／気管支炎

①体温、脈拍、呼吸、血圧、SpO_2の変化。
②症状の有無と程度（呼吸困難、倦怠感、冷感、チアノーゼ）。
③喘息の既往の有無。
④呼吸状態（肺換気音、肺雑音）。
⑤気管内分泌物の量、色調、性状。
⑥血液検査データ（ABG）。
⑦検査所見（胸部X線）。
⑧水分出納。

①体温、脈拍、呼吸、血圧を測定する。
②SpO_2モニタリング。
③輸液管理、服薬管理を行う。
④水分出納管理を行う。
⑤医師の指示により酸素療法を行う。
⑥上体を挙上する。

①異常を思わせる症状や徴候があれば、すぐに知らせるように説明する。
②患者と家族に酸素療法について指導する。

■ 低酸素症〜胸水

①体温、脈拍、呼吸、血圧、SpO_2の変化。
②症状の有無と程度（呼吸困難、倦怠感、冷感、チアノーゼ）。
③呼吸状態（鼻翼呼吸、陥没呼吸、呻吟）。
④痰の量、性状、色、喀出状況。
⑤血液検査データ（ABG）。
⑥水分出納。
⑦検査所見（胸部X線、CT）。

①体温、脈拍、呼吸、血圧を測定する。
②SpO_2モニタリング。
③輸液管理を行う。
④水分出納管理を行う。
⑤医師の指示により酸素療法を行う。
⑥上体を挙上する。

①異常を思わせる症状や徴候があれば、すぐに知らせるように説明する。

■ 低酸素症〜ハイリスク新生児

①体温、脈拍、呼吸、血圧、SpO_2の変化。
②末梢循環不全の有無と程度（冷感、チアノーゼ）。

③呼吸状態（鼻翼呼吸、陥没呼吸、呻吟）。
④血液検査データ（ABG）。
⑤検査所見（胸部X線）。
⑥水分出納管理。

①体温、脈拍、呼吸、血圧を測定する。
②SpO_2モニタリング。
③輸液管理を行う。
④水分出納管理を行う。
⑤医師の指示により酸素療法を行う。

①家族に症状について説明する。

■ 低酸素症〜術後：根治的頸部手術（喉頭切除術）

①体温、脈拍、呼吸、血圧、SpO_2の変化。
②症状の有無と程度（呼吸困難、倦怠感、貯痰感、疼痛）。
③呼吸状態（呼吸パターン、肺換気音）。
④気管カニューレの位置、狭窄と閉塞の有無、カフエア量の確認。
⑤吸引の頻度、吸引物の量や性状の確認。
⑥創部の出血の有無と程度。
⑦意識レベル（JCS、GCS）。
⑧水分出納。

①体温、脈拍、呼吸、血圧を測定する。
②SpO_2モニタリング。
③輸液管理を行う。
④水分出納管理を行う。
⑤医師の指示により酸素療法を行う。
⑥医師の指示により吸入を行う（ネブライザー、コンプレッサーネブライザー）。

①異常を思わせる症状や徴候があれば、すぐに知らせるように説明する。

動脈壁解離または破裂

■ 大動脈解離または破裂〜術前：大動脈瘤

①体温、脈拍、呼吸、血圧、SpO_2の変化。
②ショック症状の有無。
③症状の有無と程度（呼吸困難、腹部の膨隆、強い腹痛、胸・背部痛、末梢動脈の触知・左右差、下肢末梢の冷感、チアノーゼ）。

④意識レベル（JCS、GCS）。
⑤検査所見（胸腹部X線、エコー、CT、心電図）。
⑥血液検査データ（ABG、WBC、RBC、Hb、Plt、CRP）。
⑦水分出納。
⑧排尿状況（量、比重、色調）。

①体温、脈拍、呼吸、血圧（左右の血圧）、SpO_2を測定する。
②心電図モニタリング。
③輸液管理、服薬管理を行う。
④水分出納管理を行う。
⑤末梢動脈の触知状況を確認する。
⑥ショック状態であれば、下肢を挙上する。
⑦破裂が疑われる症状や徴候時は、緊急手術の可能性を考え、準備する。

①異常を思わせる症状や徴候があれば、すぐに知らせるように説明する（腹部不快、腹痛）。
②降圧療法について説明する。

■ 動脈壁解離または破裂〜血管形成術

①体温、脈拍、呼吸、血圧、SpO_2の変化。
②ショック症状の有無。
③症状の有無と程度（呼吸困難、胸部不快、疼痛、末梢動脈の触知・左右差、下肢末梢の冷感、チアノーゼ）。
④意識レベル（JCS、GCS）。
⑤検査所見（胸腹部X線、胸部エコー、胸部CT、心電図）。
⑥血液検査データ（ABG、WBC、RBC、Hb、Plt、CRP）。
⑦水分出納。

①体温、脈拍、呼吸、血圧、SpO_2を測定する。
②心電図モニタリング。
③輸液管理、服薬管理を行う。
④水分出納管理を行う。
⑤末梢動脈の触知状況を確認する。
⑥ショック状態であれば、下肢を挙上する。
⑦破裂が疑われる症状や徴候時は、緊急手術の可能性を考え、準備する。

①異常を思わせる症状や徴候があれば、すぐに知らせるように説明する（呼吸困難、胸部不快、疼痛）。
②降圧療法について説明する。

末梢動脈障害

■ 末梢動脈障害〜糖尿病

OP 観察計画
①体温、脈拍、呼吸、血圧の変化。
②症状の有無と程度（知覚障害、足背動脈の触知、皮膚の色と温度変化）。
③血液検査データ（BS、HbA1c、グリコヘモグロビン）。
④尿検査データ（ケトン体、尿糖、量）。
⑤食事のエネルギー量と運動量。
⑥体重の増減。
⑦検査所見（サーモグラフィ、ABI/PWV）。

TP ケア計画
①体温、脈拍、呼吸、血圧を測定する。
②服薬管理を行う。

EP 教育計画
①糖尿病と末梢動脈障害との関連性について説明する。
②血糖コントロールの必要性について説明する。
③傷をつくらないよう注意し、フットケアについて説明する。
④異常を思わせる症状や徴候があれば、すぐに知らせるように説明する。

神経血管系障害

■ 神経血管系障害〜骨折

OP 観察計画
①体温、脈拍、呼吸、血圧の変化。
②神経症状の有無と程度（冷感、しびれ、運動状態、知覚異常）。
③末梢循環不全の有無と程度（冷感、チアノーゼ）。
④疼痛の有無と程度。

TP ケア計画
①体温、脈拍、呼吸、血圧を測定する。
②患肢を挙上する。良肢位を保持する。

EP 教育計画
①良肢位の必要性を説明する。
②異常を思わせる症状や徴候があれば、すぐに知らせるように説明する。

■ 神経血管系障害〜術後：関節鏡検査／関節切開術

OP 観察計画
①体温、脈拍、呼吸、血圧の変化。
②症状の有無と程度（疼痛、うずき、しびれ）。
③末梢循環不全（冷感、チアノーゼ）。
④創部の状態（出血、ガーゼ汚染の有無）。

①体温、脈拍、呼吸、血圧を測定する。
②患肢を挙上する。良肢位を保持する。

①良肢位の必要性を説明する。
②異常を思わせる症状や徴候があれば、すぐに知らせるように説明する。

■ 神経血管系障害〜牽引

①体温、脈拍、呼吸、血圧の変化。
②神経症状の有無と程度（冷感、しびれ、運動状態、知覚異常）。
③疼痛の有無と程度。
④患肢の循環障害（動脈の拍動）。
⑤牽引の方向と患者の体位。

①体温、脈拍、呼吸、血圧を測定する。
②スピードトラック牽引の場合、スピードトラックの巻き直しを1回/日行う。
③良肢位を保持する。

①牽引、良肢位の必要性を説明する。
②異常を思わせる症状や徴候があれば、すぐに知らせるように説明する。

脳血管障害

■ 脳血管障害〜高血圧

①体温、脈拍、呼吸、血圧の変化。
②症状の有無と程度（四肢の運動障害の左右差、言語障害、神経障害、痙攣、呼吸困難、悪心・嘔吐、頭痛、眩暈、疼痛、しびれ）。
③呼吸状態（呼吸の深さ、リズム、いびき様呼吸の有無）。
④意識レベル（JCS、GCS）。
⑤瞳孔（左右差、対光反射、共同偏視の有無）。
⑥血液検査データ（ABG、RBC、WBC、Hb、Ht、Plt、TP、Alb、AST、ALT、LDH、γ-GTP、ALP、BUN、Ccr、アンモニア、尿酸、CK）。
⑦排尿状況（量、性状、回数）。
⑧尿検査データ（定性：蛋白、糖、潜血、沈渣、比重）。
⑨検査所見（頭部CT、頭部MRI、脳血管造影）。
⑩水分出納。

①体温、脈拍、呼吸、血圧を測定する。
②輸液管理、服薬管理を行う。
③水分出納管理を行う。

①異常を思わせる症状や徴候があれば、すぐに知らせるように説明する（悪心、頭痛、しびれ、気分不快）。

■ 脳血管障害～末梢血管疾患（粥状硬化症／動脈硬化）

①体温、脈拍、呼吸、血圧の変化。
②症状の有無と程度（四肢の運動障害の左右差、言語障害、神経障害、痙攣、呼吸困難、悪心・嘔吐、頭痛）。
③呼吸状態（呼吸の深さ、リズム、いびき様呼吸の有無）。
④末梢動脈の触知。
⑤意識レベル（JCS、GCS）。
⑥瞳孔（大きさ、左右差、対光反射、不同の有無、眼球位、眼振、落陽現象）。
⑦血液検査データ（ABG、RBC、WBC、Hb、Ht、Plt、TP、Alb、AST、ALT、LDH、γ-GTP、ALP、BUN、Ccr、アンモニア、尿酸、CK）。
⑧排尿状況（量、性状、回数）。
⑨尿検査データ（定性：蛋白、糖、潜血、沈渣、比重）。
⑩検査所見（頸部エコー、頭部CT、頭部MRI）。
⑪水分出納。

①体温、脈拍、呼吸、血圧を測定する。
②輸液管理、服薬管理を行う。
③水分出納管理を行う。

①異常を思わせる症状や徴候があれば、すぐに知らせるように説明する（悪心、頭痛、四肢のしびれ、気分不快）。

■ 脳血管障害（内出血／梗塞／血管攣縮）～術後：頸動脈血管内膜切除術

①体温、脈拍、呼吸、血圧の変化。
②症状の有無と程度（四肢の運動障害の左右差、言語障害、神経障害、頭痛、悪心・嘔吐、痙攣、呼吸困難）。
③呼吸状態（呼吸の深さ、リズム、いびき様呼吸の有無）。
④末梢動脈の触知、顔面の知覚異常、三叉神経痛。
⑤意識レベル（JCS、GCS）。
⑥瞳孔（大きさ、左右差、対光反射、不同の有無、眼球位、眼振・眼球運動）。
⑦血液検査データ（ABG、RBC、WBC、Hb、Ht、Plt、TP、Alb、AST、ALT、LDH、γ-GTP、ALP、BUN、Ccr、アンモニア、尿酸、CK）。
⑧排尿状況（量、性状、回数）。
⑨尿検査データ（定性：蛋白、糖、潜血、沈渣、比重）。
⑩検査所見（頭部CT）。
⑪水分出納。

①体温、脈拍、呼吸、血圧を測定する。
②輸液管理、服薬管理を行う。

③水分出納管理を行う。

①異常を思わせる症状や徴候があれば、すぐに知らせるように説明する（悪心、頭痛、四肢のしびれ、気分不快）。

■脳血管障害〜血管造影検査

①体温、脈拍、呼吸、血圧の変化。
②症状の有無と程度（四肢の運動障害の左右差、言語障害、神経障害、痙攣、呼吸困難、悪心、頭痛）。
③呼吸状態（呼吸の深さ、リズム、いびき様呼吸の有無）。
④意識レベル（JCS、GCS）。
⑤瞳孔（左右差、対光反射の有無）。
⑥血液検査データ（ABG、RBC、WBC、Hb、Ht、Plt、TP、Alb、AST、ALT、LDH、γ-GTP、ALP、BUN、Ccr、アンモニア、尿酸、CK）。
⑦排尿状況（量、性状、回数）。
⑧尿検査データ（定性：蛋白、糖、潜血、沈渣、比重）。
⑨検査所見（頭部CT、脳血管造影）。
⑩水分出納。

①体温、脈拍、呼吸、血圧を測定する。
②輸液管理、服薬管理を行う。
③水分出納管理を行う。

①異常を思わせる症状や徴候があれば、すぐに知らせるように説明する（悪心、頭痛、しびれ、気分不快）。

脳梗塞

■脳梗塞〜術後：頸動脈血管内膜切除術

①体温、脈拍、呼吸、血圧の変化。
②脳神経障害の有無と程度（顔面神経麻痺、嚥下困難、眼瞼下垂、味覚、聴覚、嗅覚異常）。
③症状の有無と程度（頭痛、悪心・嘔吐）。
④意識レベル（JCS、GCS）。
⑤瞳孔（大きさ、対光反射、不同の有無、眼球位、眼振・眼球運動）。
⑥痙攣の状態（部位、時間、程度、種類）。
⑦運動レベル（麻痺、失調の有無と程度）。
⑧血液検査データ（WBC、Hb、CRP、Na、K）。
⑨検査所見（CT、MRI、脳血管造影、脳血流シンチグラフィ）。
⑩水分出納。

TP ケア計画
①体温、脈拍、呼吸、血圧を測定する。
②輸液管理、服薬管理を行う。
③水分出納管理を行う。
④麻痺がある場合、麻痺側の良肢位を保つ。

EP 教育計画
①異常を思わせる症状や徴候があれば、すぐに知らせるように説明する。

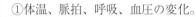

脳出血

■脳出血／脳梗塞／脳血管攣縮〜脳動脈瘤／外傷

OP 観察計画
①体温、脈拍、呼吸、血圧の変化。
②症状の有無と程度（頭痛、悪心・嘔吐、痙攣）。
③呼吸状態（呼吸困難、呼吸の深さ、リズム、いびき様呼吸）。
④意識レベル（JCS、GCS）。
⑤瞳孔（大きさ、左右差、対光反射、不同の有無、眼球位、眼振・眼球運動）。
⑥四肢の運動障害の有無と程度、左右差。
⑦言語障害の有無と程度。
⑧末梢動脈の触知、顔面の知覚異常、三叉神経痛。
⑨血液検査データ（ABG）。
⑩検査所見（頭部CT、脳血管造影）。
⑪水分出納。

TP ケア計画
①体温、脈拍、呼吸、血圧を測定する。
②輸液管理を行う。
③水分出納管理を行う。

EP 教育計画
①異常を思わせる症状や徴候があれば、すぐに知らせるように説明する。

■脳出血／血腫〜脳動脈瘤／外傷

OP 観察計画
①体温、脈拍、呼吸、血圧の変化。
②頭蓋内圧亢進症状の有無と程度（頭痛、悪心・嘔吐）。
③脳神経障害の有無（顔面神経麻痺、嚥下困難、眼瞼下垂、味覚、聴覚、嗅覚異常）。
④意識レベル（JCS、GCS）。
⑤瞳孔（大きさ、左右差、対光反射、不同の有無、眼球位、眼振・眼球運動）。
⑥痙攣の状態（部位、時間、程度、種類）。
⑦運動レベル（麻痺、失調の有無と程度）。
⑧血液検査データ（RBC、Plt、血液凝固能）。
⑨検査所見（頭部CT、脳血管造影）。
⑩水分出納。

①体温、脈拍、呼吸、血圧を測定する。
②輸液管理を行う。
③水分出納管理を行う。
④脳神経障害の部位に応じた、モニタリングを行う。

①異常を思わせる症状や徴候があれば、すぐに知らせるように説明する。

2 血液・造血器系疾患の患者

貧血

■貧血〜肝硬変

①体温、脈拍、呼吸、血圧の変化。
②末梢循環不全の有無と程度（顔色、口唇色、爪床色、眼瞼結膜色）。
③症状の有無と程度（眩暈、立ちくらみ、歩行時のふらつき、倦怠感、黄疸）。
④血液検査データ（RBC、Hb、Plt、肝機能）。
⑤検査所見（腹部エコー：脾腫の有無）。

①体温、脈拍、呼吸、血圧を測定する。

①異常を思わせる症状や徴候があれば、すぐに知らせるように説明する。
②環境整備を行い、転倒、転落に注意するように指導する。

■貧血〜敗血症

①体温、脈拍、呼吸、血圧の変化。
②末梢循環不全の有無と程度（顔色、口唇色、爪床色、眼瞼結膜色）。
③血液検査データ（ABG、RBC、WBC、Hb、Plt、CRP、赤沈）。

①体温、脈拍、呼吸、血圧を測定する。

①異常を思わせる症状や徴候があれば、すぐに知らせるように説明する。
②環境整備を行い、転倒、転落に注意するように指導する。

■貧血〜炎症性腸疾患

①体温、脈拍、呼吸、血圧の変化。
②症状の有無と程度（眩暈、立ちくらみ、歩行時のふらつき）。
③末梢循環不全の有無と程度（顔色、口唇色、爪床色、眼瞼結膜色）。
④便の性状、便潜血反応。
⑤輸血の量と回数。
⑥血液検査データ（WBC、RBC、Hb、Plt、赤沈）。

①体温、脈拍、呼吸、血圧を測定する。

①異常を思わせる症状や徴候があれば、すぐに知らせるように説明する。
②環境整備を行い、転倒、転落に注意するように指導する。

■貧血〜化学療法

①体温、脈拍、呼吸、血圧の変化。
②末梢循環不全の有無と程度（顔色、口唇色、爪床色、眼瞼結膜色）。
③症状の有無と程度（眩暈、立ちくらみ、歩行時のふらつき、倦怠感）。
④血液検査データ（WBC、RBC、Hb、Plt）。
⑤水分出納。

①体温、脈拍、呼吸、血圧を測定する。
②輸液管理、服薬管理を行う。
③水分出納管理を行う。

①異常を思わせる症状や徴候があれば、すぐに知らせるように説明する。
②環境整備を行い、転倒、転落に注意するように指導する。

骨髄抑制

■骨髄抑制〜化学療法

①体温、脈拍、呼吸、血圧の変化。
②末梢循環不全の有無と程度（顔色、口唇色、チアノーゼ）。
③症状の有無と程度（倦怠感、疲労感）。
④血液検査データ（WBC、RBC、Hb、Plt、CRP）。
⑤出血傾向。
⑥治療内容と期間。

①体温、脈拍、呼吸、血圧を測定する。
②必要時アイソレーションを実施する。

①感染予防行動について説明する。
②環境整備を行い、転倒、転落に注意するように指導する。
③異常を思わせる症状や徴候があれば、すぐに知らせるように説明する。

■骨髄抑制〜放射線療法

①体温、脈拍、呼吸、血圧の変化。
②末梢循環不全の有無と程度（顔色、口唇色、チアノーゼ）。
③症状の有無と程度（倦怠感、疲労感）。

④血液検査データ（WBC、RBC、Hb、Plt、CRP）。
⑤患部の状態。
⑥照射の内容と回数。
⑦出血傾向。

①体温、脈拍、呼吸、血圧を測定する。

①感染予防行動について説明する。
②環境整備を行い、転倒、転落に注意するように指導する。
③異常を思わせる症状や徴候があれば、すぐに知らせるように説明する。

GVHD（移植片対宿主病）

■ GVHD（移植片対宿主病）〜骨髄移植／臍帯血移植／幹細胞移植／輸血

①体温、脈拍、呼吸、血圧の変化。
②症状の有無と程度（倦怠感、浮腫）。
③眼症状の有無と程度（羞明感、瘙痒感、涙分泌量の低下による結膜の乾燥）。
④口腔内症状の有無と程度（唾液の分泌量の低下、粘膜の乾燥、口内炎）。
⑤皮膚症状の有無と程度（発赤疹、乾燥、瘙痒感、黄染）。
⑥消化器症状の有無と程度（腹痛、腹部膨満、下痢、悪心・嘔吐、食欲不振、下血）。
⑦免疫抑制薬、副腎皮質ステロイドの与薬量。
⑧水分出納。
⑨血液検査データ（WBC、RBC、Hb、Plt、BUN、Cr、肝機能、CRP）。
⑩体重の増減。
⑪検査所見（胸部X線）。

①体温、脈拍、呼吸、血圧を測定する。
②医師の指示により、免疫抑制薬、副腎皮質ステロイドの与薬を行う。
③水分出納管理を行う。

①異常を思わせる症状や徴候があれば、すぐに知らせるように説明する。

汎血球減少症

■ 汎血球減少症〜再生不良性貧血

①体温、脈拍、呼吸、血圧の変化。
②感染症状の有無と程度（熱型、呼吸数、肺雑音、喘鳴、呼吸困難感）。
③出血傾向の有無と程度（点状出血、斑状出血、口腔内出血、鼻出血）。

④貧血症状の有無と程度（倦怠感、息切れ、顔面蒼白、動悸、心雑音）。
⑤血液検査データ（WBC、RBC、Hb、Plt、CRP）。

①体温、脈拍、呼吸、血圧を測定する。

①感染予防行動について説明する。
②打撲、外傷、機械的刺激の出血の誘因を避けるよう説明する。
③異常を思わせる症状や徴候があれば、すぐに知らせるように説明する。

リンパ腺症

■リンパ腺症〜白血病

①体温、脈拍、呼吸、血圧の変化。
②症状の有無と程度（疼痛、違和感、熱感）。
③患部の状態（頸部、腋下部、鼠径部の腫瘤）。
④血液検査データ（ABG、TP、Alb、CRP、WBC、BUN、Cr）。
⑤検査所見（Gaシンチグラフィ、胸部CT）。

①体温、脈拍、呼吸、血圧を測定する。

①異常を思わせる症状や徴候があれば、すぐに知らせるように説明する（腫瘤増大、熱感）。

頭蓋内転移

■頭蓋内転移〜悪性腫瘍

①体温、脈拍、呼吸、血圧の変化。
②症状の有無と程度（頭痛、悪心・嘔吐、痙攣発作）。
③意識レベル（JCS、GCS）。
④血液検査データ（ABG）。
⑤検査所見（頭部CT、頭部MRI、頭部シンチグラフィ）。

①体温、脈拍、呼吸、血圧を測定する。

①異常を思わせる症状や徴候があれば、すぐに知らせるように説明する。

3 呼吸器系疾患の患者

呼吸不全

■ 呼吸不全〜呼吸器感染症

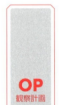
①体温、脈拍、呼吸、血圧、SpO_2の変化。
②症状の有無と程度（チアノーゼ、四肢冷感、顔色、表情、皮膚湿潤）。
③呼吸状態（呼吸音、呼吸回数、深さ、咳嗽、呼吸補助筋の使用）。
④精神症状の有無と程度（興奮、不安）。
⑤意識レベル（JCS、GCS）。
⑥麻薬、精神安定薬、筋弛緩薬など、呼吸抑制をきたす薬物使用の有無。
⑦痰の量、性状、色調、喀出状況。
⑧血液検査データ（ABG、CRP、WBC）。
⑨検査所見（胸部X線）。

①体温、脈拍、呼吸、血圧、SpO_2を測定する。
②痰の喀出を促す（加湿、吸入、体位変換、体位ドレナージ、吸引）。
③口腔ケアを行う。

①異常を思わせる症状や徴候があれば、すぐに知らせるように説明する（呼吸困難、貯痰感）。

■ 呼吸不全〜肺炎

①体温、脈拍、呼吸、血圧、SpO_2の変化。
②症状の有無と程度（呼吸困難、チアノーゼ、倦怠感）。
③血液検査データ（ABG）。
④検査所見（胸部X線）。

①体温、脈拍、呼吸、血圧、SpO_2を測定する。

①異常を思わせる症状や徴候があれば、すぐに知らせるように説明する（呼吸困難、悪寒、体熱感）。

■ 呼吸不全〜胸水

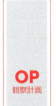

①体温、脈拍、呼吸、血圧、SpO_2の変化。
②症状の有無と程度（チアノーゼ、四肢冷感、顔色、表情、皮膚湿潤）。
③呼吸状態（呼吸音、呼吸回数、深さ、咳嗽、呼吸補助筋の使用）。
④精神症状の有無と程度（興奮、不安）。
⑤意識レベル（JCS、GCS）。
⑥麻薬、精神安定薬、筋弛緩薬など、呼吸抑制をきたす薬物使用の有無。
⑦痰の量、性状、色調、喀出状況。
⑧血液検査データ（ABG）。
⑨検査所見（胸部X線）。

①体温、脈拍、呼吸、血圧、SpO_2を測定する。
②鼻腔、口腔、気管内の吸引を行う。

①異常を思わせる症状や徴候があれば、すぐに知らせるように説明する（呼吸困難、貯痰感）。

■ 呼吸不全〜脊髄損傷

①体温、脈拍、呼吸、血圧、SpO_2の変化。
②症状の有無と程度（皮膚冷感、蒼白、チアノーゼ）。
③呼吸状態。
④気管内分泌物の量、色調、性状。
⑤精神状態。
⑥血液検査データ（ABG）。
⑦尿量。
⑧検査所見（心電図）。

①体温、脈拍、呼吸、血圧、SpO_2を測定する。
②気道分泌物の排出困難なときは、ネブライザー吸入、気管内洗浄を行う。
③医師の指示により酸素を投与する。
④医師の指示により上半身挙上、側臥位への体位変換を積極的に行う。
⑤吸引を実施する。
⑥肺胞壁から分泌物を遊離させるため、物理的刺激として胸壁叩打と振動刺激を行う。
⑦咳嗽と補助筋の能力をアセスメントする。

①呼吸訓練について説明する。
②用手排痰法の手技を説明する。
③異常を思わせる症状や徴候があれば、すぐに知らせるように説明する。

■ 呼吸不全〜膵炎

①体温、脈拍、呼吸、血圧、SpO_2の変化。
②症状の有無と程度（疼痛、チアノーゼ、四肢冷感、顔色、表情、皮膚湿潤）。

③呼吸状態（呼吸音、呼吸回数、深さ、咳嗽、呼吸補助筋の使用）。
④精神症状の有無と程度（興奮、不安）。
⑤痰の量、性状、色調、喀出状況。
⑥意識レベル（JCS、GCS）。
⑦麻薬、精神安定薬、筋弛緩薬など、呼吸抑制をきたす薬物使用の有無。
⑧血液検査データ（ABG、WBC、CRP、AMY、リパーゼ）。
⑨検査所見（胸腹部X線、エコー）。
⑩水分出納。

①体温、脈拍、呼吸、血圧、SpO_2を測定する。
②医師の指示により酸素を投与する。
③痰の喀出を促す（加湿、吸入、体位変換、体位ドレナージ、吸引）。
④口腔ケアを行う。
⑤疼痛コントロールを行う。

①異常を思わせる症状や徴候があれば、すぐに知らせるように説明する（呼吸困難、貯痰感）。

■ 呼吸不全～意識障害

①体温、脈拍、呼吸、血圧、SpO_2の変化。
②症状の有無と程度（チアノーゼ、四肢冷感、顔色、表情、皮膚湿潤）。
③呼吸状態（呼吸音、呼吸回数、深さ、咳嗽、呼吸補助筋の使用）。
④精神症状の有無と程度（興奮、不安）。
⑤意識レベル（JCS、GCS）。
⑥咳嗽抑制薬や去痰薬の効果を評価。
⑦麻薬、精神安定薬、筋弛緩薬など、呼吸抑制をきたす薬物使用の有無。
⑧痰の量、性状、色調、喀出状況。
⑨血液検査データ（ABG）。
⑩排尿状況（量）。
⑪検査所見（胸部X線）。

①体温、脈拍、呼吸、血圧、SpO_2を測定する。
②医師の指示により酸素を投与する。
③輸液管理を行う。
④痰の喀出を促す（加湿、吸入、体位変換、体位ドレナージ、吸引）。
⑤口腔ケアを行う。

①異常を思わせる症状や徴候があれば、すぐに知らせるように説明する（呼吸困難、貯痰感）。

気道閉塞／無気肺

■ 気道閉塞〜術後：扁桃摘出術

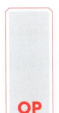
OP 観察計画
① 体温、脈拍、呼吸、血圧、SpO_2の変化。
② 症状の有無と程度（咽頭流下感、嚥下反射、嗄声、呼吸困難、咳嗽）。
③ 末梢循環不全の有無と程度（顔色、口唇色、チアノーゼ）。
④ 呼吸状態（呼吸数、舌根沈下、喘鳴、咳嗽、肺雑音の有無と程度、呼吸音）。
⑤ 症状の有無と程度（悪心・嘔吐、食欲）。
⑥ 意識レベル（JCS、GCS）。
⑦ 創部の状態（出血、ガーゼ汚染の有無）。
⑧ 痰の量、性状、色調、喀出状況。
⑨ 呼吸器疾患既往の有無。
⑩ 血液検査データ（ABG）。
⑪ 食事内容と摂取量。

TP ケア計画
① 体温、脈拍、呼吸、血圧、SpO_2を測定する。
② 疼痛コントロールを行う。

EP 教育計画
① 去痰方法について説明する。
② 異常を思わせる症状や徴候があれば、すぐに知らせるように説明する。

■ 気道閉塞〜術後：頸動脈血管内切除術

OP 観察計画
① 体温、脈拍、呼吸、血圧、SpO_2の変化。
② 末梢循環不全の有無と程度（顔色、口唇色、チアノーゼ）。
③ 呼吸状態（呼吸数、舌根沈下、喘鳴、咳嗽、肺雑音の有無と程度、呼吸音）。
④ 症状の有無と程度（嗄声、嚥下反射）。
⑤ 精神症状の有無と程度（興奮、不安）。
⑥ 意識レベル（JCS、GCS）。
⑦ 気道内異物の有無。
⑧ 頸部、胸郭の動き。
⑨ 血液検査データ（ABG、WBC、RBC、Ht、Plt）。

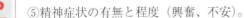

TP ケア計画
① 体温、脈拍、呼吸、血圧、SpO_2を測定する。

EP 教育計画
① 呼吸の方法を説明する（安楽な呼吸方法）。
② 異常を思わせる症状や徴候があれば、すぐに知らせるように説明する。

■ 気道閉塞／無気肺〜機械的ベンチレーション

OP 観察計画
①体温、脈拍、呼吸、血圧、SpO₂の変化。
②症状の有無と程度（呼吸困難、咳嗽、嗄声、嚥下反射）。
③末梢循環不全の有無と程度（顔色、口唇色、チアノーゼ）。
④呼吸状態（呼吸数、舌根沈下、喘鳴、咳嗽、肺雑音の有無と程度、呼吸音）。
⑤精神症状の有無と程度（興奮、不安）。
⑥頸部、胸郭の動き。
⑦意識レベル（JCS、GCS）。
⑧気道内異物の有無。
⑨呼吸器疾患既往の有無。
⑩血液検査データ（ABG）。
⑪水分出納。
⑫検査所見（胸部X線）。

TP ケア計画
①体温、脈拍、呼吸、血圧、SpO₂を測定する。
②輸液管理、服薬管理を行う。
③水分出納管理を行う。
④吸入を行う。
⑤体位変換、体位ドレナージを行う。

EP 教育計画
①異常を思わせる症状や徴候があれば、すぐに知らせるように説明する。

気胸

■ 気胸〜外傷

①体温、脈拍、呼吸、血圧、SpO₂の変化。
②症状の有無と程度（咳嗽、呼吸困難、チアノーゼ、皮下気腫）。
③呼吸状態（呼吸音、呼吸回数、リズム、深さ、奇異呼吸）。
④胸腔ドレーンの排液量、性状、エアリークの有無、皮下気腫の有無。
⑤胸腔ドレーン挿入部の疼痛の有無。
⑥痰の量、性状、色調、喀出状況。
⑦血液検査データ（ABG、WBC、RBC、Hb、Plt）。
⑧検査所見（胸部X線）。

①体温、脈拍、呼吸、血圧、SpO₂を測定する。
②カテーテル・チューブ類の管理を行う（胸腔ドレーン）。

①強い咳嗽を避けるよう説明する。
②異常を思わせる症状や徴候があれば、すぐに知らせるように説明する（呼吸困難）。

■ 気胸〜術後：胸部手術

OP 観察計画
①体温、脈拍、呼吸、血圧、SpO_2の変化。
②症状の有無と程度（呼吸困難、チアノーゼ、皮下気腫）。
③呼吸音（肺換気音、肺雑音の有無）。
④胸腔ドレーンの排液量、性状、エアリークの有無。
⑤創部の状態（創出血、創部痛の有無）。
⑥痰の量、性状、色調、喀出状況。
⑦血液検査データ（ABG）。
⑧検査所見（胸部X線）。

TP ケア計画
①体温、脈拍、呼吸、血圧、SpO_2を測定する。
②カテーテル・チューブ類の管理を行う（胸腔ドレーン）。

EP 教育計画
①異常を思わせる症状や徴候があれば、すぐに知らせるように説明する（呼吸困難、喀痰喀出困難）。

■ 気胸〜CVカテーテル挿入後

OP 観察計画
①体温、脈拍、呼吸、血圧、SpO_2の変化。
〔CVカテーテル挿入中〕
・急な咳嗽の出現、息苦しさの出現、チアノーゼの有無、呼吸回数、リズムの変化。
・医師が針を刺入時、エアが引けなかったか。
〔CVカテーテル挿入後〕
・呼吸の状態（数、リズム、深さ）、呼吸音。
・脈拍、血圧の上昇、意識レベル。
・症状の有無と程度（体動時呼吸困難、咳嗽、皮下気腫、チアノーゼ）。
②呼吸音（肺換気音、肺雑音の有無）。
③胸腔ドレーンの排液量、性状、エアリークの有無。
④創部の状態（創出血、創部痛の有無）。
⑤痰の量、性状、色調、喀出状況。
⑥血液検査データ（ABG）。
⑦検査所見（胸部X線）。

TP ケア計画
①体温、脈拍、呼吸、血圧、SpO_2を測定する。
②カテーテル・チューブ類の管理を行う（胸腔ドレーン）。

EP 教育計画
①異常を思わせる症状や徴候があれば、すぐに知らせるように説明する（呼吸困難、喀痰喀出困難）。

■ 気胸〜自然気胸

OP 観察計画
①体温、脈拍、呼吸、血圧、SpO_2の変化。
②症状の有無と程度（咳嗽、呼吸困難、チアノーゼ）。
③呼吸状態（呼吸音、呼吸回数、リズム、深さ）。

④胸腔ドレーンの排液量、性状、エアリークの有無、皮下気腫の有無。
⑤胸腔ドレーン挿入部の疼痛の有無。
⑥痰の量、性状、色調、喀出状況。
⑦血液検査データ（ABG）。
⑧検査所見（胸部X線）。

①体温、脈拍、呼吸、血圧、SpO_2を測定する。
②カテーテル・チューブ類の管理を行う（胸腔ドレーン）。

①強い咳嗽を避けるよう説明する。
②異常を思わせる症状や徴候があれば、すぐに知らせるように説明する（呼吸困難）。

呼吸性アシドーシス

■呼吸性アシドーシス～気管支喘息

①体温、脈拍、呼吸、血圧、SpO_2の変化。
②呼吸状態（呼吸音、呼吸回数、深さ、咳嗽）。
③呼気時間。
④皮膚状態。
⑤痰の量、性状、色調、喀出状況。
⑥血液検査データ（ABG）。
⑦検査所見（胸部X線）。

①体温、脈拍、呼吸、血圧、SpO_2を測定する。
②医師の指示により酸素を投与する。
③輸液管理を行う。
④痰の喀出を促す（加湿、吸入、体位変換、体位ドレナージ、吸引）。
⑤起座位、セミファーラー位を保ち、肺容量の拡大に努める。

①スプレー式吸入薬の携帯について指導する。
②異常を思わせる症状や徴候があれば、すぐに知らせるように説明する。

肺合併症

■肺合併症～術後（手術一般）

①体温、脈拍、呼吸、血圧、SpO_2の変化。
②症状の有無と程度（息苦しさ、チアノーゼ、創部痛）。
③痰の量、性状、色調、喀出状況。
④血液検査データ（ABG）。
⑤検査所見（胸部X線）。

①体温、脈拍、呼吸、血圧、SpO_2を測定する。
②痰の喀出を促す（加湿、吸入、体位変換、体位ドレナージ、吸引）。
③疼痛コントロールを行う。

①呼吸訓練について説明する。
②異常を思わせる症状や徴候があれば、すぐに知らせるように説明する（息苦しいとき、喀痰喀出困難時）。

■ 肺合併症〜術後（胸部手術）

①体温、脈拍、呼吸、血圧、SpO_2の変化。
②症状の有無と程度（息苦しさ、チアノーゼ、創部痛）。
③痰の量、性状、色調、喀出状況。
④血液検査データ（ABG）。
⑤検査所見（胸部X線）。

①体温、脈拍、呼吸、血圧、SpO_2を測定する。
②痰の喀出を促す（加湿、吸入、体位変換、体位ドレナージ、吸引）。
③疼痛コントロールを行う。

①呼吸訓練について説明する。
②異常を思わせる症状や徴候があれば、すぐに知らせるように説明する（呼吸困難、喀痰喀出困難時）。

肺線維症

■ 肺線維症〜化学療法

①体温、脈拍、呼吸、血圧、SpO_2の変化。
②症状の有無と程度（発汗、冷感、胸部圧迫感、胸内苦悶、疲労感）。
③呼吸状態（呼吸音、咳嗽、喘鳴、喀痰、呼吸困難）。
④血液検査結果（ABG）。
⑤検査所見（胸部X線、肺機能検査）。

①体温、脈拍、呼吸、血圧、SpO_2を測定する。
②医師の指示により酸素を投与する。

①異常を思わせる症状や徴候があれば、すぐに知らせるように説明する。

肺水腫

■ 肺水腫〜慢性腎不全

OP 観察計画

①体温、脈拍、呼吸、血圧、SpO₂の変化。
②症状の有無と程度（手足のしびれ、異常感覚、筋痙攣、出血傾向）。
③心不全症状の有無と程度（胸部症状、呼吸困難、浮腫、胃腸障害、全身倦怠感、表在静脈怒張、末梢循環動態、意識レベル、水分出納）。
④血液検査データ（ABG、RBC、Hb、Na、K、Ca、腎機能、TP、Alb）。
⑤検査所見（胸部X線：肺うっ血、CTR）。
⑥スワンガンツカテーテル留置により、PAP、RAPの変動の有無とCIの把握、SaO₂変動の有無。
⑦モニタリングによる血行状態の把握（血圧変動、心拍数の増減、不整脈の有無）。
⑧体重の増減。

TP ケア計画

①体温、脈拍、呼吸、血圧を測定する。
②心電図モニタリング。
③排便コントロール。
④水分出納管理を行う。
⑤上体を挙上する。

EP 教育計画

①心不全の誘因や徴候、出現時の対応について説明する。
②自己検脈を習慣づけ、日常生活の行動を自己にて判断できるように説明する。
③内服薬の薬効、副作用、内服治療の必要性について説明する。
④治療食の必要性と食事の注意点について説明する。
⑤異常を思わせる徴候があれば、すぐに知らせるように説明する（胸内苦悶、胸部圧迫感、呼吸困難）。

胸水

■ 胸水〜膵炎

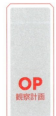
OP 観察計画

①体温、脈拍、呼吸、血圧、SpO₂の変化。
②症状の有無と程度（呼吸苦、胸部圧迫感、胸痛、動悸、四肢冷感、チアノーゼ）。
③呼吸状態（呼吸音、呼吸回数、深さ、速さ、咳嗽）。
④胸腔ドレーンの排液量、性状、エアリークの有無、皮下気腫の有無。
⑤ADLレベル。
⑥血液検査データ（ABG、TP、Alb、CRP、WBC）。
⑦食事内容と摂取量。
⑧水分出納。
⑨検査所見（胸部X線：胸水の有無と程度）。

① 体温、脈拍、呼吸、血圧、SpO₂を測定する。
② 医師の指示により酸素を投与する。
③ カテーテル・チューブ類の管理を行う（胸腔ドレーン）。
④ 水分出納管理を行う。

① 治療、処置の必要性と方法を具体的に説明する。
② 急激な運動は避けるよう指導する。
③ 異常を思わせる症状や徴候があれば、すぐに知らせるように説明する（呼吸困難）。

■ 胸水〜慢性腎不全（尿毒症）

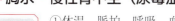

OP 観察計画
① 体温、脈拍、呼吸、血圧、SpO₂の変化。
② 症状の有無と程度（手足のしびれ、異常感覚、筋痙攣、出血傾向）。
③ 心不全症状の有無と程度（胸部症状、呼吸困難、浮腫、胃腸障害、全身倦怠感、表在静脈怒張、末梢循環動態、意識レベル、水分出納）。
④ 胸腔ドレーンの排液量、性状、エアリークの有無、皮下気腫の有無。
⑤ 血液検査データ（ABG、RBC、Hb、Na、K、Ca、腎機能、TP、Alb）。
⑥ 検査所見（胸部X線：肺うっ血、CTR）。
⑦ スワンガンツカテーテル留置により、PAP、RAPの変動の有無とCIの把握、SaO₂変動の有無。
⑧ モニタリングによる血行状態の把握（血圧変動、心拍数の増減、不整脈の有無）。
⑨ 体重の増減。

① 体温、脈拍、呼吸、血圧、SpO₂を測定する。
② 水分、塩分制限を行う（高蛋白・高エネルギー食摂取、ガス発生の少ない食品）。
③ 水分出納管理を行う。
④ カテーテル・チューブ類の管理を行う（胸腔ドレーン）。
⑤ 排便コントロール。

① 治療、処置の必要性と方法を具体的に説明する。
② 急激な運動は避けるよう説明する。
③ 異常を思わせる症状や徴候があれば、すぐに知らせるように説明する（呼吸困難、意識障害）。

■ 胸水〜糸球体の障害

① 体温、脈拍、呼吸、血圧、SpO₂の変化。
② 症状の有無と程度（呼吸困難、胸部圧迫感、胸痛、動悸、四肢末梢冷感、チアノーゼ）。
③ 呼吸状態（呼吸音、呼吸回数、深さ、速さ、咳嗽）。
④ 胸痛の有無と程度、持続時間。
⑤ ADLレベル。
⑥ 薬剤の効果（利尿薬、副腎皮質ステロイド）。
⑦ 血液検査データ（ABG、TP、Alb、CRP、WBC）。

⑧食事内容と摂取量。
⑨水分出納。
⑩体重の増減。
⑪検査所見（胸部X線）。

①体温、脈拍、呼吸、血圧、SpO_2を測定する。
②医師の指示により、水分・塩分制限を行う（高蛋白・高エネルギー食摂取、ガス発生の少ない食品）。
③水分出納管理を行う。

①治療、処置の必要性と方法を具体的に説明する。
②安静の必要性について説明する。
③異常を思わせる症状や徴候があれば、すぐに知らせるように説明する（呼吸困難）。

膿胸

■ 膿胸／胸腔内の腫瘍の自壊

①体温、脈拍、呼吸、血圧、SpO_2の変化。
②症状の有無と程度（呼吸困難感、胸部圧迫感、胸痛、動悸、四肢冷感、チアノーゼ）。
③呼吸状態（呼吸回数、深さ、速さ、咳嗽の有無）。
④痰の性状と量。
⑤胸腔ドレーンの排液の性状、エアリークの有無。
⑥血液検査データ（ABG、TP、Alb、Hb、WBC、CRP）。
⑦体重。
⑧水分出納。
⑨検査所見（胸部X線、CT、MRI）。

①体温、脈拍、呼吸、血圧、SpO_2を測定する。
②喀痰喀出を促す（室内環境の調節、吸入器の使用、呼吸法）。
③カテーテル・チューブ類の管理を行う（胸腔ドレーン）。
④水分出納管理を行う。

①異常を思わせる症状や徴候があれば、すぐに知らせるように説明する。

組織の虚血／低酸素症

■ 組織の虚血／低酸素症〜循環不全

①体温、脈拍、呼吸、血圧、SpO$_2$の変化。
②症状の有無と程度（冷感、息苦しさ、チアノーゼ）。
③呼吸音（肺換気音、肺雑音の有無）。
④意識レベル（JCS、GCS）。
⑤血液検査データ（ABG、Hb、RBC）。
⑥検査所見（心電図）。
⑦水分出納。
⑧出血の有無。
⑨末梢循環状態。

①体温、脈拍、呼吸、血圧を測定する。
②心電図モニタリング。
③SpO$_2$モニタリング。
④輸液管理を行う。
⑤水分出納管理を行う。
⑥医師の指示により酸素療法を行う。

①異常を思わせる症状や徴候があれば、すぐに知らせるように説明する。

■ 低酸素症〜慢性閉塞性肺疾患：肺気腫／気管支炎

①体温、脈拍、呼吸、血圧、SpO$_2$の変化。
②症状の有無と程度（呼吸困難、倦怠感、冷感、チアノーゼ）。
③喘息の既往の有無。
④呼吸状態（肺換気音、肺雑音）。
⑤気管内分泌物の量、色調、性状。
⑥血液検査データ（ABG）。
⑦検査所見（胸部X線）。
⑧水分出納。

①体温、脈拍、呼吸、血圧を測定する。
②SpO$_2$モニタリング。
③輸液管理、服薬管理を行う。
④水分出納管理を行う。
⑤医師の指示により酸素療法を行う。
⑥上体を挙上する。

① 異常を思わせる症状や徴候があれば、すぐに知らせるように説明する。
② 患者と家族に酸素療法について指導する。

■ 低酸素症〜呼吸窮迫症候群

① 体温、脈拍、呼吸、血圧、SpO_2 の変化。
② 症状の有無と程度（呼吸困難、倦怠感、冷感、チアノーゼ）。
③ 呼吸状態（鼻翼呼吸、陥没呼吸、呻吟）。
④ 痰の量、性状、色調、喀出状況。
⑤ 血液検査データ（ABG）。
⑥ 水分出納。
⑦ 検査所見（胸部X線、胸部CT、肺機能）。

① 体温、脈拍、呼吸、血圧、SpO_2 を測定する。
② 輸液管理を行う。
③ 水分出納管理を行う。
④ 医師の指示により酸素療法を行う。

① 異常を思わせる症状や徴候があれば、すぐに知らせるように説明する。

■ 低酸素症〜胸水

① 体温、脈拍、呼吸、血圧、SpO_2 の変化。
② 症状の有無と程度（呼吸困難、倦怠感、冷感、チアノーゼ）。
③ 呼吸状態（鼻翼呼吸、陥没呼吸、呻吟）。
④ 痰の量、性状、色調、喀出状況。
⑤ 血液検査データ（ABG）。
⑥ 水分出納。
⑦ 検査所見（胸部X線、胸部CT）。

① 体温、脈拍、呼吸、血圧、SpO_2 を測定する。
② 輸液管理を行う。
③ 水分出納管理を行う。
④ 医師の指示により酸素療法を行う。
⑤ 上体を挙上する。

① 異常を思わせる症状や徴候があれば、すぐに知らせるように説明する。

■ 低酸素症〜ハイリスク新生児

① 体温、脈拍、呼吸、血圧、SpO_2 の変化。
② 末梢循環不全の有無と程度（冷感、チアノーゼ）。
③ 呼吸状態（鼻翼呼吸、陥没呼吸、呻吟）。

④血液検査データ（ABG）。
⑤検査所見（胸部X線）。
⑥水分出納。

①体温、脈拍、呼吸、血圧、SpO_2を測定する。
②輸液管理を行う。
③水分出納管理を行う。
④医師の指示により酸素療法を行う。

①家族に症状について説明する。

■低酸素症〜術後：根治的頸部手術（喉頭切除術）

①体温、脈拍、呼吸、血圧、SpO_2の変化。
②症状の有無と程度（呼吸困難、倦怠感、貯痰感、疼痛）。
③呼吸状態（呼吸パターン、肺換気音）。
④気管カニューレの位置、狭窄と閉塞の有無、カフエア量の確認。
⑤吸引の頻度、吸引物の量や性状の確認。
⑥創部の出血の有無と程度。
⑦意識レベル（JCS、GCS）。
⑧水分出納。

①体温、脈拍、呼吸、血圧を測定する。
②SpO_2モニタリング。
③輸液管理を行う。
④水分出納管理を行う。
⑤医師の指示により酸素療法を行う。
⑥医師の指示により吸入を行う（ネブライザー、コンプレッサーネブライザー）。

①異常を思わせる症状や徴候があれば、すぐに知らせるように説明する。

4 内分泌・代謝系疾患の患者

高血糖／低血糖

■高血糖／低血糖〜糖尿病

①体温、脈拍、呼吸、血圧の変化。
②症状の有無と程度。
〔高血糖〕
・多飲、口渇、多尿、食欲不振、全身倦怠感、悪心・嘔吐、頭痛、呼気臭。
〔低血糖〕
・頭痛、倦怠感、脱力感、発汗、頻脈、手指のふるえ、意識低下。
③血糖降下薬、インスリン使用の有無や種類、量。
④血液検査データ（BS、HbA1c、グリコヘモグロビン、ケトン体）。
⑤排尿状況（量）。
⑥尿検査データ（尿糖、ケトン体）。
⑦食事内容と摂取量。
⑧運動・活動量。

①体温、脈拍、呼吸、血圧を測定する。
②インスリンの服薬管理を行う。

①食事療法、運動療法の指導をする。
②低血糖症状と対処方法を説明する（ブドウ糖などの携帯）。
③異常を思わせる症状や徴候があれば、すぐに知らせるように説明する。

■高血糖／低血糖〜膵炎

①体温、脈拍、呼吸、血圧の変化。
②症状の有無と程度（多飲、口渇、多尿、食欲不振、全身倦怠感、悪心・嘔吐、頭痛、呼気臭）。
③血液検査データ（BS、HbA1c、グリコヘモグロビン、AMY、リパーゼ、WBC、ケトン体）。
④排尿状況（量）。
⑤尿検査データ（尿糖、ケトン体）。

①体温、脈拍、呼吸、血圧を測定する。
②インスリンの服薬管理を行う。

①異常を思わせる症状や徴候があれば、すぐに知らせるように説明する。

■高血糖／低血糖～妊娠期糖尿病

①体温、脈拍、呼吸、血圧の変化。
②症状の有無と程度。
〔高血糖〕
・多飲、口渇、多尿、食欲不振、全身倦怠感、悪心・嘔吐、頭痛、呼気臭。
〔低血糖〕
・頭痛、倦怠感、脱力感、発汗、頻脈、手指のふるえ、意識低下。
③血糖降下薬、インスリン使用の有無や種類・量。
④血液検査データ（BS、HbA1c、グリコヘモグロビン、ケトン体）。
⑤排尿状況（量）
⑥尿検査データ（尿糖、ケトン体）。
⑦食事内容と摂取量。
⑧運動・活動量。

①体温、脈拍、呼吸、血圧を測定する。
②異常を思わせる徴候があれば、CTG（胎児心拍数モニター）装着またはドップラーにて児心音の聴取を行う。

①低血糖症状と対処方法を説明する（ブドウ糖などの携帯）。
②異常を思わせる症状や徴候があれば、すぐに知らせるように説明する。

■高血糖／低血糖～未熟児／過熟児

①体温、脈拍、呼吸、血圧の変化。
②低血糖症状の有無や程度（活気、呼吸状態、意識低下）。
③母親の妊娠、分娩経過。
④在胎週数と出生児体重。
⑤血液検査データ（BS）。

①体温、脈拍、呼吸、血圧を測定する。

①家族へ病状について説明する。

■高血糖／低血糖～副腎皮質ステロイド療法

①体温、脈拍、呼吸、血圧の変化。
②症状の有無と程度。
〔高血糖〕
・多飲、口渇、多尿、食欲不振、全身倦怠感、悪心・嘔吐、頭痛、呼気臭。

〔低血糖〕
・頭痛、倦怠感、脱力感、発汗、頻脈、手指のふるえ、意識低下。
③血糖降下薬、インスリン使用の有無や種類、量。
④血液検査データ（BS、HbA1c、グリコヘモグロビン、ケトン体）。
⑤排尿状況（量）。
⑥尿検査データ（尿糖、ケトン体）。
⑦食事内容と摂取量。
⑧運動・活動量。

①体温、脈拍、呼吸、血圧を測定する。
②服薬管理を行う。

①低血糖症状と対処方法を説明する（角砂糖などの携帯）。
②異常を思わせる症状や徴候があれば、すぐに知らせるように説明する。

糖尿病性神経症

■ 糖尿病性神経症〜糖尿病

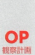

①体温、脈拍、呼吸、血圧の変化。
②症状の有無と程度（知覚運動障害：末梢痺れ、疼痛、異常知覚。自立神経障害：立ちくらみ、無自覚低血糖、膀胱障害、便通異常）。
③血液検査データ（BS、HbA1c、グリコヘモグロビン）。
④排尿状況（量）。
⑤尿検査データ（ケトン体、尿糖）。
⑥食事のエネルギー量と運動量。
⑦体重の増減。
⑧検査所見（神経伝達速度、心電図、R-R間隔変動係数）。

①体温、脈拍、呼吸、血圧を測定する。
②服薬管理を行う。

①糖尿病と神経障害との関連性について説明する。
②血糖コントロールの必要性について説明する。
③傷をつくらないよう注意し、フットケアについて説明する。
④異常を思わせる症状や徴候があれば、すぐに知らせるように説明する。
⑤急に立ち上がらない。

糖尿病性腎症

■ 糖尿病性腎症〜糖尿病

①体温、脈拍、呼吸、血圧の変化。
②症状の有無と程度（食欲、悪心・嘔吐、口渇、皮膚乾燥）。
③血糖コントロールの状況。
④浮腫の有無と程度。
⑤水分出納。
⑥利尿薬の服用状況。
⑦血液検査データ（BUN、Cr、TP、Alb、電解質、BS、HbA1c、グリコヘモグロビン）。
⑧尿検査データ（蛋白）。
⑨体重の増減。
⑩検査所見（胸部X線：CTR）。

①体温、脈拍、呼吸、血圧を測定する。
②水分出納管理を行う。
③インスリン、服薬管理を行う。

①異常を思わせる症状や徴候があれば、すぐに知らせるように説明する（排尿障害、浮腫）。

糖尿病性網膜症

■ 糖尿病性網膜症〜糖尿病

①体温、脈拍、呼吸、血圧の変化。
②症状の有無と程度（眼痛、眼振、飛蚊症、視力、視野）。
③糖尿病治療薬の種類。
④薬物療法による副作用の有無と程度。
⑤血液検査データ（BS、HbA1c、グリコヘモグロビン）。
⑥尿検査データ（尿糖）。
⑦検査所見（蛍光眼底）。

①体温、脈拍、呼吸、血圧を測定する。
②インスリン、服薬管理を行う。
③医師の指示により、血糖値変動時の対処を行う。

①異常を思わせる症状や徴候があれば、すぐに知らせるように説明する（眼痛、視力低下）。

電解質異常

■ 電解質異常〜腎不全

①体温、脈拍、呼吸、血圧の変化。
②症状の有無と程度（倦怠感、悪心・嘔吐、食欲、浮腫）。
③水分出納。
④血液検査データ（BUN、K、Ca、P、Mg、Na、Cl、Cr、ABG、UA、RBC、WBC、Hb、Ht）。
⑤排尿状況（量、比重）。
⑥尿検査データ（Ccr）。

①体温、脈拍、呼吸、血圧を測定する。
②輸液管理、水分出納管理を行う。
③服薬管理を行う。

①異常を思わせる症状や徴候があれば、すぐに知らせるように説明する。
②尿回数、飲水量の記録、蓄尿、体重測定の必要性と方法を説明する。

■ 電解質異常〜意識障害

①体温、脈拍、呼吸、血圧の変化。
②症状の有無と程度（倦怠感、悪心・嘔吐）。
③意識レベル（JCS、GCS）。
④血液検査データ（Na、K、Cl、Ca）。
⑤排尿状況（比重）。
⑥尿検査データ（Na、K、Cl、Ca）。
⑦水分出納。

①体温、脈拍、呼吸、血圧を測定する。
②輸液管理を行う。
③水分出納管理を行う。

①異常を思わせる症状や徴候があれば、すぐに知らせるように説明する。

■ 電解質異常〜熱傷／凍傷

①体温、脈拍、呼吸、血圧の変化。
②高カリウム血症の症状の有無と程度（悪心・嘔吐、下痢、不整脈、感覚の異常、倦怠感、筋力異常）。
③低ナトリウム血症の症状の有無と程度（傾眠、倦怠感、腹痛、悪心・嘔吐、筋肉の攣縮・痙攣）。
④血液検査データ（BUN、K、Ca、P、Mg、Cl、Na、TP、Alb、Cr、ABG）。

⑤尿検査データ。
⑥水分出納。
⑦体重の増減。

①体温、脈拍、呼吸、血圧を測定する。
②輸液管理を行う。
③水分出納管理を行う。

①異常を思わせる症状や徴候があれば、すぐに知らせるように説明する。

■ 電解質異常～術後：頭部手術（脳下垂体）／尿崩症

①体温、脈拍、呼吸、血圧の変化。
②口渇の有無と程度。
③皮膚状態（皮膚緊張の低下、乾燥した皮膚）。
④バソプレシンの与薬量、副作用。
⑤体重の増減。
⑥排尿状況（回数、量、比重）。
⑦水分出納。
⑧血液検査データ（Na、K、Cl、Cr）。

①体温、脈拍、呼吸、血圧を測定する。
②輸液管理、服薬管理を行う。
③水分出納管理を行う。

①バソプレシンの与薬方法、副作用について説明する。
②尿回数、飲水量の記載、蓄尿、体重測定の必要性と方法を説明する。
③異常を思わせる症状や徴候があれば、すぐに知らせるように説明する。

■ 電解質異常～人工透析

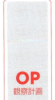
①体温、脈拍、呼吸、血圧の変化。
②不整脈の有無と種類。
③不均衡症候群の症状の有無と程度（頭痛、悪心・嘔吐、倦怠感、焦燥感、感覚の変調、傾眠）。
④血液検査データ（Na、K、P、Mg、Cl、BUN、Cr）。
⑤水分出納。
⑥除水量をチェックし、目標体重と比較する。
⑦体重の増減。
⑧検査所見（心電図）。

①体温、脈拍、呼吸、血圧を測定する。
②輸液管理、服薬管理を行う。

③水分出納管理を行う。
④体重測定(定期的に一定の条件下で測定する)。

①食事指導を行う(低カリウム食)。
②異常を思わせる症状や徴候があれば、すぐに知らせるように説明する。

■ 電解質異常〜化学療法

①体温、脈拍、呼吸、血圧の変化。
②症状の有無と程度。
〔低ナトリウム〕
・傾眠、倦怠感、腹痛、悪心・嘔吐、筋肉の攣縮・痙攣。
〔高／低カルシウム〕
・手指・足指の麻痺、しびれ、筋痙攣、不整脈。
〔高カリウム〕
・不整脈、徐脈、胸部不快、筋力異常、下痢、悪心・嘔吐。
〔低カリウム〕
・無力感、嗜眠状態、倦怠感、下痢。
③血液検査データ(BUN、K、Ca、P、Mg、Na、TP、Cl、Cr、ABG)。
④水分出納。
⑤体重の増減。

①体温、脈拍、呼吸、血圧を測定する。
②輸液管理、服薬管理を行う。
③水分出納管理を行う。
④体重測定(定期的に一定の条件下で測定する)。

①異常を思わせる症状や徴候があれば、すぐに知らせるように説明する。

■ 高カリウム血症〜急性腎不全

①体温、脈拍、呼吸、血圧の変化。
②不整脈または徐脈の有無と程度。
③症状の有無と程度(悪心・嘔吐、便秘、下痢、胸部不快感)。
④血液検査データ(K、Na、BUN、Cr、Ca)。
⑤水分出納。
⑥検査所見(心電図<テント状T波>)。

①体温、脈拍、呼吸、血圧を測定する。
②輸液管理、服薬管理を行う。
③水分出納管理を行う。

①カリウムを多く含む食物、水分を控えるよう説明する。
②異常を思わせる症状や徴候があれば、すぐに知らせるように説明する。

■高カルシウム血症〜癌（末期）

①体温、脈拍、呼吸、血圧の変化。
②不整脈または徐脈の有無と程度。
③症状の有無と程度（悪心・嘔吐、便秘、下痢、胸部不快感）。
④血液検査データ（Ca、P、Mg）。
⑤水分出納。
⑥検査所見（心電図＜QT短縮＞）。

①体温、脈拍、呼吸、血圧を測定する。
②輸液管理、服薬管理を行う。
③水分出納管理を行う。

①カリウムを多く含む食物、水分を控えるよう説明する。
②異常を思わせる症状や徴候があれば、すぐに知らせるように説明する。

■低カルシウム血症〜膵炎

①体温、脈拍、呼吸、血圧の変化。
②低カルシウム血症の症状の有無と程度（精神状態の変化、手指・足指の麻痺やしびれ、顔面・四肢の筋肉痙攣、疼痛）。
③血液検査データ（BUN、Na、BS、Ca、K、Mg、P、Bil、Alb）。
④尿検査データ（AMY、US、Cr）。
⑤水分出納。
⑥検査所見（腹部X線、腹部CT、腹部エコー、内視鏡、心電図＜T間隔の延長、ST域の延長、律動異常＞）。

①体温、脈拍、呼吸、血圧を測定する。
②輸液管理、服薬管理を行う。
③水分出納管理を行う。
④心電図モニタリング。

①異常を思わせる症状や徴候があれば、すぐに知らせるように説明する。
②栄養指導を行う（高カルシウム・低リン酸食）。

■低ナトリウム血症〜水中毒

①体温、脈拍、呼吸、血圧の変化。
②症状の有無と程度（呼吸困難、浮腫、動悸、口渇、不穏）。
③低カルシウム血症の症状の有無と程度（精神状態の変化、手指・足指の麻痺やしびれ、顔面・四肢の筋肉痙攣、疼痛）。
④血液検査データ（BUN、Na、BS、Ca、K、Mg、Bil、Alb）。

⑤尿検査データ（AMY、US、Cr）。
⑥水分出納。
⑦検査所見（胸腹部X線、腹部CT、腹部エコー、内視鏡、心電図＜T間隔の延長、ST域の延長、律動異常＞）。

①体温、脈拍、呼吸、血圧を測定する。
②輸液管理、服薬管理を行う。
③水分出納管理を行う。
④心電図モニタリング。

①異常を思わせる症状や徴候があれば、すぐに知らせるように説明する。
②栄養指導を行う（高カルシウム・低リン酸食）。

■ 低ナトリウム血症～術後：経尿道的切除術

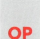
①体温、脈拍、呼吸、血圧の変化。
②症状の有無と程度（頭痛、口渇、浮腫、呼吸困難、悪心・嘔吐、下痢、便秘、食欲不振）。
③低ナトリウム血症の有無と程度（不穏、せん妄、徐脈、血圧上昇）。
④血液検査データ（Na、K、BUN、Cr）。
⑤水分出納。
⑥体重の増減。
⑦検査所見（胸部X線）。

①体温、脈拍、呼吸、血圧を測定する。
②輸液管理を行う。
③水分出納管理を行う。
④体重測定（定期的に一定の条件下で測定する）。

①異常を思わせる症状や徴候があれば、すぐに知らせるように説明する。

■ 低ナトリウム血症～抗神経薬治療

①体温、脈拍、呼吸、血圧の変化。
②症状の有無と程度（頭痛、口渇、浮腫、呼吸困難、悪心・嘔吐、下痢、便秘、食欲不振）。
③低ナトリウム血症の有無と程度（不穏、せん妄、徐脈、血圧上昇）。
④血液検査データ（Na、BUN、Cr）。
⑤水分出納。
⑥体重の増減。
⑦検査所見（胸部X線）。

①体温、脈拍、呼吸、血圧を測定する。
②輸液管理を行う。
③水分出納管理を行う。
④体重測定（定期的に一定の条件下で測定する）。

①異常を思わせる症状や徴候があれば、すぐに知らせるように説明する。

水分出納の異常

■ 水分出納の異常〜人工透析

①体温、脈拍、呼吸、血圧の変化。
②不整脈の有無と種類。
③不均衡症候群の症状の有無と程度（頭痛、悪心・嘔吐、倦怠感、焦燥感、感覚の変調、傾眠）、心不全症状、脱水症状。
④血液検査データ（Na、K、BUN、TP、Alb、Cr、Hb、Ht）。
⑤水分出納。
⑥除水量をチェックし、目標体重（ドライウェイト）と比較する。
⑦体重の増減。
⑧検査所見（心電図）。

①体温、脈拍、呼吸、血圧を測定する。
②輸液管理、服薬管理を行う。
③水分出納管理を行う。
④体重測定（定期的に一定の条件下で測定する）。

①食事指導を行う（低カリウム食）。
②異常を思わせる症状や徴候があれば、すぐに知らせるように説明する。

■ 水分出納の異常〜腹膜透析（CAPD）

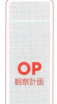

①体温、脈拍、呼吸、血圧の変化。
②体液量過剰の症状の有無と程度（呼吸困難、悪心・嘔吐、脱力感、倦怠感、浮腫）。
③体液量不足の症状の有無と程度（口渇、悪心・嘔吐、食欲不振、倦怠感）。
④排液の量と性状。
⑤血液検査データ（Na、K、BUN、TP、Alb、Cr、Hb、Ht）。
⑥水分出納。
⑦体重の増減。
⑧検査所見（胸腹部X線）。

①体温、脈拍、呼吸、血圧を測定する。
②輸液管理、服薬管理を行う。

③水分出納管理を行う。
④体重測定（定期的に一定の条件下で測定する）。

①異常を思わせる症状や徴候があれば、すぐに知らせるように説明する。

脱水

■ 脱水～尿崩症

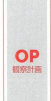
①体温、脈拍、呼吸、血圧の変化。
②口渇の有無と程度。
③皮膚状態（皮膚緊張の低下、乾燥した皮膚）。
④バソプレシンの与薬量、副作用。
⑤体重の増減。
⑥排尿状況（回数、量、比重）。
⑦水分出納。
⑧血液検査データ（Na、K、Ca、Cr、BUN）。

①体温、脈拍、呼吸、血圧を測定する。
②輸液管理、服薬管理を行う。
③水分出納管理を行う。

①バソプレシンの与薬方法、副作用について説明する。
②尿回数、飲水量の記載、蓄尿、体重測定の必要性と方法を説明する。
③異常を思わせる症状や徴候があれば、すぐに知らせるように説明する。

高体温

■ 高体温～脳腫瘍

①体温、脈拍、呼吸、血圧の変化。
②症状の有無と程度（悪寒、戦慄）。
③血液検査データ（ABG）。
④検査所見（頭部エコー、頭部CT）。

①体温、脈拍、呼吸、血圧を測定する。

①異常を思わせる症状や徴候があれば、すぐに知らせるように説明する。

■高体温〜呼吸器感染症

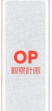
①体温、脈拍、呼吸、血圧、SpO_2の変化。
②症状の有無と程度（咳嗽、喀痰、呼吸困難、チアノーゼ、倦怠感）。
③血液検査データ（ABG、WBC、CRP）。
④水分出納。
⑤検査所見（胸部X線）。
⑥培養検査所見（血液、喀痰）。

①体温、脈拍、呼吸、血圧、SpO_2を測定する。
②輸液管理、服薬管理を行う。
③水分出納管理を行う。

①異常を思わせる症状や徴候があれば、すぐに知らせるように説明する（呼吸困難、悪寒、体熱感）。

■高体温〜敗血症

①体温、脈拍、呼吸、血圧、SpO_2の変化。
②症状の有無と程度（咳嗽、喀痰、呼吸困難、チアノーゼ、倦怠感）。
③血液検査データ（ABG、WBC、CRP）。
④水分出納。
⑤検査所見（胸腹部X線）。
⑥培養検査所見（血液、尿、喀痰、粘膜）。

①体温、脈拍、呼吸、血圧、SpO_2を測定する。
②輸液管理、服薬管理を行う。
③水分出納管理を行う。

①異常を思わせる症状や徴候があれば、すぐに知らせるように説明する（呼吸困難、悪寒、体熱感）。

■高体温〜熱中症

①体温、脈拍、呼吸、血圧の変化。
②症状の有無と程度（口渇、めまい、倦怠感、脱力感、頭痛、嘔吐）。
③皮膚の状態。
④意識レベル（JCS、GCS）。
⑤痙攣の状態（部位、時間、程度、種類）。
⑥水分出納。
⑦体重の増減。

①体温、脈拍、呼吸、血圧を測定する。
②輸液管理・水分出納管理を行う。

③正常体温が維持できるまで効果的な冷罨法を行う。
④水分を経口補給する。

①異常を思わせる症状や徴候があれば、すぐに知らせるように説明する。

酸塩基平衡異常

■ 酸塩基平衡異常〜慢性閉塞性肺疾患：肺気腫／気管支炎

①体温、脈拍、呼吸、血圧、SpO_2の変化。
②症状の有無と程度（咳嗽、呼吸困難、チアノーゼ、四肢末梢冷感、皮膚湿潤、頻脈、不整脈）。
③血液検査データ（ABG）。
④水分出納。
⑤検査所見（胸部X線、呼吸機能）。

①体温、脈拍、呼吸、血圧、SpO_2を測定する。
②輸液管理、服薬管理を行う。
③水分出納管理を行う。

①高エネルギー・高蛋白質食、水分補給の必要性について説明する。
②異常を思わせる症状や徴候があれば、すぐに知らせるように説明する。

■ 呼吸性アシドーシス〜気管支喘息

①体温、脈拍、呼吸、血圧、SpO_2の変化。
②呼吸状態（喘鳴、咳嗽、肺雑音の有無と程度、呼吸音）。
③痰の量、色調、性状。
④血液検査データ（ABG）。
⑤検査所見（胸部X線）。

①体温、脈拍、呼吸、血圧、SpO_2を測定する。
②医師の指示により酸素を投与する。
③輸液管理を行う。
④起座位、セミファーラー位を保ち、肺容量の拡大に努める。
⑤痰の喀出を促す（加湿、吸入、体位変換、体位ドレナージ、吸引）。

①スプレー式吸入薬の携帯について指導する。
②異常を思わせる症状や徴候があれば、すぐに知らせるように説明する。

代謝性アシドーシス〜腎不全

OP 観察計画
①体温、脈拍、呼吸、血圧の変化。
②症状の有無と程度(頭痛、倦怠感、悪心・嘔吐、食欲、浮腫)。
③水分出納。
④食事内容と摂取量。
⑤血液検査データ(ABG、BUN、Cr、UA、K、Ca、Na、Cl、P、Mg)。
⑥排尿状況(量、比重)。
⑦尿検査データ(K、Ca、Na、Cl)。

TP ケア計画
①体温、脈拍、呼吸、血圧を測定する。
②水分出納管理を行う。
③輸液管理を行う。

EP 教育計画
①異常を思わせる症状や徴候があれば、すぐに知らせるように説明する。

ケトアシドーシス〜糖尿病

OP 観察計画
①体温、脈拍、呼吸、血圧の変化。
②症状の有無と程度(倦怠感、口渇、頭痛、悪心・嘔吐、下痢)。
③意識レベル(JCS、GCS)。
④血液検査データ(BS、pH、ケトン体)。
⑤排尿状況(量)。
⑥尿検査データ(ケトン体)。

TP ケア計画
①体温、脈拍、呼吸、血圧を測定する。
②血糖を測定する。
③輸液管理を行う。

EP 教育計画
①異常を思わせる症状や徴候があれば、すぐに知らせるように説明する。

透析不均衡症候群

透析不均衡症候群〜人工透析

OP 観察計画
①体温、脈拍、呼吸、血圧の変化。
②症状の有無と程度(頭痛、悪心・嘔吐、倦怠感)。
③痙攣の状態(部位、時間、程度、種類)。
④血液検査データ(Na、Cl、K、BUN、Cr)。
⑤体重の増減。

①体温、脈拍、呼吸、血圧を測定する。
②医師の指示により、高張液の輸液を行う。
③透析管理を行う。

①異常を思わせる症状や徴候があれば、すぐに知らせるように説明する。

低アルブミン血症

■低アルブミン血症〜慢性腎不全

①体温、脈拍、呼吸、血圧の変化。
②症状の有無と程度（浮腫、腹水、倦怠感、悪心・嘔吐、腹痛）。
③排尿状況（量、性状）。
④血液検査データ（TP、Alb、Na、K、Cr、BUN）。
⑤水分出納。
⑥体重の増減。

①体温、脈拍、呼吸、血圧を測定する。
②輸液管理を行う。
③水分出納管理を行う。
④体重測定（定期的に一定の条件下で測定する）。

①異常を思わせる症状や徴候があれば、すぐに知らせるように説明する。

■低アルブミン血症〜糸球体腎炎／ネフローゼ症候群

①体温、脈拍、呼吸、血圧の変化。
②症状の有無と程度（浮腫、腹水、倦怠感、悪心・嘔吐、腹痛）。
③排尿の量と性状。
④血液検査データ（TP、Alb、Na、K、Cr、BUN）。
⑤水分出納。
⑥体重の増減。

①体温、脈拍、呼吸、血圧を測定する。
②輸液管理を行う。
③水分出納管理を行う。
④体重測定（定期的に一定の条件下で測定する）。

①異常を思わせる症状や徴候があれば、すぐに知らせるように説明する。

肝性脳症

■ 肝性脳症〜肝硬変／肝癌

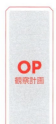

①体温、脈拍、呼吸、血圧の変化。
②症状の有無と程度（手指振戦、アンモニア臭）。
③精神症状の有無と程度（意識レベル、奇異言動）。
④腹部状態（腹囲、腹部膨満、腸蠕動音）。
⑤排便状況（便秘・下痢の有無、回数）。
⑥血液検査データ（肝機能、T-Bil、NH_3）。
⑦検査所見（腹部エコー、腹部CT）。

①体温、脈拍、呼吸、血圧を測定する。
②服薬管理を行う。
③排便コントロールを行う。

①排便コントロールの必要性・方法について説明する。
②異常を思わせる症状や徴候があれば、すぐに知らせるように説明する（頭呆感）。

■ 肝性脳症〜肝炎（ウイルス性）

①体温、脈拍、呼吸、血圧の変化。
②症状の有無と程度（手指振戦、アンモニア臭）。
③精神症状の有無と程度（意識レベル、奇異言動）。
④腹部状態（腹水の程度、腹部膨満、腸蠕動音）。
⑤排便状況（便秘・下痢の有無、回数）。
⑥血液検査データ（肝機能、T-Bil、NH_3、WBC）。
⑦検査所見（腹部エコー、腹部CT）。

①体温、脈拍、呼吸、血圧を測定する。
②服薬管理を行う。
③排便コントロールを行う。

①排便コントロールの必要性、方法について説明する。
②異常を思わせる症状や徴候があれば、すぐに知らせるように説明する（頭呆感）。

黄疸

■ 高ビリルビン血症〜血液型不適合

①体温、脈拍、呼吸、血圧の変化。
②母体と児の血液型（Rh、ABO型）。
③肉眼的黄染の有無と程度。

④経皮的ビリルビン値。
④生後日数。
⑤出生時体重と生理的体重減少の状況。
⑥クームス試験の結果。
〔クームス試験陽性時〕
・クームス試験陽性時：血液検査データ（Bil、Hb、Ht）。
〔光線療法施行時〕
・哺乳状況（哺乳量、哺乳意欲、悪心・嘔吐の有無）。
・黄疸のハイリスク因子（母体合併症の有無、早産、PROM、仮死、吸引分娩）。
・排便状況、排尿状況。
・血液検査データ（Bil）。

①体温、脈拍、呼吸、血圧を測定する。
②光線療法中は、アプネアモニターを装着する。眼帯を装着し定期的に交換する。

①両親へ治療内容について説明する。

高ビリルビン血症

■ 高ビリルビン血症〜閉塞性黄疸／胆石／肝腫瘍／肝機能障害

①体温、脈拍、呼吸、血圧の変化。
②症状の有無と程度（腹痛、悪心・嘔吐、腹部膨満、皮膚瘙痒感、皮膚・眼球結膜の黄染）。
③意識レベル（JCS、GCS）。
④ドレーンからの排液の量と性状（ENBD、PTCD）。
⑤排便状況（量、性状）。
⑥栄養状態（TP、Alb、Hb、体重）。
⑦血液検査データ（T-Bil、D-Bil、肝機能、CRP、WBC）。
⑧体重の増減。
⑨水分出納。
⑩検査所見（腹部X線、腹部エコー、腹部CT、腹部MRI）。

①体温、脈拍、呼吸、血圧を測定する。
②輸液管理を行う。
③水分出納管理を行う。
④カテーテル・チューブ類の管理を行う（胆汁ドレナージチューブ）。
⑤排便コントロール。

①異常を思わせる症状や徴候があれば、すぐに知らせるように説明する。

■高ビリルビン血症〜新生児

① 体温、脈拍、呼吸、血圧の変化。
② 症状の有無と程度(易刺激性、落陽現象、活気)。
③ 経皮的ビリルビン値。
④ 哺乳状況(哺乳量、哺乳意欲、悪心・嘔吐)。
⑤ 肉眼的黄染の有無と程度。
⑥ 排尿状況(回数、量、性状)。
⑦ 排便状況(回数、性状)。
⑧ 黄疸のハイリスク因子の有無(母体合併症、早産、前期破水、仮死、吸引分娩)。
⑨ 出生時体重と生理的体重減少の状況。
⑩ 在胎週数。
⑪ 生後日数。
⑫ 血液検査データ(T-Bil、I-Bil)。

① 体温、脈拍、呼吸、血圧を測定する。
② 医師の指示より光線療法を行う。
③ 光線療法中は、アプネアモニターを装着する。眼帯を装着し定期的に交換する。

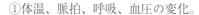
① 両親へ新生児黄疸について説明する。

副甲状腺機能亢進症

■副甲状腺機能亢進症〜慢性腎不全

① 体温、脈拍、呼吸、血圧の変化。
② 症状の有無と程度(悪心・嘔吐、倦怠感、浮腫、筋肉痛、瘙痒感)。
③ 血液検査データ(Ca、P、ALP)。
④ 水分出納。
⑤ 体重の増減。
⑥ 検査所見(X線、骨密度)。

① 体温、脈拍、呼吸、血圧を測定する。
② 輸液管理、服薬管理を行う。
③ 水分出納管理を行う。

① 異常を思わせる症状や徴候があれば、すぐに知らせるように説明する。

甲状腺クリーゼ

■甲状腺クリーゼ〜甲状腺機能亢進症

①体温、脈拍、呼吸、血圧の変化。
②発汗過多の状態。
③意識障害の有無と程度（混乱、昏睡）。
④消化器症状の有無と程度（食欲不振、腹痛、下痢、悪心・嘔吐）。
⑤血液検査データ（TSH）。

①体温、脈拍、呼吸、血圧を測定する。
②服薬管理を行う。
③保湿する。

①症状を説明する（甲状腺クリーゼ）。
②異常を思わせる症状や徴候があれば、すぐに知らせるように説明する（腹痛、下痢、発汗）。

レイノー病

■レイノー病〜全身性エリテマトーデス（SLE）

①体温、脈拍、呼吸、血圧の変化。
②症状の有無と程度（紫斑・溢血斑の出現、指先の黒色変化、爪の変化、皮膚の潰瘍、指趾の蟻走感、疼痛、指趾の蒼白、冷感、チアノーゼ）。
③レイノー現象の持続時間。
④血液検査データ（CRP）。

①体温、血圧、脈拍、呼吸を測定する。
②服薬管理を行う。
③保温する。

①異常を思わせる症状や徴候があれば、すぐに知らせるように説明する（紫斑・溢血斑出現）。

抗利尿ホルモン分泌異常

■抗利尿ホルモン分泌異常〜脳腫瘍

①体温、脈拍、呼吸、血圧の変化。
②口渇の有無と程度。
③皮膚状態（皮膚緊張の低下、乾燥した皮膚）。

④バソプレシンの与薬量、副作用。
⑤体重の増減。
⑥排尿状況（回数、量、比重）。
⑦水分出納。

①体温、脈拍、呼吸、血圧を測定する。
②輸液管理、服薬管理を行う。
③水分出納管理を行う。

①バソプレシンの与薬方法、副作用について説明する。
②尿回数、飲水量の記載、蓄尿、体重測定の必要性と方法を説明する。
③異常を思わせる症状や徴候があれば、すぐに知らせるように説明する。

5 消化器系疾患の患者

消化管出血

■消化管出血〜炎症性腸疾患（クローン病／潰瘍性大腸炎）／消化性潰瘍

①体温、脈拍、呼吸、血圧の変化。
②ショック症状の有無。
③症状の有無と程度（腹痛、悪心・嘔吐）。
④排便状況。
⑤血液検査データ（WBC、RBC、Plt、Ht、Hb、BUN）。
⑥検査結果（便潜血）。

①体温、脈拍、呼吸、血圧を測定する。
②輸液管理、服薬管理を行う。

①異常を思わせる症状や徴候があれば、すぐに知らせるように説明する。

■消化管出血〜慢性腎不全

①体温、脈拍、呼吸、血圧の変化。
②症状の有無と程度（腹痛、悪心、吐血、血便、食思不振）。
③ドレーンからの排液状況（性状、量）、ガーゼ汚染の状態。
④血液検査データ（RBC、Plt、Ht、Hb、NH$_3$、Cr、BUN、K、P）。
⑤水分出納。

①体温、脈拍、呼吸、血圧を測定する。
②輸液管理、服薬管理を行う。
③水分出納管理を行う。

①異常を思わせる症状や徴候があれば、すぐに知らせるように説明する。

消化性潰瘍

■ 消化性潰瘍〜副腎皮質ステロイド療法

OP 観察計画
①体温、脈拍、呼吸、血圧の変化。
②消化器症状の有無と程度（食欲不振、胸焼け、悪心・嘔吐、吐血、下血、下痢、便秘）。
③随伴症状の有無と程度（四肢冷感、冷汗、眩暈、チアノーゼ）。
④疼痛の部位（食事時間との関係）。
⑤排便状況（量、性状）。
⑥水分出納。
⑦血液検査データ（WBC、RBC、Hb、Ht、Plt、BUN）。
⑧検査所見（内視鏡、便潜血）。

TP ケア計画
①体温、脈拍、呼吸、血圧を測定する。
②輸液管理、服薬管理を行う。
③水分出納管理を行う。

EP 教育計画
①異常を思わせる症状や徴候があれば、すぐに知らせるように説明する。

消化管穿孔

■ 消化管穿孔〜消化性潰瘍

OP 観察計画
①体温、脈拍、呼吸、血圧の変化。
②症状の有無と程度（食欲不振、悪心、胸焼け、吐血、血便、腹部膨満、腹部緊張、腸蠕動）。
③疼痛の有無と程度、部位。
④水分出納。
⑤血液検査データ（WBC、RBC、Hb、Ht、Plt、BUN）。
⑥検査所見（腹部X線、腹部エコー、内視鏡、便潜血）。

TP ケア計画
①体温、脈拍、呼吸、血圧を測定する。
②輸液管理を行う。
③水分出納管理を行う。

EP 教育計画
①異常を思わせる症状や徴候があれば、すぐに知らせるように説明する。

食道静脈瘤

■ 食道静脈瘤〜肝硬変

①体温、脈拍、呼吸、血圧の変化。
②症状の有無と程度(食道狭窄感、胸部症状、食欲不振、悪心、腹部膨満、吐血、下血)。
③血液検査データ(RBC、Hb、Ht、Plt)。
④検査所見(内視鏡)。

①体温、脈拍、呼吸、血圧を測定する。
②静脈瘤破裂時の治療介助(S-Bチューブ挿入、胃洗浄、輸血、内視鏡的硬化療法)。
③食道粘膜への刺激を避ける(食事形態の変更、咳、嘔吐の予防)。

①静脈瘤破裂予防行動の説明をする(怒責をかけない、刺激物を避ける)。
②異常を思わせる症状や徴候があれば、すぐに知らせるように説明する。

食道炎

■ 食道炎〜下部食道括約筋不全に伴う胃・食道逆流反射／悪性腫瘍／術後

①体温、脈拍、呼吸、血圧の変化。
②症状の有無と程度(胸焼け、悪心・嘔吐、腹部膨満、嚥下時痛、四肢冷感、冷汗、眩暈)。
③吐物の性状、量。
④排便状況(量、性状)。
⑤食事内容と摂取量。
⑥水分出納。
⑦血液検査データ(TP、Alb、Hb)。
⑧検査所見(内視鏡、腹部X線、UGI)。

①体温、脈拍、呼吸、血圧を測定する。
②医師の指示により、粘膜保護薬を与薬する。
③水分出納管理を行う。
④症状に応じて食事形態を変更する。

①異常を思わせる症状や徴候があれば、すぐに知らせるように説明する。

肝不全

■ 肝不全〜うっ血性心不全

①体温、脈拍、呼吸、血圧の変化。
②症状の有無と程度（黄疸、皮膚瘙痒感、意識障害、手指振戦、擦過傷、吐血、下血、腹水）。
③頸動脈怒張の有無。
④腹囲。
⑤水分出納。
⑥体重の増減。
⑦血液検査データ（肝機能、T-Bil、NH_3、Fib、PT、TT、Alb、LDH、RBC、Hb）。
⑧検査所見（胸部X線）。

①体温、脈拍、呼吸、血圧を測定する。
②輸液管理、服薬管理を行う。
③水分出納管理を行う。
④体重測定（定期的に一定の条件下で測定する）。
⑤腹囲測定（定期的に一定の条件下で測定する）。

①異常を思わせる症状や徴候があれば、すぐに知らせるように説明する。

■ 肝不全〜肝炎（ウイルス性）

①体温、脈拍、呼吸、血圧の変化。
②症状の有無と程度（黄疸、意識障害、手指振戦、腹水）。
③水分出納。
④腹囲。
⑤便の性状。
⑥血液検査データ（肝機能、T-Bil、NH_3、Fib、TT、TP、Alb、LDH）。

①体温、脈拍、呼吸、血圧を測定する。
②体重測定（定期的に一定の条件下で測定する）。
③腹囲測定（定期的に一定の条件下で測定する）。
④水分出納管理を行う。

①異常を思わせる症状や徴候があれば、すぐに知らせるように説明する。

肝性脳症

■ 肝性脳症～肝硬変／肝癌

①体温、脈拍、呼吸、血圧の変化。
②症状の有無と程度（手指振戦、アンモニア臭）。
③精神症状の有無と程度（意識レベル、奇異言動）。
④腹部状態（腹水の程度、腹部膨満、腸蠕動音）。
⑤排便状況（便秘・下痢の有無、回数）。
⑥血液検査データ（肝機能、T-Bil、NH_3）。
⑦検査所見（腹部エコー、腹部CT）。

①体温、脈拍、呼吸、血圧を測定する。
②服薬管理を行う。
③排便コントロールを行う。

①排便コントロールの必要性・方法について説明する。
②異常を思わせる症状や徴候があれば、すぐに知らせるように説明する（頭呆感）。

■ 肝性脳症～肝炎（ウイルス性）

①体温、脈拍、呼吸、血圧の変化。
②症状の有無と程度（手指振戦、アンモニア臭）。
③精神症状の有無と程度（意識レベル、奇異言動）。
④腹部状態（腹水の程度、腹部膨満、腸蠕動音）。
⑤排便状況（便秘・下痢の有無、回数）。
⑥血液検査データ（肝機能、T-Bil、NH_3、WBC）。
⑦検査所見（腹部エコー、腹部CT）。

①体温、脈拍、呼吸、血圧を測定する。
②服薬管理を行う。
③排便コントロールを行う。

①排便コントロールの必要性・方法について説明する。
②異常を思わせる症状や徴候があれば、すぐに知らせるように説明する（頭呆感）。

劇症肝炎

■ 劇症肝炎～肝炎（ウイルス性）

①体温、脈拍、呼吸、血圧の変化。
②症状の有無と程度（羽ばたき振戦、アンモニア臭、悪心・嘔吐、浮腫）。
③腹部症状の有無と程度（腹部膨満、腹部緊張、腸蠕動）。

④意識レベル（JCS、GCS）。
⑤排尿状況（回数、量、性状）。
⑥排便状況（回数、性状）。
⑦水分出納。
⑧血液検査データ（肝機能、T-Bil、NH₃、Fib、PT、TT、Alb、LDH、RBC、Hb、WBC、CRP）。

①体温、脈拍、呼吸、血圧を測定する。
②輸液管理、服薬管理を行う。
③水分出納管理を行う。

①他者への感染の危険性とその予防法について説明する。
②異常を思わせる症状や徴候があれば、すぐに知らせるように説明する。

肝脾腫

■肝脾腫〜敗血症

①体温、脈拍、呼吸、血圧の変化。
②症状の有無と程度（悪心・嘔吐、黄疸、皮下出血、顔色、四肢冷感）。
③意識レベル（JCS、GCS）。
④検査所見（血液培養、尿培養、腹部エコー）。
⑤血液検査データ（WBC、好中球、CRP）。
⑥尿検査データ（蛋白）。
⑦水分出納。

①体温、脈拍、呼吸、血圧を測定する。
②輸液管理、服薬管理を行う。
③水分出納管理を行う。

①異常を思わせる症状や徴候があれば、すぐに知らせるように説明する。

胆管炎／胆嚢炎

■胆管炎／胆嚢炎〜胆石／胆道系腫瘍

①体温、脈拍、呼吸、血圧の変化。
②症状の有無と程度（腹痛、悪心、嘔吐、腹部膨満感、皮膚瘙痒感、皮膚・眼球結膜の黄染）。
③意識レベル（JCS、GCS）。
④ドレーンからの排液の量と性状。

⑤排便状況（量、性状）。
⑥栄養状態（TP、Alb、Hb、体重）。
⑦血液検査データ（T-Bil、D-Bil、肝機能、CRP、WBC）。
⑧体重の増減。
⑨水分出納。
⑩検査所見（腹部X線、腹部エコー、腹部CT、腹部MRI）。

①体温、脈拍、呼吸、血圧を測定する。
②輸液管理を行う。
③水分出納管理を行う。
④カテーテル・チューブ類の管理を行う。
⑤排便コントロール。

①異常を思わせる症状や徴候があれば、すぐに知らせるように説明する。

高ビリルビン血症

■ 高ビリルビン血症〜閉塞性黄疸／胆石／肝腫瘍／肝機能障害

①体温、脈拍、呼吸、血圧の変化。
②症状の有無と程度（腹痛、悪心・腹部膨満、皮膚瘙痒感、皮膚・眼球結膜の黄染）。
③意識レベル（JCS、GCS）。
④ドレーンからの排液の量と性状（ENBD、PTCD）。
⑤排便状況（量、性状）。
⑥栄養状態（TP、Alb、Hb、体重）。
⑦血液検査データ（T-Bil、D-Bil、肝機能、CRP、WBC）。
⑧体重の増減。
⑨水分出納。
⑩検査所見（腹部X線、腹部エコー、腹部CT、腹部MRI）。

①体温、脈拍、呼吸、血圧を測定する。
②輸液管理を行う。
③水分出納管理を行う。
④カテーテル・チューブ類の管理を行う（胆汁ドレナージチューブ）。
⑤排便コントロール。

①異常を思わせる症状や徴候があれば、すぐに知らせるように説明する。

膵炎

■膵炎〜ERCP（内視鏡的逆行性胆管膵管造影検査）

①体温、脈拍、呼吸、血圧の変化。
②症状の有無と程度（上腹部痛、背部への放散痛、腹痛、下痢、胸痛、悪心・嘔吐、腹部膨満、倦怠感）。
③鎮痛薬、解熱薬の使用状況。

④血液検査データ（AMY、リパーゼ、WBC、CRP、RBC、Hb、Ht、K、Ca、BS）。
⑤検査所見（腹部エコー、腹部CT、腹部X線）。

①体温、脈拍、呼吸、血圧を測定する。
②輸液管理、服薬管理を行う。

①異常を思わせる症状や徴候があれば、すぐに知らせるように説明する（腹痛、悪心・嘔吐、腹部膨満）。

虚血性潰瘍

■虚血性潰瘍〜末梢血管疾患（粥状硬化症／動脈硬化）

①体温、脈拍、呼吸、血圧の変化。
②症状の有無と程度（疼痛、違和感、熱感、冷感）。
③患部の状態（皮膚色、チアノーゼの有無、浮腫の有無）。
④血液検査データ（Hb、Ht、Alb、WBC、CRP、赤沈）。
⑤血管造影の所見。
⑥血管エコー所見。

①体温、脈拍、呼吸、血圧を測定する。

①異常を思わせる症状や徴候があれば、すぐに知らせるように説明する。

腹膜炎

■腹膜炎〜壊死性腸炎

①体温、脈拍、呼吸、血圧の変化。
②症状の有無と程度（腹痛、圧痛、悪心・嘔吐、腹部膨満、腹部緊張、腸蠕動）。
③血液検査データ（WBC、CRP、TP、Alb）。

④水分出納。
⑤検査所見（腹部X線）。

①体温、脈拍、呼吸、血圧を測定する。
②輸液管理、服薬管理を行う。
③水分出納管理を行う。

①異常を思わせる症状や徴候があれば、すぐに知らせるように説明する（腹痛、悪心・嘔吐）。

■腹膜炎～術前：胆嚢摘出術

①体温、脈拍、呼吸、血圧の変化。
②症状の有無と程度（腹痛、圧痛、悪心・嘔吐、腹部膨満、腹部緊張、腸蠕動、皮膚黄染、瘙痒感）。
③排便状況。
④血液検査データ（WBC、CRP、T-Bil、D-Bil）。
⑤検査所見（腹部X線）。

①体温、脈拍、呼吸、血圧を測定する。
②輸液管理を行う。

①異常を思わせる症状や徴候があれば、すぐに知らせるように説明する（腹痛、悪心・嘔吐）。

■腹膜炎～術後：手術一般

①体温、脈拍、呼吸、血圧の変化。
②症状の有無と程度（腹痛、圧痛、悪心・嘔吐、腹部膨満、腹部緊張、腸蠕動）。
③創部の状態（出血、創部痛）、カテーテル・チューブ類からの排液の量と性状。
④血液検査データ（RBC、Hb、Plt、WBC、CRP）。
⑤検査所見（腹部X線）。

①体温、脈拍、呼吸、血圧を測定する。
②カテーテル・チューブ類の管理を行う。

①異常を思わせる症状や徴候があれば、すぐに知らせるように説明する（腹痛、悪心・嘔吐）。

腹水

■腹水～糸球体腎炎／ネフローゼ症候群

①体温、脈拍、呼吸、血圧の変化。
②症状の有無と程度（悪心・嘔吐、食欲不振、便秘、腹部膨満、腹部緊張、腸蠕動、倦怠感、脱力感、発汗）。
③精神症状の有無と程度（不穏、イライラ感）。
④皮膚の状態（圧痕、弾力性、皮膚線条、浮腫、感覚、皮膚温、乾燥）。
⑤運動障害、四肢の屈曲、手指の把持。
⑥血液検査データ（TP、Alb、Ch）。
⑦尿検査データ（蛋白）。
⑧腹水貯留の程度、腹水の性状・量、腹囲の増減。
⑨水分出納。
⑩体重の増減。

①体温、脈拍、呼吸、血圧を測定する。
②服薬管理を行う。
③水分出納管理を行う。
④排便コントロール。

①慢性患者に対しては、薬物の自己管理について指導する。
②異常を思わせる症状や徴候があれば、すぐに知らせるように説明する。

腹腔内膿瘍

■腹腔内膿瘍～感染／腫瘍／血腫

①体温、脈拍、呼吸、血圧の変化。
②症状の有無と程度（腹痛、腹部熱感、腹部膨満、腸蠕動音、腹壁の硬さ、悪心・嘔吐）。
③ドレーンからの排液の量と性状。
④血液検査データ（肝機能、T-Bil、NH_3、TP、Alb、WBC、CRP、Hb）。
⑤検査所見（腹部X線、腹部エコー、腹部CT、腹部MRI）。

①体温、脈拍、呼吸、血圧を測定する。
②輸液管理を行う。
③カテーテル・チューブ類の管理を行う。
④腹囲測定をする。

①異常を思わせる症状や徴候があれば、すぐに知らせるように説明する。

麻痺性イレウス

■ 麻痺性イレウス～便秘

①体温、脈拍、呼吸、血圧の変化。
②症状の有無と程度(腹痛、悪心・嘔吐、腹部膨満、腹部緊張、腸蠕動、排ガス、排便)。
③血液検査データ(Hb、Ht、RBC、WBC、CRP)。
④検査所見(腹部X線)。

①体温、脈拍、呼吸、血圧を測定する。
②医師の指示により、腸蠕動促進薬の与薬・浣腸を行う。
③医師の指示により、熱気浴・腹部温罨法を行う。

①異常を思わせる症状や徴候があれば、すぐに知らせるように説明する(腹痛、悪心・嘔吐、腹部膨満)。

■ 麻痺性イレウス～炎症性腸疾患(クローン病／潰瘍性大腸炎)

①体温、脈拍、呼吸、血圧の変化。
②症状の有無と程度(腹痛、悪心・嘔吐、腹部膨満、腹部緊張、腸蠕動、排ガス、排便)。
③血液検査データ(Hb、Ht、RBC、WBC、CRP)。
④検査所見(腹部X線)。

①体温、脈拍、呼吸、血圧を測定する。
②医師の指示により、腸蠕動促進薬の与薬・浣腸を行う。
③医師の指示により、熱気浴・腹部温罨法を行う。

①異常を思わせる症状や徴候があれば、すぐに知らせるように説明する(腹痛、悪心・嘔吐、腹部膨満)。

■ 麻痺性イレウス～脊髄損傷

①体温、脈拍、呼吸、血圧の変化。
②症状の有無と程度(腹痛、圧痛、悪心・嘔吐、排ガス、腹部膨満、腸蠕動、口腔内便臭)。
③胃チューブ、イレウスチューブからの排液の量と性状。
④吐物の性状、量。
⑤血液検査データ(WBC、CRP)。
⑥水分出納。
⑦排便状況(性状、量、色調)。
⑧検査所見(腹部X線、ガス像)。

①体温、脈拍、呼吸、血圧を測定する。
②医師の指示により、腸蠕動促進薬の与薬・浣腸、摘便を行う。
③医師の指示により腹部の温罨法を行う。
④輸液管理、服薬管理を行う。
⑤水分出納管理を行う。

①異常を思わせる症状や徴候があれば、すぐに知らせるように説明する（限局した、鋭い、間欠的な疼痛）。

■麻痺性イレウス～術後：手術一般

①症状の有無と程度（腹痛、圧痛、悪心・嘔吐、腹部膨満、腹部緊張、腸蠕動）。
②胃チューブ、イレウスチューブからの排液の量と性状。
③吐物の性状、量。
④排便状況（性状、量、色調）。
⑤検査所見（腹部X線：ニボー像、ガス像）。

①体温、脈拍、呼吸、血圧を測定する。
②医師の指示により、腸蠕動促進薬の与薬や浣腸を行う。
③安静度に合わせて、体位変換や早期離床を促す。
④水分と食物の摂取に対する反応を観察する。
⑤腸蠕動音を聴取してから、医師の指示を確認し、水分摂取を少量から開始する。
⑥胃チューブ、イレウスチューブの管理を行う。
⑦医師の指示により腹部の温罨法を行う。

①症状について説明する（麻痺性イレウスの限局した、鋭い、間欠的な疼痛）。
②異常を思わせる症状や徴候があれば、すぐに知らせるように説明する。

■麻痺性イレウス～術後：泌尿器系手術

①体温、脈拍、呼吸、血圧の変化。
②症状の有無と程度（腹痛、圧痛、悪心・嘔吐）。
③排便状況（量、性状、色調）。
④胃チューブ、イレウスチューブからの排液の量と性状。
⑤水分出納。
⑥創部の状態（周囲の皮膚色、発赤、熱感、浮腫、腫脹）。
⑦血液検査データ（WBC、RBC、Ht、Plt、赤沈）。
⑧検査所見（腹部X線：ニボー像、ガス像）。

①体温、脈拍、呼吸、血圧を測定する。
②輸液管理を行う。
③水分出納管理を行う。
④カテーテル・チューブ類の管理を行う。

①異常を思わせる症状や徴候があれば、すぐに知らせるように説明する（限局した、鋭い、間欠的な疼痛）。

■麻痺性イレウス〜抗精神薬治療

①体温、脈拍、呼吸、血圧の変化。
②症状の有無と程度（腹痛、圧痛、悪心・嘔吐、排ガス、腹部膨満、腸蠕動、口腔内便臭）。
③抗精神病薬の使用の有無。
④血液検査データ（WBC、CRP）。
⑤水分出納。
⑥排便状況（性状、量、色調）。
⑦検査所見（腹部X線：二ボー像、ガス像）。

①体温、脈拍、呼吸、血圧を測定する。
②水分出納管理を行う。
③医師の指示により、腸蠕動促進薬の与薬・浣腸を行う。
④輸液管理、服薬管理を行う。

①異常を思わせる症状や徴候があれば、すぐに知らせるように説明する（限局した、鋭い、間欠的な疼痛）。

腸管壊死

■腸管壊死〜虚血

①体温、脈拍、呼吸、血圧の変化。
②症状の有無と程度（腹部色、腹部膨満、腸蠕動音、腹痛）。
③胃管からの排液の量、性状。
④排便状況（性状、回数）。
⑤水分出納。
⑥血液検査データ（WBC、Hb、CRP）。アシドーシス（pH、HCO_3^-、BE）。
⑦検査所見（腹部X線、腹部CT）。

①体温、脈拍、呼吸、血圧を測定する。
②輸液管理を行う。
③水分出納管理を行う。

①異常を思わせる症状や徴候があれば、すぐに知らせるように説明する。

痔核の出血

■痔核の出血〜術後：肛門直腸の手術

①体温、脈拍、呼吸、血圧の変化。
②症状の有無と程度（疼痛）。
③創部の状態（縫合部の癒合状態、出血、周囲の皮膚色、発赤、熱感、浮腫、腫脹、ガーゼ汚染の有無）。
④排便の有無、性状。
⑤血液検査データ（RBC、Plt、Ht、Hb、CRP、WBC）。
⑥水分出納。

①体温、脈拍、呼吸、血圧を測定する。
②排便コントロール。
③水分出納管理を行う。

①患部の清潔保持について必要性を説明する。
②排便コントロールの必要性を説明する。
③異常を思わせる症状や徴候があれば、すぐに知らせるように説明する。

ストーマの異常

■ストーマの異常〜ストーマの壊死・縮小・脱出・狭窄・閉塞

①体温、脈拍、呼吸、血圧の変化。
②腹部症状の有無と程度（悪心、嘔吐、腹痛）。
③ストーマの状態（色調、大きさ、高さ、形、浮腫、皮膚縫合部、装具の装着状態）。
④ストーマからの排便の性状、量。
⑤血液検査データ（WBC、CRP）。
⑥検査所見（消化管造影）。

①体温、脈拍、呼吸、血圧を測定する。
②ストーマ管理を行う。

①ストーマを観察する必要性を説明する。
②異常を思わせる症状や徴候があれば、すぐに知らせるように説明する。

■ストーマ周囲の潰瘍／ヘルニア〜術後：回腸瘻造設術

①体温、脈拍、呼吸、血圧の変化。
②ストーマの状態（周囲の皮膚発赤、びらん、表皮剥離、膨隆）。
③使用装具、皮膚保護剤と交換頻度。
④皮膚保護剤の溶けた範囲と保護剤への便の付着の程度。
⑤ストーマからの排便状況（量、性状）。

①体温、脈拍、呼吸、血圧を測定する。
②患者に合った皮膚保護剤を選択する。
③皮膚保護剤の交換を行い、皮膚の状態を観察する。

①皮膚の状態を観察する必要性を説明する。
②異常を思わせる症状や徴候があれば、すぐに知らせるように説明する。

■ストーマ周囲の潰瘍／ヘルニア〜術後：結腸瘻造設術

①体温、脈拍、呼吸、血圧の変化。
②ストーマの状態（周囲の皮膚発赤、びらん、表皮剥離、膨隆）。
③使用装具、皮膚保護剤と交換頻度。
④皮膚保護剤の溶けた範囲と保護剤への便の付着の程度。
⑤ストーマからの排便状況（量、性状）。

①体温、脈拍、呼吸、血圧を測定する。
②患者に合った皮膚保護剤を選択する。
③皮膚保護剤の交換を行い、皮膚の状態を観察する。

①皮膚の状態を観察する必要性を説明する。
②異常を思わせる症状や徴候があれば、すぐに知らせるように説明する。

出血

■出血〜TAE／TAI／PEIT

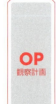
①体温、脈拍、呼吸、血圧の変化。
②症状の有無と程度（悪心・嘔吐、気分不良、腹痛、下痢、胸痛）。
③穿刺部の状態（疼痛、出血、止血・固定方法）。
④下肢末梢皮膚温、知覚障害の有無と程度。
⑤排尿状況（回数、量、性状）。
⑥排便状況（回数、性状）。
⑦検査所見（腹部エコー、腹部CT、腹部X線）。

①体温、脈拍、呼吸、血圧を測定する。
②輸液管理を行う。

①異常を思わせる症状や徴候があれば、すぐに知らせるように説明する。

■ 出血〜消化管内視鏡／検査／治療

①体温、脈拍、呼吸、血圧の変化。
②症状の有無と程度（腹痛、腹部不快感、下痢、胸痛、悪心・嘔吐、吐血、下血）。
③排便状況（量、性状）。
④水分出納。
⑤血液検査データ（WBC、RBC、Plt、Ht、Hb）。
⑥検査所見（上部・下部消化管内視鏡、便潜血）。

①体温、脈拍、呼吸、血圧を測定する。
②輸液管理を行う。
③水分出納管理を行う。
④医師の指示により悪心・嘔吐時は制吐薬を与薬する。

①異常を思わせる症状や徴候があれば、すぐに知らせるように説明する。

6 腎・泌尿器系疾患の患者

腎不全

■腎不全〜高血圧

①体温、脈拍、呼吸、血圧の変化。
②症状の有無と程度(倦怠感、浮腫)。
③水分出納。
④血液検査データ(BUN、Cr、LDH、Na、K、Cl、P、Ca、アシドーシス)。
⑤尿検査データ(Ccr、Na、K、蛋白)。
⑥検査所見(腎エコー、レノグラム・レノシンチ)。

①体温、脈拍、呼吸、血圧を測定する。
②輸液管理、服薬管理を行う。
③水分出納管理を行う。
④体重測定(定期的に一定の条件下で測定する)。

①異常を思わせる症状や徴候があれば、すぐに知らせるように説明する。

■腎不全〜全身性エリテマトーデス(SLE)

①体温、脈拍、呼吸、血圧の変化。
②症状の有無と程度(倦怠感、浮腫)。
③水分出納。
④血液検査データ(BUN、Cr、LDH、Na、K、Cl、P、Ca、アシドーシス)。
⑤尿検査データ(Ccr、Na、K、蛋白)。
⑥検査所見(腎エコー、レノグラム・レノシンチ)。

①体温、脈拍、呼吸、血圧を測定する。
②輸液管理、服薬管理を行う。
③水分出納管理を行う。
④体重測定(定期的に一定の条件下で測定する)。

①異常と思わせる症状や徴候があれば、すぐに知らせるように説明する。

■腎不全〜肝硬変

①体温、脈拍、呼吸、血圧の変化。
②血液検査データ（BUN、LDH、Na、K、Cl、P、Ca、肝機能、NH_3、アシドーシス）。
③尿検査データ（Ccr、Na、K、蛋白）。
④症状の有無と程度（浮腫）。
⑤水分出納。
⑥体重の増減。
⑦検査所見（腎エコー、レノグラム・レノシンチ）。

①体温、脈拍、呼吸、血圧を測定する。
②輸液管理、服薬管理を行う。
③水分出納管理を行う。
④体重測定（定期的に一定の条件下で測定する）。

①異常を思わせる症状や徴候があれば、すぐに知らせるように説明する。

■腎不全〜肝炎（ウイルス性）

①体温、脈拍、呼吸、血圧の変化。
②血液検査データ（BUN、LDH、Na、K、Cl、P、Ca、肝機能、NH_3、アシドーシス）。
③尿検査データ（Cr、Na、K、蛋白）。
④症状の有無と程度（浮腫）。
⑤水分出納。
⑥体重の増減。
⑦検査所見（腎エコー、レノグラム・レノシンチ）。

①体温、脈拍、呼吸、血圧を測定する。
②輸液管理、服薬管理を行う。
③水分出納管理を行う。
④体重測定（定期的に一定の条件下で測定する）。

①異常を思わせる症状や徴候があれば、すぐに知らせるように説明する。

■腎不全〜播種性血管内凝固症候群

①体温、脈拍、呼吸、血圧の変化。
②症状の有無と程度（倦怠感、浮腫、出血傾向、出血斑）。
③水分出納。
④血液検査データ（BUN、Cr、LDH、Na、K、Cl、P、Ca、APTT、ATⅢ、FDP、赤沈、出血時間、アシドーシス）。
⑤尿検査データ（Ccr、Na、K、蛋白）。
⑥検査所見（腎エコー、レノグラム・レノシンチ）。

①体温、脈拍、呼吸、血圧を測定する。
②輸液管理、服薬管理を行う。
③水分出納管理を行う。
④体重測定（定期的に一定の条件下で測定する）。

①異常と思わせる症状や徴候があれば、すぐに知らせるように説明する。

■腎不全〜術後：手術一般

①体温、脈拍、呼吸、血圧の変化。
②症状の有無と程度（倦怠感、浮腫）。
③水分出納。
④血液検査データ（BUN、Cr、LDH、Na、K、Cl、P、Ca、アシドーシス）。
⑤尿検査データ（Ccr、Na、K、蛋白）。
⑥検査所見（腎エコー、レノグラム・レノシンチ）。

①体温、脈拍、呼吸、血圧を測定する。
②輸液管理、服薬管理を行う。
③水分出納管理を行う。
④体重測定（定期的に一定の条件下で測定する）。

①異常と思わせる症状や徴候があれば、すぐに知らせるように説明する。

■腎不全〜術後：胸部手術

①体温、脈拍、呼吸、血圧の変化。
②症状の有無と程度（倦怠感、浮腫）。
③水分出納。
④血液検査データ（BUN、Cr、LDH、Na、K、Cl、P、Ca、アシドーシス）。
⑤尿検査データ（Ccr、Na、K、蛋白）。
⑥検査所見（腎エコー、レノグラム・レノシンチ）。

①体温、脈拍、呼吸、血圧を測定する。
②輸液管理、服薬管理を行う。
③水分出納管理を行う。
④体重測定（定期的に一定の条件下で測定する）。

①異常を思わせる症状や徴候があれば、すぐに知らせるように説明する。

■腎不全～術後：泌尿器系手術

①体温、脈拍、呼吸、血圧の変化。
②症状の有無と程度（倦怠感、浮腫）。
③水分出納。
④血液検査データ（BUN、Cr、LDH、Na、K、Cl、P、Ca、アシドーシス）。
⑤尿検査データ（Ccr、Na、K、蛋白）。
⑥検査所見（腎エコー、レノグラム・レノシンチ）。

①体温、脈拍、呼吸、血圧を測定する。
②輸液管理、服薬管理を行う。
③水分出納管理を行う。
④体重測定（定期的に一定の条件下で測定する）。

①異常と思わせる症状や徴候があれば、すぐに知らせるように説明する。

■腎不全～血管造影検査

①体温、脈拍、呼吸、血圧の変化。
②血液検査データ（BUN、LDH、Na、K、Cl、P、Ca、肝機能、NH_3、アシドーシス）。
③尿検査データ（Cr、Na、K、蛋白）。
④症状の有無と程度（浮腫）。
⑤水分出納。
⑥体重の増減。
⑦検査所見（腎エコー、レノグラム・レノシンチ）。

①体温、脈拍、呼吸、血圧を測定する。
②輸液管理、服薬管理を行う。
③水分出納管理を行う。
④体重測定（定期的に一定の条件下で測定する）。

①異常を思わせる症状や徴候があれば、すぐに知らせるように説明する。

■腎不全～化学療法

①体温、脈拍、呼吸、血圧の変化。
②血液検査データ（BUN、Cr、LDH、Na、K、Cl、P、Ca、アシドーシス）。
③尿検査データ（Na、K、P、NH_3、Ccr、蛋白）。
④症状の有無と程度（浮腫）。
⑤水分出納。
⑥体重の増減。
⑦検査所見（腎エコー、レノグラム・レノシンチ）。

①体温、脈拍、呼吸、血圧を測定する。
②輸液管理、服薬管理を行う。
③水分出納管理を行う。
④体重測定(定期的に一定の条件下で測定する)。

①尿回数、飲水量の記載、蓄尿、体重測定の必要性と方法を説明する。
②異常を思わせる症状や徴候があれば、すぐに知らせるように説明する。

腎盂腎炎

■ 腎盂腎炎〜腎結石／尿路結石

①体温、脈拍、呼吸、血圧の変化。
②症状の有無と程度(疼痛の部位・程度、悪心・嘔吐、倦怠感)。
③膀胱刺激症状の有無と程度(頻尿、残尿感、排尿時痛、尿閉)。
④血液検査データ(WBC、Na、CRP)。
⑤水分出納。
⑥検査所見(腹部CT、腎エコー、腹部X線、尿沈渣、尿培養)。

①体温、脈拍、呼吸、血圧を測定する。
②水分出納管理を行う。
③服薬管理を行う。

①排石のチェック法を説明する。
②異常を思わせる症状や徴候があれば、すぐに知らせるように説明する。

尿路感染症

■ 尿路感染症〜膀胱・直腸障害

①体温、脈拍、呼吸、血圧の変化。
②症状の有無と程度(膀胱膨満感、排尿時痛、残尿感)。
③水分出納。
④尿検査データ(Na、K、蛋白、培養)。
⑤血液検査データ(BUN、WBC、CRP、Cr、Na、K)。
⑥検査所見(膀胱内圧測定、残尿測定)。

①体温、脈拍、呼吸、血圧を測定する。
②輸液管理、服薬管理、水分出納管理を行う。
③必要時、残尿測定を行う。
④排尿ケア、尿道カテーテル管理。

①異常を思わせる症状や徴候があれば、すぐに知らせるように説明する。
②必要時自己導尿の指導をする。

■尿路感染症〜術後：尿管瘻設置術

①体温、脈拍、呼吸、血圧の変化。
②症状の有無と程度（側背部痛、排尿時痛、残尿感）。
③水分出納。
④尿の性状。
⑤尿検査データ（Na、K、蛋白、培養）。
⑥血液検査データ（BUN、WBC、CRP、Cr、Na、K）。

①体温、脈拍、呼吸、血圧を測定する。
②輸液管理、服薬管理を行う。
③水分出納管理を行う。

①異常を思わせる症状や徴候があれば、すぐに知らせるように説明する。
②自己管理方法を指導する。

尿毒症

■尿毒症〜腎不全／糸球体腎炎／ネフローゼ症候群

①体温、脈拍、呼吸、血圧の変化。
②症状の有無と程度（悪心、倦怠感、感覚異常、こむらがえり、瘙痒感）。
③精神症状の有無と程度（集中困難の増強、傾眠、錯乱、幻覚、妄想）。
④意識レベル（JCS、GCS）。
⑤皮膚の状態（青白い、灰色がかった青銅色の皮膚）。
⑥血液検査データ（BUN、K、Na、Cr）、浮腫。
⑦水分出納。

①体温、脈拍、呼吸、血圧を測定する。
②輸液管理、服薬管理を行う。
③水分出納管理を行う。

①異常を思わせる症状や徴候があれば、すぐに知らせるように説明する。

尿閉

■ 尿閉〜術後：手術一般

①体温、脈拍、呼吸、血圧の変化。
②下腹部の状態（緊満、腹痛の有無）。
③排尿障害の有無と程度。
④尿の流出状態（量、性状、血塊、浮遊物、カテーテルの屈曲・ねじれの有無）。
⑤水分出納。
⑥使用している薬剤の副作用の有無（尿閉を起こすような内容）。

①体温、脈拍、呼吸、血圧を測定する。
②輸液管理を行う。
③水分出納管理を行う。
④必要時、導尿や膀胱カテーテルの留置を行う。

①異常を思わせる症状や徴候があれば、すぐに知らせるように説明する。

■ 尿閉〜術後：椎弓切除術

①体温、脈拍、呼吸、血圧の変化。
②下腹部の状態（緊満、腹痛の有無）。
③麻痺の出現（デルマトーム）。
③排尿障害の有無と程度。
④尿の流出状態（量、性状、血塊、浮遊物、カテーテルの屈曲・ねじれの有無）。
⑤水分出納。
⑥血液検査データ（BUN、Cr）。
⑦検査所見（排尿機能、腹部X線、腎盂・尿管・膀胱・尿道造影）。

①体温、脈拍、呼吸、血圧を測定する。
②輸液管理を行う。
③水分出納管理を行う。
④必要時、導尿や膀胱カテーテルの留置を行う。

①異常を思わせる症状や徴候があれば、すぐに知らせるように説明する。

■ 尿閉〜術後：肛門直腸の手術

①体温、脈拍、呼吸、血圧の変化。
②下腹部の状態（緊満、腹痛の有無）。
③排尿障害の有無と程度。
④尿の流出状態（量、性状、血塊、浮遊物、カテーテルの屈曲・ねじれの有無）。

⑤水分出納。
⑥血液検査データ（BUN、Cr）。

①体温、脈拍、呼吸、血圧を測定する。
②輸液管理を行う。
③水分出納管理を行う。
④必要時、導尿や膀胱カテーテルの留置を行う。

①異常を思わせる症状や徴候があれば、すぐに知らせるように説明する。

■尿閉〜抗神経薬治療

①体温、脈拍、呼吸、血圧の変化。
②症状の有無と程度（腹痛、圧痛、悪心・嘔吐、残尿感、遷延性排尿困難）。
③下腹部の状態（緊満、腹痛の有無）。
④カテーテル挿入困難の有無と程度。
⑤服用している薬剤の副作用の有無（尿閉を起こすような内容）。
⑥血液検査データ（BUN、Cr）。
⑦排尿状況（回数、1回量、性状、血塊、尿勢）。
⑧飲水量、食事摂取量。
⑨検査所見（膀胱容量、残尿量、X線：結石の有無）。

①体温、脈拍、呼吸、血圧を測定する。
②トイレに誘導する。
③刺激による排尿誘導を指導する（冷・温罨法、誘い水、徒手圧迫）。
④適応があれば、バルサルバ法、クレーデ法、肛門伸展法を行う。
⑤必要時、導尿や膀胱カテーテルの留置を行う。

①異常を思わせる症状や徴候があれば、すぐに知らせるように説明する。
②膀胱カテーテルの管理方法、自己導尿法を指導・説明する。

糖尿病性腎症

■糖尿病性腎症〜糖尿病

①体温、脈拍、呼吸、血圧の変化。
②症状の有無と程度（食欲、悪心・嘔吐、口渇、皮膚乾燥、浮腫）。
③血糖コントロールの状況。
④水分出納。
⑤利尿薬の服用状況
⑥体重の増減。
⑦血液検査データ（BUN、Cr、TP、Alb）。

⑧尿検査データ（蛋白）。
⑨検査所見（胸部X線：CTR）。

①体温、脈拍、呼吸、血圧を測定する。
②水分出納管理を行う。

①異常を思わせる症状や徴候があれば、すぐに知らせるように説明する（排尿障害、浮腫）。

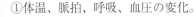
全身浮腫

■ 全身浮腫〜腎不全／糸球体腎炎／ネフローゼ症候群

①体温、脈拍、呼吸、血圧の変化。
②症状の有無と程度（頭痛、悪心・嘔吐、倦怠感、浮腫）。
③皮膚の状態（圧痕、弾力性、皮膚線条、浮腫、感覚、皮膚温、乾燥）。
④腹部症状の有無と程度（腸蠕動音、腹部膨満、排ガス、排便）。
⑤血液検査データ（T-Bil、Alb、Cr）。
⑥水分出納。
⑦体重の増減。
⑧検査所見（胸腹部X線）。

①体温、脈拍、呼吸、血圧を測定する。
②輸液管理を行う。
③水分出納管理を行う。
④体位変換を行う（除圧マットやエアマットの使用）。
⑤体重測定（定期的に一定の条件下で測定する）。

①飲水量の制限の必要性について説明する。
②異常を思わせる症状や徴候があれば、すぐに知らせるように説明する。

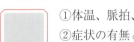
水分過剰負荷

■ 水分過剰負荷〜腎不全

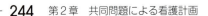
①体温、脈拍、呼吸、血圧の変化。
②症状の有無と程度（呼吸困難、浮腫、倦怠感）。
③頸動脈の怒張の有無。
④水分出納。
⑤体重の増減。
⑥排尿状況（回数、量、比重）。
⑦血液検査データ（BUN、K、Na、Cl、Cr）。

⑧検査所見（CVP、胸部X線：CTR、肺水腫、胸水貯留）。

①体温、脈拍、呼吸、血圧を測定する。
②輸液管理、水分出納管理を行う。
③服薬管理を行う。
④体重測定（定期的に一定の条件下で測定する）。

①水分摂取量の測定の仕方、水分摂取の制限の必要性について説明する。
②尿回数、飲水量の記載、蓄尿、体重測定の必要性と方法を説明する。
③異常を思わせる症状や徴候があれば、すぐに知らせるように説明する。

感染

■ 感染～腎生検

①体温、脈拍、呼吸、血圧の変化。
②疼痛の有無と程度。
③穿刺部の状態（ガーゼ汚染の有無、熱感、浮腫、腫脹、排膿）。
④血液検査データ（WBC、CRP）。
⑤腎機能検査所見（BUN、Cr、Na、K）。
⑥排尿状況（量、性状）。

①体温、脈拍、呼吸、血圧を測定する。
②医師の指示により、抗生薬を与薬する。
③創部管理、尿道カテーテルの管理を行う。

①異常を思わせる症状や徴候があれば、すぐに知らせるように説明する。

拒絶反応

■ 拒絶反応～腎移植

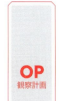
①体温、脈拍、呼吸、血圧の変化。
②症状の有無と程度（倦怠感、浮腫、嘔吐、発汗、皮疹）。
③創部の状態（疼痛、熱感、腫脹、違和感、硬化）。
④免疫抑制薬、副腎皮質ステロイドの与薬量。
⑤水分出納。
⑥体重の増減。
⑦血液検査データ（BUN、Cr、LDH、Na、K、Cl、Hb、Plt、薬物血中濃度）。
⑧尿検査データ（蛋白、Na、K）。

⑨検査所見（腎エコー、レノグラム・レノシンチ、腹部X線、腹部CT、腎組織、尿沈渣）。

①体温、脈拍、呼吸、血圧を測定する。
②医師の指示により、免疫抑制薬、副腎皮質ステロイドの与薬を行う。
③輸液管理を行う。
④水分出納管理を行う。
⑤体重測定（定期的に一定の条件下で測定する）。

①異常を思わせる症状や徴候があれば、すぐに知らせるように説明する。

出血

■ 出血〜腎生検

①体温、脈拍、呼吸、血圧の変化。
②症状の有無と程度（腹部膨満、腹痛、腸蠕動音）。
③穿刺部の状態（ガーゼ汚染の有無、発赤、熱感、浮腫、腫脹）。
④ショック症状の有無。
⑤血液検査データ（RBC、Hb、Ht、Plt）。
⑥排尿状況（量、性状）。
⑦検査所見（腹部エコー）。

①体温、脈拍、呼吸、血圧を測定する。
②医師の指示により止血薬の与薬、輸血を行う。
③創部管理、尿道カテーテルの管理を行う。

①異常を思わせる症状や徴候があれば、すぐに知らせるように説明する。

■ 出血性膀胱炎〜化学療法

①体温、脈拍、呼吸、血圧の変化。
②症状の有無と程度（排尿障害、尿意の切迫度）。
③水分出納。
④排尿状況（量、性状）。
⑤血液検査データ（RBC、Plt、Ht、Hb、CRP）。

①体温、脈拍、呼吸、血圧を測定する。
②医師の指示により、止血薬の与薬や輸血を行う。
③水分出納管理を行う。
④尿道カテーテルの管理を行う。

①異常を思わせる症状や徴候があれば、すぐに知らせるように説明する(血尿、排尿障害、尿意の切迫感)。

7 脳神経系疾患の患者

脳血管障害

■脳血管障害〜高血圧

①体温、脈拍、呼吸、血圧の変化。
②症状の有無と程度（四肢の運動障害の左右差、言語障害、神経障害、痙攣、呼吸困難、悪心・嘔吐、頭痛、眩暈、疼痛、しびれ）。
③呼吸状態（呼吸の深さ、リズム、いびき様呼吸の有無）。
④意識レベル（JCS、GCS）。
⑤水分出納。
⑥瞳孔（左右差、対光反射、共同偏視の有無）。
⑦血液検査データ（ABG）。
⑧検査所見（頭部CT、頭部MRI、脳血管造影）。

①体温、脈拍、呼吸、血圧を測定する。
②輸液管理、服薬管理を行う。
③水分出納管理を行う。

①異常を思わせる症状や徴候があれば、すぐに知らせるように説明する（悪心、頭痛、しびれ、気分不快）。

■脳血管障害〜末梢動脈疾患

①体温、脈拍、呼吸、血圧の変化。
②症状の有無と程度（四肢の運動障害の左右差、言語障害、神経障害、痙攣、呼吸困難、悪心・嘔吐、頭痛）。
③呼吸状態（呼吸の深さ、リズム、いびき様呼吸の有無）。
④末梢動脈の触知。
⑤意識レベル（JCS、GCS）。
⑥瞳孔の状態（大きさ、左右差、対光反射）、眼球位、眼振、眼球運動。
⑦血液検査データ（ABG）。
⑧水分出納。
⑨検査所見（頸部エコー、頭部CT、頭部MRI）。

① 体温、脈拍、呼吸、血圧を測定する。
② 輸液管理、服薬管理を行う。
③ 水分出納管理を行う。

① 異常を思わせる症状や徴候があれば、すぐに知らせるように説明する（悪心、頭痛、四肢のしびれ、気分不快）。

■脳血管障害〜血管造影検査

① 体温、脈拍、呼吸、血圧の変化。
② 症状の有無と程度（四肢の運動障害の左右差、言語障害、神経障害）。
③ 症状の有無と程度（痙攣、呼吸困難、悪心、頭痛）。
④ 呼吸状態（呼吸の深さ、リズム、いびき様呼吸の有無）。
⑤ 意識レベル（JCS、GCS）。
⑥ 瞳孔（左右差、対光反射の有無）。
⑦ 血液検査データ（ABG）。
⑧ 水分出納。
⑨ 検査所見（頭部CT、頭部MRI、脳血管造影）。

① 体温、脈拍、呼吸、血圧を測定する。
② 輸液管理、服薬管理を行う。
③ 水分出納管理を行う。

① 異常を思わせる症状や徴候があれば、すぐに知らせるように説明する（悪心、頭痛、しびれ、気分不快）。

■脳内出血／脳梗塞／脳血管攣縮〜脳動脈瘤

① 体温、脈拍、呼吸、血圧の変化。
② 症状の有無と程度（頭痛、悪心・嘔吐、痙攣）。
③ 呼吸状態（呼吸困難、呼吸の深さ、リズム、いびき様呼吸）。
④ 意識レベル（JCS、GCS）。
⑤ 瞳孔（大きさ、左右差、対光反射）、眼球位、眼振・眼球運動。
⑥ 四肢の運動障害の有無と程度、左右差。
⑦ 言語障害の有無と程度。
⑧ 末梢動脈の触知、顔面の知覚異常、三叉神経痛。
⑨ 血液検査データ（ABG）。
⑩ 水分出納。
⑪ 検査所見（頭部CT、頭部MRI、脳血管造影）。

① 体温、脈拍、呼吸、血圧を測定する。
② 輸液管理を行う。
③ 水分出納管理を行う。

①異常を思わせる症状や徴候があれば、すぐに知らせるように説明する。

■ 脳内出血／脳梗塞／脳血管攣縮〜術後：頸動脈血管内膜切除術

①体温、脈拍、呼吸、血圧の変化。
②症状の有無と程度（四肢の運動障害の左右差、言語障害、神経障害、頭痛、悪心・嘔吐、痙攣、呼吸困難）。
③呼吸状態（呼吸の深さ、リズム、いびき様呼吸の有無）。
④末梢動脈の触知、顔面の知覚異常、三叉神経痛。
⑤意識レベル（JCS、GCS）。
⑥瞳孔（大きさ、左右差、対光反射）、眼球位、眼振・眼球運動。
⑦血液検査データ（ABG）。
⑧水分出納。
⑨検査所見（頭部CT、頭部MRI、血管造影）。

①体温、脈拍、呼吸、血圧を測定する。
②輸液管理、服薬管理を行う。
③水分出納管理を行う。

①異常を思わせる症状や徴候があれば、すぐに知らせるように説明する（悪心、頭痛、四肢のしびれ、気分不快）。

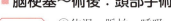

脳梗塞

■ 脳梗塞〜術後：頭部手術

①体温、脈拍、呼吸、血圧の変化。
②頭蓋内圧亢進症状の有無と程度（頭痛、悪心・嘔吐）。
③脳神経障害の有無（顔面神経麻痺、嚥下困難、眼瞼下垂、味覚・聴覚・嗅覚異常）。
④意識レベル（JCS、GCS）。
⑤瞳孔（大きさ、左右差、対光反射）、眼球位、眼振・眼球運動。
⑥痙攣の有無（部位、時間、程度、種類）。
⑦運動レベル（麻痺、失調の有無と程度）。
⑧創部の状態（ガーゼ汚染の有無、発赤、腫脹）。
⑨ドレナージからの排液流出状況。
⑩水分出納。
⑪血液検査データ（RBC、Plt、血液凝固能）。
⑫検査所見（頭部CT：部位、血腫の大きさ）。

①体温、脈拍、呼吸、血圧を測定する。
②輸液管理を行う。

③水分出納管理を行う。
④カテーテル・チューブ類の管理を行う。

①安静の必要性を説明する。
②異常を思わせる症状や徴候があれば、すぐに知らせるように説明する。

■ 脳梗塞〜術後：頸動脈血管内膜切除術

①体温、脈拍、呼吸、血圧の変化。
②症状の有無と程度（四肢の運動障害の左右差、言語障害、頭痛、悪心・嘔吐、痙攣、呼吸困難）。
③呼吸状態（呼吸困難、呼吸の深さ、リズム、いびき様呼吸）。
④末梢動脈の触知、顔面の知覚異常、三叉神経痛。
⑤意識レベル（JCS、GCS）。
⑥瞳孔（大きさ、左右差、対光反射）、眼球位、眼振・眼球運動。
⑦血液検査データ（ABG）。
⑧水分出納。
⑨検査所見（頭部CT）。

①体温、脈拍、呼吸、血圧を測定する。
②輸液管理、服薬管理を行う。
③水分出納管理を行う。

①異常を思わせる症状や徴候があれば、すぐに知らせるように説明する（悪心、頭痛、四肢のしびれ、気分不快）。

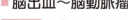

出血

■ 脳出血〜脳動脈瘤

①体温、脈拍、呼吸、血圧の変化。
②意識レベル（JCS、GCS）。
③瞳孔（大きさ、左右差、対光反射）、眼球位、眼振・眼球運動。
④痙攣の有無と程度（部位、時間、種類）。
⑤運動レベル（麻痺、失調の有無と程度）。
⑥頭蓋内圧亢進症状の有無と程度（頭痛、悪心・嘔吐）。
⑦脳神経障害の有無（顔面神経麻痺、嚥下困難、眼瞼下垂、味覚・聴覚・嗅覚異常）。
⑧創部の状態（ガーゼ汚染の有無、発赤、腫脹）。
⑨ドレナージからの排液流出状況。
⑩水分出納。
⑪血液検査データ（RBC、Plt、血液凝固能）。
⑫検査所見（頭部CT、頭部MRI、血管造影）。

① 体温、脈拍、呼吸、血圧を測定する。
② 輸液管理、服薬管理を行う。
③ 水分出納管理を行う。
④ カテーテル・チューブ類の管理を行う。

① 異常を思わせる症状や徴候があれば、すぐに知らせるように説明する（運動麻痺の出現、頭痛、悪心症状の増強）。

■ 脳出血〜術後：頭部手術

① 体温、脈拍、呼吸、血圧の変化。
② 意識レベル（JCS、GCS）。
③ 瞳孔（大きさ、左右差、対光反射）、眼球位、眼振・眼球運動。
④ 痙攣の有無（部位、時間、程度、種類）。
⑤ 運動レベル（麻痺、失調の有無と程度）。
⑥ 頭蓋内圧亢進症状の有無と程度（頭痛、悪心・嘔吐）。
⑦ 脳神経障害の有無（顔面神経麻痺、嚥下困難、眼瞼下垂、味覚・聴覚・嗅覚異常）。
⑧ 創部の状態（ガーゼ汚染の有無、発赤、腫脹）。
⑨ ドレナージからの排液流出状況。
⑩ 水分出納。
⑪ 血液検査データ（RBC、Plt、血液凝固能）。
⑫ 検査所見（頭部CT、頭部MRI）。

① 体温、脈拍、呼吸、血圧を測定する。
② 輸液管理、服薬管理を行う。
③ 水分出納管理を行う。
④ カテーテル・チューブ類の管理を行う。

① 異常を思わせる症状や徴候があれば、すぐに知らせるように説明する（運動麻痺の出現、頭痛、悪心症状の増強）。

■ 出血〜術後：脊髄手術

① 体温、脈拍、呼吸、血圧の変化。
② 症状の有無と程度（頭痛、悪心・嘔吐、四肢のしびれ・麻痺）。
③ 創部の状態（ガーゼ汚染の有無、発赤、腫脹）。
④ ドレナージからの排液流出状況。
⑤ 水分出納。
⑥ 血液検査データ（RBC、Hb、Ht、Plt）。
⑦ 検査所見（胸腹部X線、CT、MRI）。

① 体温、脈拍、呼吸、血圧を測定する。
② 輸液管理を行う。
③ 服薬管理を行う（疼痛コントロール）。

④水分出納管理を行う。
⑤良肢位を保持する。
⑥排便コントロール。

①異常を思わせる症状や徴候があれば、すぐに知らせるように説明する。

脳浮腫

■ 脳浮腫〜術後：放射線療法

①体温、脈拍、呼吸、血圧の変化。
②症状の有無と程度（意識障害、頭痛、悪心・嘔吐、瞳孔の大きさ、対光反射、視力障害）。
③放射線照射量（内容、回数）。
④検査所見（頭部CT、頭部MRI）。
⑤水分出納。

①体温、脈拍、呼吸、血圧を測定する。
②輸液管理、服薬管理を行う。
③水分出納管理を行う。

①異常を思わせる症状や徴候があれば、すぐに知らせるように説明する。

麻痺

■ 麻痺〜脳腫瘍

①体温、脈拍、呼吸、血圧の変化。
②症状の有無と程度（しびれ、呂律困難、嚥下障害）。
③知覚障害の有無と程度。
④麻痺の範囲、進行の程度。
⑤意識レベル（JCS、GCS）。
⑥瞳孔（大きさ、左右差、対光反射）、眼球位、眼振・眼球運動。
⑦運動レベル（麻痺、失調の有無と程度）。
⑧脳神経障害の有無と程度（顔面神経麻痺、嚥下困難、眼瞼下垂、味覚・聴覚・嗅覚異常）。
⑨検査所見（頭部CT、頭部MRI、血管造影）。

①体温、脈拍、呼吸、血圧を測定する。
②良肢位の保持（不適切な神経の圧迫を避ける）。

③神経障害の部位に応じたモニタリングを行う。

①異常を思わせる症状や徴候があれば、すぐに知らせるように説明する。

■ 麻痺〜髄膜炎

①体温、脈拍、呼吸、血圧の変化。
②症状の有無と程度（しびれ、呂律困難、嚥下障害）。
③知覚障害の有無と程度。
④麻痺の範囲、進行の程度。
⑤意識レベル（JCS、GCS）。
⑥瞳孔（大きさ、左右差、対光反射）、眼球位、眼振・眼球運動。
⑦運動レベル（麻痺、失調の有無と程度）。
⑧脳神経障害の有無と程度（顔面神経麻痺、嚥下困難、眼瞼下垂、味覚・聴覚・嗅覚異常）。
⑨検査所見（頭部CT、頭部MRI、血管造影）。

①体温、脈拍、呼吸、血圧を測定する。
②良肢位の保持（不適切な神経の圧迫を避ける）。
③神経障害の部位に応じたモニタリングを行う。

①異常を思わせる症状や徴候があれば、すぐに知らせるように説明する。

■ 麻痺〜脳梗塞／頭部外傷

①体温、脈拍、呼吸、血圧の変化。
②症状の有無と程度（しびれ、呂律困難、嚥下障害）。
③知覚障害の有無と程度。
④麻痺の範囲、進行の程度。
⑤意識レベル（JCS、GCS）。
⑥瞳孔（大きさ、左右差、対向反射）、眼球位、眼振・眼球運動。
⑦運動レベル（麻痺、失調の有無と程度）。
⑧脳神経障害の有無と程度（顔面神経麻痺、嚥下困難、眼瞼下垂、味覚・聴覚・嗅覚異常）。
⑨検査所見（頭部CT、頭部MRI、血管造影）。

①体温、脈拍、呼吸、血圧を測定する。
②輸液管理、服薬管理を行う。
③水分出納管理を行う。

①異常を思わせる症状や徴候があれば、すぐに知らせるように説明する。

麻痺〜脊髄疾患

OP 観察計画
①体温、脈拍、呼吸、血圧の変化。
②運動レベル(麻痺、失調の有無と程度)。
③知覚障害の有無と程度。
④症状の有無と程度(しびれ、呂律困難、嚥下障害、膀胱直腸障害)。
⑤意識レベル(JCS、GCS)。
⑥瞳孔(大きさ、左右差、対光反射)、眼球位、眼振・眼球運動。
⑦検査所見(頭部CT、頭部MRI、血管造影)。
⑧水分出納。

TP ケア計画
①体温、脈拍、呼吸、血圧を測定する。
②輸液管理、服薬管理を行う。
③水分出納管理を行う。

EP 教育計画
①異常を思わせる症状や徴候があれば、すぐに知らせるように説明する。

関節拘縮

関節拘縮〜脳性麻痺

OP 観察計画
①体温、脈拍、呼吸、血圧の変化。
②麻痺の部位と種類、程度(完全麻痺、不全麻痺、硬直性麻痺、弛緩性麻痺)。
③知能障害、てんかん発作の有無と程度。
④ADLレベル。

TP ケア計画
①体温、脈拍、呼吸、血圧を測定する。
②尖足予防、良肢位の保持をする。
③体位変換を行う(麻痺側が下になる時間を短くする)。
④健肢の機能訓練を行う(自動運動、他動運動を実施)。

EP 教育計画
①異常を思わせる症状や徴候があれば、すぐに知らせるように説明する。
②患者と家族に、継続した自動運動、他動運動の必要性について説明する。

痙攣発作

痙攣発作〜てんかん

OP 観察計画
①体温、脈拍、呼吸、血圧の変化。
②症状の有無と程度(呼吸困難、チアノーゼ)。
③前駆症状の有無と程度(頭痛、気分変動、胃部不快感、顔面、四肢のしびれ)。
④随伴症状の有無と程度(意識レベル、頭痛、発熱、運動障害、筋肉痛、倦怠感、失

禁）。
⑤痙攣の状態（初発部位、広がり方・経過、持続時間、頻度、重積状態）。
⑥痙攣の種類（硬直性痙攣、間代性痙攣、全身性痙攣、局所性痙攣）。
⑦発作後の状態（外傷、口腔内損傷の有無）。
⑧意識レベル（JCS、GCS）。
⑨検査所見（頭部CT、頭部MRI、EEG）。

①体温、脈拍、呼吸、血圧を測定する。
②輸液管理、服薬管理を行う。
③心身の安静、環境の調整（部屋を暗くして静かにする）。

①家族に対して症状や徴候について説明する（単独行動、精神的ストレス・疲労・不眠を避ける、車の運転の禁止）。

■ 痙攣発作～脳性麻痺

①体温、脈拍、呼吸、血圧の変化。
②随伴症状の有無と程度（意識低下、項部硬直、呼吸抑制、チアノーゼ）。
③前駆症状の有無と程度（機嫌が悪い、気分の変調）。
④麻痺の種類（硬直性、間代性、全身性、局所性）。
⑤痙攣の状態（初発部位、広がり方・経過、持続時間、頻度、重積状態）。
⑥血液検査データ（抗痙攣薬の血中濃度）。
⑦検査所見（頭部CT、頭部MRI、EEG）。

①体温、脈拍、呼吸、血圧を測定する。
②服薬管理を行う。

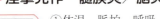
①異常を思わせる症状や徴候があれば、すぐに知らせるように説明する。

■ 痙攣発作～髄膜炎／脳炎

①体温、脈拍、呼吸、血圧の変化。
②症状の有無と程度（呼吸困難、チアノーゼ）。
③前駆症状の有無と程度（頭痛、気分変動、胃部不快感、顔面、四肢のしびれ）。
④随伴症状の有無と程度（意識レベル、頭痛、発熱、運動障害、筋肉痛、倦怠感、失禁）。
⑤痙攣の状態（初発部位、広がり方・経過、持続時間、頻度、重積状態）。
⑥痙攣の種類（硬直性痙攣、間代性痙攣、全身性痙攣、局所性痙攣）。
⑦発作後の状態（外傷、口腔内損傷の有無）。
⑧意識レベル（JCS、GCS）。
⑨血液検査データ（WBC、Hb、CRP、Na、K、抗痙攣薬の血中濃度）。
⑩髄液の細胞数、性状、色。
⑪検査所見（頭部CT、頭部MRI、EEG）。

①体温、脈拍、呼吸、血圧を測定する。
②輸液管理、服薬管理を行う。
③心身の安静、環境の調整（部屋を暗くして静かにする）。

①家族に対して症状や徴候について説明する（単独行動、精神的ストレス・疲労・不眠を避ける、車の運転の禁止）。

■痙攣発作〜熱性痙攣

①体温、脈拍、呼吸、血圧の変化。
②症状の有無と程度（呼吸困難、チアノーゼ）。
③前駆症状の有無と程度（頭痛、気分変動、胃部不快感、顔面、四肢のしびれ）。
④随伴症状の有無と程度（意識レベル、頭痛、発熱、運動障害、筋肉痛、倦怠感、失禁）。
⑤痙攣の状態（初発部位、広がり方・経過、持続時間、頻度、重積状態）。
⑥痙攣の種類（硬直性痙攣、間代性痙攣、全身性痙攣、局所性痙攣）。
⑦発作後の状態（外傷、口腔内損傷の有無）。
⑧意識レベル（JCS、GCS）。
⑨血液検査データ（WBC、Hb、CRP、Na、K、抗痙攣薬の血中濃度）。
⑩髄液の細胞数。
⑪検査所見（頭部CT、頭部MRI、EEG）。

①体温、脈拍、呼吸、血圧を測定する。
②輸液管理、服薬管理を行う。
③心身の安静、環境の調整（部屋を暗くして静かにする）。

①家族に対して症状や徴候について説明する（単独行動、精神的ストレス・疲労・不眠を避ける、車の運転の禁止）。

脳偏位／脳ヘルニア

■脳偏位／脳ヘルニア〜頭部外傷

①体温、脈拍、呼吸、血圧の変化。
②意識レベル（JCS、GCS）。
③瞳孔（大きさ、左右差、対光反射）、眼球位、眼振・眼球運動。
④異常四肢屈曲反応の有無（除脳硬直、除皮質硬直）。
⑤痙攣の状態（部位、時間、程度、種類）。
⑥運動レベル（麻痺、失調の有無と程度）。
⑦症状の有無と程度（頭痛、悪心・嘔吐、眩暈）。
⑧頭蓋内圧亢進症状（徐脈、血圧の上昇、脈圧の増加、チェーンストークス呼吸、失調性呼吸）。

⑨検査所見(頭部CT、頭部MRI)。
⑩水分出納。

①体温、脈拍、呼吸、血圧を測定する。
②輸液管理を行う。
③水分出納管理を行う。

①家族へ病状について説明する。

■脳偏位／脳ヘルニア〜術後：頭部手術

①体温、脈拍、呼吸、血圧の変化。
②意識レベル(JCS、GCS)。
③瞳孔(大きさ、左右差、対光反射)、眼球位、眼振・眼球運動。
④異常四肢屈曲反応の有無(除脳硬直、除皮質硬直)。
⑤痙攣の有無(部位、時間、程度、種類)。
⑥症状の有無と程度(頭痛、悪心・嘔吐、眩暈)。
⑦頭蓋内圧亢進症状(徐脈、血圧の上昇、脈圧の増加、チェーンストーク呼吸、失調性呼吸)。
⑧運動レベル(麻痺、失調の有無と程度)。
⑨創部の状態(出血、腫脹、ガーゼ汚染の有無)。
⑩内外減圧の状態(骨除去部の膨瘤の有無、EVD、髄液の性状や量、ICPモニタリング)。
⑪検査所見(頭部CT、頭部MRI)。
⑫水分出納。

①体温、脈拍、呼吸、血圧を測定する。
②輸液管理を行う。
③水分出納管理を行う。
④カテーテル・チューブ類の管理を行う。
⑤頭蓋内圧を亢進させるような処置を避ける(頻繁な吸引、浣腸)。

①異常を思わせる症状や徴候について説明する(頭痛、悪心・嘔吐、痙攣、出血)。

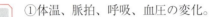

水頭症

■水頭症(成人)〜正常圧水頭症

OP 観察計画
①体温、脈拍、呼吸、血圧の変化。
②正常圧水頭症の徴候の有無と程度。
③長谷川式簡易知能評価スケールの結果。

④意識レベル（JCS、GCS）。
⑤運動レベル（突進様歩行）。
⑥瞳孔の状態（大きさ、左右差、対光反射）眼球位、眼振・眼球運動。
⑦排泄状況（失禁の有無）。
⑧水分出納。
⑨検査所見（頭部エコー、頭部CT、頭部MRI、ICP測定値）。

①体温、脈拍、呼吸、血圧を測定する。
②ICPモニタリングを行う。

①異常を思わせる症状や徴候があれば、すぐに知らせるように説明する。

■ 水頭症（小児）〜シャント感染

①体温、脈拍、呼吸、血圧の変化。
②意識レベル（JCS、GCS）。
③神経症状の有無と程度（痙攣、易刺激性）。
④瞳孔（大きさ、左右差、対光反射）。
⑤眼球位、眼振、落陽現象の有無。
⑥哺乳状況（哺乳量、悪心・嘔吐、哺乳意欲）。
⑦活気の有無と程度。
⑧大泉門や頭部骨縫合の状態。
⑨頭囲の変化。
⑩水分出納。
⑪検査所見（頭部エコー、頭部CT、頭部MRI）。
⑫血液検査データ（WBC、CRP）。

①体温、脈拍、呼吸、血圧を測定する。
②輸液管理を行う。
③水分出納管理を行う。
④頭囲測定（定期的に一定の条件下で測定する）。

①家族へ病状について説明する。

■ 水頭症〜脊髄髄膜瘤の新生児

①体温、脈拍、呼吸、血圧の変化。
②意識レベル（JCS、GCS）。
③神経症状の有無と程度（呼吸状態、嘔吐、痙攣、易刺激性）。
④瞳孔（大きさ、左右差、対光反射）。
⑤眼球位、眼振、落陽現象の有無。
⑥活気の有無と程度。

⑦大泉門や頭部骨縫合の状態。
⑧頭囲の変化。
⑨水分出納。
⑩検査所見（頭部エコー、頭部CT、頭部MRI）。

①体温、脈拍、呼吸、血圧を測定する。
②輸液管理を行う。
③水分出納管理を行う。
④頭囲測定（定期的に一定の条件下で測定する）。

①家族に水頭症について説明する。

■水頭症（小児）〜術後：頭部手術

①体温、脈拍、呼吸、血圧の変化。
②意識レベル（JCS、GCS）。
③頭蓋内圧亢進症状の有無と程度（呼吸困難、嘔吐、易刺激性）。
④活気の有無と程度。
⑤運動レベル（四肢の活動性）。
⑥瞳孔（大きさ、左右差、対光反射、不同の有無）。
⑦眼球位、眼振、落陽現象の有無。
⑧大泉門や頭部骨縫合の状態。
⑨頭囲の変化。
⑩水分出納。
⑪検査所見（頭部エコー、頭部CT、頭部MRI）。

①体温、脈拍、呼吸、血圧を測定する。
②輸液管理を行う。
③水分出納管理を行う。
④頭囲測定（定期的に一定の条件下で測定する）。
⑤カテーテルやチューブの管理を行う。

①家族に脳圧亢進症状について説明する。

■水頭症（成人）〜術後：頭部手術

①体温、脈拍、呼吸、血圧の変化。
②頭蓋内圧亢進症状の有無と程度（頭痛、悪心・嘔吐）。
③意識レベル（JCS、GCS）。
④運動レベル（麻痺の出現、突進様歩行）。
⑤瞳孔の状態（大きさ、左右差、対光反射）。
⑥眼球位、眼振の有無。眼球運動。

⑦水分出納。
⑧検査所見（頭部エコー、頭部CT、頭部MRI）。
⑨長谷川式簡易知能評価スケールの結果。
⑩ICPモニタリング、EVD。

①体温、脈拍、呼吸、血圧を測定する。
②輸液管理を行う。
③水分出納管理を行う。
④部位に応じた神経症状のモニタリングを行う。
⑤カテーテルやチューブの管理を行う。

①異常を思わせる症状や徴候があれば、すぐに知らせるように説明する。

頭蓋内圧亢進（成人）

■頭蓋内圧亢進〜脳血管障害／脳内出血

①体温、脈拍、呼吸、血圧の変化。
②頭蓋内圧亢進症状の有無と程度（頭痛、悪心・嘔吐）。
③意識レベル（JCS、GCS）。
④運動レベル（麻痺、失調の有無と程度）。
⑤瞳孔の状態（大きさ、左右差、対光反射）、眼球位、眼振・眼球運動。
⑥水分出納。
⑦検査所見（頭部CT、頭部MRI、脳血管造影）。

①体温、脈拍、呼吸、血圧を測定する。
②輸液管理、服薬管理を行う。
③水分出納管理を行う。
④刺激の少ない環境を調整する。

①異常を思わせる症状や徴候があれば、すぐに知らせるように説明する。

■頭蓋内圧亢進〜脳腫瘍

①体温、脈拍、呼吸、血圧の変化。
②頭蓋内圧亢進症状の有無と程度（頭痛、悪心・嘔吐）。
③意識レベル（JCS、GCS）。
④運動レベル（麻痺、失調の有無と程度）。
⑤瞳孔の状態（大きさ、左右差、対光反射）、眼球位、眼振・眼球運動。
⑥脳神経障害の有無と程度（顔面神経麻痺、嚥下困難、眼瞼下垂、味覚・聴覚・嗅覚異常）。

⑦排便状況。
⑧検査所見（頭部CT、頭部MRI）。

①体温、脈拍、呼吸、血圧を測定する。
②排便コントロール。
③神経障害の部位に応じたモニタリングを行う。

①異常を思わせる症状や徴候があれば、すぐに知らせるように説明する。
②排便時、怒責をかけないよう説明する。

■頭蓋内圧亢進～髄膜炎／脳炎

①体温、脈拍、呼吸、血圧の変化。
②頭蓋内圧亢進症状の有無と程度（頭痛、悪心・嘔吐、後部硬直）。
③意識レベル（JCS、GCS）。
④運動レベル（麻痺、失調の有無と程度）。
⑤瞳孔の状態（大きさ、左右差、対光反射）、眼球位、眼振・眼球運動。
⑥排便状況。
⑦水分出納。
⑧血液検査データ（WBC、CRP）。
⑨髄液の細胞数、性状、色。
⑩検査所見（頭部CT、頭部MRI）。

①体温、脈拍、呼吸、血圧を測定する。
②輸液管理、服薬管理を行う。
③水分出納管理を行う。
④排便コントロール。

①異常を思わせる症状や徴候があれば、すぐに知らせるように説明する。
②排便時、怒責をかけないよう説明する。

■頭蓋内圧亢進～水頭症

①体温、脈拍、呼吸、血圧の変化。
②頭蓋内圧亢進症状の有無と程度（頭痛、悪心・嘔吐）。
③意識レベル（JCS、GCS）。
④運動レベル（麻痺、失調の有無と程度、四肢の活動性）。
⑤長谷川式簡易知能評価スケールの結果。
⑥瞳孔の状態（大きさ、左右差、対光反射）、眼球位、眼振・眼球運動。
⑦排泄状況（失禁の有無）。
⑧水分出納。
⑨検査所見（頭部エコー、頭部CT、頭部MRI）。

①体温、脈拍、呼吸、血圧を測定する。
②輸液管理、服薬管理を行う。
③水分出納管理を行う。
④排便コントロール。

①排便時、怒責をかけないよう説明する。
②異常を思わせる症状や徴候があれば、すぐに知らせるように説明する。

■頭蓋内圧亢進〜シャント機能不全

①体温、脈拍、呼吸、血圧の変化。
②神経症状の有無と程度。
③頭蓋内圧亢進症状の有無と程度（頭痛、悪心・嘔吐）。
④意識レベル（JCS、GCS）。
⑤瞳孔（大きさ、左右差、対光反射）、眼球位、眼振・眼球運動。
⑥痙攣の状態（部位、時間、程度、種類）。
⑦運動レベル（麻痺、失調の有無と程度）。
⑧排泄状況（失禁、排便の有無）。
⑨水分出納。
⑩シャントバルブの状態。
⑪検査所見（頭部CT、頭部MRI、シャント造影）。

①体温、脈拍、呼吸、血圧を測定する。
②輸液管理、服薬管理を行う。
③水分出納管理を行う。
④排便コントロール。

①排便時、怒責をかけないように説明する。
②異常を思わせる症状や徴候があれば、すぐに知らせるように説明する。

■頭蓋内圧亢進〜脊髄髄膜瘤

①体温、脈拍、呼吸、血圧の変化。
②頭蓋内圧亢進症状の有無と程度（頭痛、悪心・嘔吐）。
③意識レベル（JCS、GCS）。
④運動レベル（麻痺、失調の有無と程度）。
⑤瞳孔の状態（大きさ、左右差、対光反射）、眼球位、眼振・眼球運動。
⑥排便状況。
⑦水分出納。
⑧検査所見（頭部CT、頭部MRI）。

①体温、脈拍、呼吸、血圧を測定する。
②輸液管理、服薬管理を行う。
③水分出納管理を行う。

④排便コントロール。

①異常を思わせる症状や徴候があれば、すぐに知らせるように説明する。
②排便時、怒責をかけないよう説明する。

■ 頭蓋内圧亢進～頭部外傷

①体温、脈拍、呼吸、血圧の変化。
②意識レベル（JCS、GCS）。
③運動レベル（麻痺、失調の有無と程度）。
④瞳孔の状態（大きさ、左右差、対光反射）、眼球位、眼振・眼球運動。
⑤痙攣の状態（部位、時間、程度、種類）。
⑥頭蓋内圧亢進症状の有無と程度（頭痛、悪心・嘔吐）。
⑦創部の状態。
⑧排便状況。
⑨水分出納。
⑩検査所見（頭部CT、頭部MRI）。

①体温、脈拍、呼吸、血圧を測定する。
②輸液管理を行う。
③水分出納管理を行う。
④排便コントロール。

①異常を思わせる症状や徴候があれば、すぐに知らせるように説明する。
②排便時、怒責をかけないよう説明する。

■ 頭蓋内圧亢進～放射線療法

①体温、脈拍、呼吸、血圧の変化。
②症状の有無と程度（意識障害、頭痛、悪心・嘔吐、瞳孔の大きさ、対光反射、視力障害）。
③放射線照射量（内容、回数）。
④検査所見（頭部CT、頭部MRI）。
⑤水分出納。

①体温、脈拍、呼吸、血圧を測定する。
②輸液管理、服薬管理を行う。
③水分出納管理を行う。

①異常を思わせる症状や徴候があれば、すぐに知らせるように説明する。

頭蓋内圧亢進（小児）

■頭蓋内圧亢進〜脳血管障害／脳内出血

①体温、脈拍、呼吸、血圧の変化。
②頭蓋内圧亢進症状の有無と程度（吐乳の有無、頭囲の変化、大泉門の状態、反射の欠如）。
③意識レベル（活気の有無と程度、哺乳状態）。
④運動レベル（四肢の活動性）。
⑤瞳孔の状態（大きさ、左右差、対光反射）、眼球位、眼振、落陽現象。
⑥排便状況。
⑦検査所見（頭部エコー、頭部CT、頭部MRI）。

①体温、脈拍、呼吸、血圧を測定する。
②頭囲測定（定期的に一定の条件下で測定する）。

①両親へ脳圧亢進症状について説明する。

■頭蓋内圧亢進〜脳腫瘍

①体温、脈拍、呼吸、血圧の変化。
②頭蓋内圧亢進症状の有無と程度（嘔吐、頭囲の変化、大泉門の状態、反射の欠如）。
③意識レベル（活気の有無と程度、哺乳状態）。
④運動レベル（四肢の活動性）。
⑤瞳孔の状態（大きさ、左右差、対光反射）、眼球位、眼振、落陽現象。
⑥排便状況。
⑦水分出納。
⑧検査所見（頭部エコー、頭部CT、頭部MRI）。

①体温、脈拍、呼吸、血圧を測定する。
②輸液管理、服薬管理を行う。
③水分出納管理を行う。
④頭囲測定（定期的に一定の条件下で測定する）。

①異常を思わせる症状や徴候があれば、すぐに知らせるように説明する。

■頭蓋内圧亢進〜髄膜炎／脳炎

①体温、脈拍、呼吸、血圧の変化。
②頭蓋内圧亢進症状の有無と程度（吐乳の有無、頭囲の変化、大泉門の状態、反射の欠如）。
③意識レベル（活気の有無と程度、哺乳状態）。

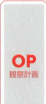
④運動レベル(四肢の活動性)。
⑤瞳孔の状態(大きさ、左右差、対光反射)、眼球位、眼振、落陽現象。
⑥排便状況。
⑦水分出納。
⑧血液検査データ(WBC、CRP)。
⑨髄液の細胞数、性状、色調。
⑩検査所見(頭部エコー、頭部CT、頭部MRI)。

①体温、脈拍、呼吸、血圧を測定する。
②輸液管理、服薬管理を行う。
③水分出納管理を行う。
④頭囲測定(定期的に一定の条件下で測定する)。

①家族へ脳圧亢進症状について説明する。

■ 頭蓋内圧亢進～水頭症

①体温、脈拍、呼吸、血圧の変化。
②頭蓋内圧亢進症状の有無と程度(嘔吐、頭囲の変化、大泉門の状態、反射の欠如)。
③意識レベル(活気の有無と程度、哺乳状態)。
④運動レベル(四肢の活動性)。
⑤瞳孔の状態(大きさ、左右差、対光反射)、眼球位、眼振、落陽現象。
⑥検査所見(頭部エコー、頭部CT、頭部MRI)。

①体温、脈拍、呼吸、血圧を測定する。
②頭囲測定(定期的に一定の条件下で測定する)。

①両親へ脳圧亢進症状について説明する。

■ 頭蓋内圧亢進～脊髄髄膜瘤

①体温、脈拍、呼吸、血圧の変化。
②頭蓋内圧亢進症状の有無と程度(嘔吐、頭囲の変化、大泉門の状態、反射の欠如)。
③瞳孔の状態(大きさ、左右差、対光反射)、眼球位、眼振、落陽現象。
④意識レベル(活気の有無と程度、哺乳状態)。
⑤運動レベル(四肢の活動性)。
⑥排便状況。
⑦水分出納。
⑧検査所見(頭部エコー、頭部CT、頭部MRI)。

①体温、脈拍、呼吸、血圧を測定する。
②輸液管理、服薬管理を行う。

③水分出納管理を行う。
④頭囲測定(定期的に一定の条件下で測定する)。

①家族へ脳圧亢進症状について説明する。

■頭蓋内圧亢進〜術後：頭部手術

①体温、脈拍、呼吸、血圧の変化。
②頭蓋内圧亢進症状の有無と程度(嘔吐、頭囲の変化、大泉門の状態、反射の欠如)。
③意識レベル(活気の有無と程度、哺乳状態)。
④瞳孔の状態(大きさ、左右差、対光反射)、眼球位、眼振、落陽現象。
⑤運動レベル(四肢の活動性)。
⑥排便状況。
⑦水分出納。
⑧検査所見(頭部エコー、頭部CT、頭部MRI)。

①体温、脈拍、呼吸、血圧を測定する。
②輸液管理、服薬管理を行う。
③水分出納管理を行う。
④頭囲測定(定期的に一定の条件下で測定する)。

①家族に頭蓋内圧亢進症状について説明する。

髄膜炎／脳炎

■髄膜炎／脳炎〜術後：頭部手術

①体温、脈拍、呼吸、血圧の変化。
②神経症状の有無と程度(悪心・嘔吐、痙攣、易刺激性)。
③髄膜刺激症状の有無(項部硬直、ケルニッヒ徴候、ブルジンスキー徴候)。
④意識レベル(JCS、GCS)。
⑤運動レベル(麻痺の出現、突進様歩行)。
⑥瞳孔の状態(大きさ、左右差、対光反射)。
⑦眼球位、眼振の有無、眼球運動。
⑧水分出納。
⑨検査所見(頭部エコー、頭部CT、頭部MRI)。
⑩創部の状態(縫合部の癒合状態、周囲の皮膚色、発赤、熱感、浮腫、腫脹)。
⑪頭囲の変化。
⑫血液検査データ(CRP、WBC、Plt、Hb)。

① 体温、脈拍、呼吸、血圧を測定する。
② 輸液管理を行う。
③ 水分出納管理を行う。
④ 部位に応じた神経症状のモニタリングを行う。
⑤ カテーテルやチューブの管理を行う。

① 異常を思わせる症状や徴候があれば、すぐに知らせるように説明する。

ショック

■ 脊髄性ショック〜脊髄損傷

① 体温、脈拍、呼吸、血圧の変化。
② 末梢循環（冷感、温感、チアノーゼ）。
③ 全身の紅潮や浮腫の有無と程度。
④ 意識レベル（JCS、GCS）。
⑤ 血液検査データ（RBC、WBC、Ht、Plt）。
⑥ 水分出納。

① 体温、脈拍、呼吸、血圧を測定する。
② 心電図モニタリング。
③ 輸液管理を行う。
④ 水分出納管理を行う。
⑤ 体位の工夫。

① 異常を思わせる症状や徴候があれば、すぐに知らせるように説明する。

神経血管系障害

■ 神経血管系障害〜骨折

① 体温、脈拍、呼吸、血圧の変化。
② 神経症状の有無と程度（冷感、しびれ、知覚異常）。
③ 疼痛の有無と程度。
④ 患肢の循環障害（動脈の拍動）。

① 体温、脈拍、呼吸、血圧を測定する。
② 患肢を挙上し、良肢位を保持する。

①異常を思わせる症状や徴候があれば、すぐに知らせるように説明する。

■ 神経血管機能障害〜脊髄髄膜瘤の新生児

①体温、脈拍、呼吸、血圧の変化。
②髄膜刺激症状の有無と程度(呼吸困難、嘔吐、不機嫌、痙攣)。
③運動レベル(麻痺の有無)。
④膀胱直腸障害の有無と程度。
⑤髄膜瘤の状態(発赤、腫脹、排膿、髄液漏、ガーゼ汚染の有無)。
⑥大泉門や頭部骨縫合の状態。
⑦頭囲の増減。
⑧体重の増減。
⑨検査所見(頭部CT、頭部MRI)。

①体温、脈拍、呼吸、血圧を測定する。
②連続的に呼吸状態をモニタリングする。

①家族へ病状について説明する。

■ 神経血管系障害〜術後:関節鏡検査/関節切開術

①体温、脈拍、呼吸、血圧の変化。
②疼痛の有無と程度。
③神経症状の有無と程度(冷感、しびれ)。
④運動状態。
⑤創部の状態(出血、ガーゼ汚染の有無)。

①体温、脈拍、呼吸、血圧を測定する。
②患肢を挙上する。良肢位を保持する。

①良肢位の必要性を説明する。
②異常を思わせる症状や徴候があれば、すぐに知らせるように説明する。

■ 神経血管系障害〜牽引

①体温、脈拍、呼吸、血圧の変化。
②神経症状の有無と程度(冷感、しびれ、知覚異常)。
③運動状態。
④疼痛の有無と程度。
⑤患肢の循環障害(動脈の拍動)。
⑥牽引の方向と患者の体位。

①体温、脈拍、呼吸、血圧を測定する。
②スピードトラック牽引の場合、スピードトラックの巻き直しを各勤務で行う。
③良肢位を保持する。

①牽引、良肢位の必要性を説明する。
②異常を思わせる症状や徴候があれば、すぐに知らせるように説明する。

パーキンソン症候群

■ パーキンソン症候群〜抗神経薬治療

①体温、脈拍、呼吸、血圧の変化。
②症状の有無と程度(構音障害、聴力障害、歩行状態、関節可動、振戦、筋硬直域)。
③血液検査データ(薬物血中濃度)。

①体温、脈拍、呼吸、血圧を測定する。
②運動プログラムを作成し、実施する(腕を振って歩幅を広くして、歩く練習をする)。
③転倒に注意し、危険物を除去し、環境を整える。
④発声練習を行う。

①発語を改善し、筋肉を強化する技法と運動の必要性と方法を指導する。
②言語障害の影響を説明する。
③異常を思わせる症状や徴候があれば、すぐに知らせるように説明する。

ヘルペス後神経痛

■ ヘルペス後神経痛〜膿痂疹

①体温、脈拍、呼吸、血圧の変化。
②疼痛の有無と程度、部位、持続時間。
③皮膚の状態(皮疹、滲出液)。
④血液検査データ(IgE、IgM、水痘)。

①体温、脈拍、呼吸、血圧を測定する。
②服薬管理を行う。
③疼痛コントロールを行う。

①異常を思わせる症状や徴候があれば、すぐに知らせるように説明する。

神経感覚機能障害

■ 神経感覚機能障害〜炎症性関節疾患

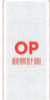
①体温、脈拍、呼吸、血圧の変化。
②症状の有無と程度（局所の発赤、熱感、腫脹、疼痛）。
③運動障害の有無と程度。
④神経症状の有無と程度。
⑤ADLレベル。
⑥血液検査データ（WBC、赤沈、CRP）。

①体温、脈拍、呼吸、血圧を測定する。
②良肢位の保持を行う。
③医師の指示により、抗生薬を与薬する。

①異常を思わせる症状や徴候があれば、すぐに知らせるように説明する。

■ 神経感覚機能障害〜後縦靱帯骨化症／脊髄空洞症／頸椎症／脊髄腫瘍

①体温、脈拍、呼吸、血圧の変化。
②運動障害の有無と程度、部位。
③感覚障害の有無と程度（しびれ、知覚、温覚、痛覚）。
④膀胱、直腸障害の有無と程度。
⑤鎮痛薬の使用の有無と程度。
⑥水分出納。
⑦血液検査データ。
⑧検査所見（頭部CT、頭部MRI、ミエロCT、頭部X線）。

①体温、脈拍、呼吸、血圧を測定する。
②輸液管理、服薬管理を行う。
③水分出納管理を行う。
④神経障害の部位に応じたモニタリングを行う。

①異常を思わせる症状や徴候があれば、すぐに知らせるように説明する。

■ 神経感覚機能障害〜術後：椎弓切除術

①体温、脈拍、呼吸、血圧の変化。
②運動障害の有無と程度。
③感覚障害の有無と程度（しびれ、知覚、温覚、痛覚）。
④膀胱、直腸障害の有無と程度。
⑤創部の状態、ドレーンからの排液量・性状。

⑥水分出納。
⑦検査所見（X線）。

①体温、脈拍、呼吸、血圧を測定する。
②輸液管理、服薬管理を行う。
③水分出納管理を行う。
④神経障害の部位に応じたモニタリングを行う。

①異常を思わせる症状や徴候があれば、すぐに知らせるように説明する。

感覚機能の喪失

■感覚機能の喪失〜脳腫瘍

①体温、脈拍、呼吸、血圧の変化。
②症状の有無と程度（悪心、痙攣、平衡感覚、筋の緊張力）。
③感覚障害の有無と程度（視覚、味覚、聴覚、臭覚、触覚）。
④意識レベル（JCS、GCS）。
⑤ADLレベル。
⑥排泄状態、水分出納。
⑦検査所見（頭部CT、頭部MRI）。

①体温、脈拍、呼吸、血圧を測定する。
②水分出納管理を行う。
③脳神経障害、感覚機能のモニタリングを行う。

①異常を思わせる症状や徴候があれば、すぐに知らせるように説明する。

顔面麻痺

■顔面麻痺〜耳および頭部手術

①体温、脈拍、呼吸、血圧の変化。
②症状の有無と程度（兎眼、眼の乾燥感、眼球結膜）。
③口輪筋の動き。
④顔面神経麻痺の進行度。
⑤顔面以外の麻痺の有無。
⑥食事内容と摂取状況。

TP ケア計画
①体温、脈拍、呼吸、血圧を測定する。
②機能訓練を行う。

EP 教育計画
①異常を思わせる症状や徴候があれば、すぐに知らせるように説明する。
②筋肉のマッサージ、リハビリの指導をする（ガムをかむ運動など）。
③食事は健側から摂取し、頬粘膜をかまないように、ゆっくり摂取するよう説明する。
④洗顔時には、石鹸が眼に入らないように指導する。

中枢神経系毒性

■中枢神経系毒性〜化学療法

OP 観察計画
①体温、脈拍、呼吸、血圧の変化。
②症状の有無と程度（耳鳴り、眩暈、悪心・嘔吐、頭痛、歩行状態、ふらつき）。
③中枢神経障害の有無と程度（錯乱、うつ状態）。
④化学療法による副作用。
⑤水分出納。
⑥血液検査データ（RBC、Ht、Hb、WBC、Plt、CRP）。

TP ケア計画
①体温、脈拍、呼吸、血圧を測定する。
②輸液管理、服薬管理を行う。
③水分出納管理を行う。

EP 教育計画
①異常を思わせる症状や徴候があれば、すぐに知らせるように説明する。
②化学療法による副作用について説明する。

聴覚神経麻痺（聴覚障害／難聴）

■聴覚神経麻痺（聴覚障害／難聴）〜脳腫瘍／術後：頭部手術

OP 観察計画
①体温、脈拍、呼吸、血圧の変化。
②平衡感覚障害の有無と程度（眩暈、失調）。
③聴覚障害の有無と程度（高音性障害、低音性障害）。
④症状の有無と程度（頭痛、悪心・嘔吐、耳鳴り）。
⑤脳神経障害の有無と程度（顔面神経麻痺、嚥下困難、眼瞼下垂、味覚・聴覚・嗅覚異常）。
⑥運動レベル（麻痺、失調の有無と程度）。
⑦ドレナージからの排液の流出状況。
⑧髄液漏の有無と程度。
⑨創部の状態（縫合部の癒合状態、周囲の皮膚色、発赤、熱感、浮腫、腫脹）。
⑩意識レベル（JCS、GCS）。
⑪瞳孔の状態（大きさ、左右差、対光反射）、眼球位、眼振・眼球運動。

⑫痙攣の状態（部位、時間、程度、種類）。
⑬血液検査データ（WBC、Hb、Plt、CRP、P、Na、K）。
⑭水分出納。
⑮検査所見（頭部CT、頭部MRI）。

①体温、脈拍、呼吸、血圧を測定する。
②輸液管理、服薬管理を行う。
③水分出納管理を行う。
④ドレーン・カテーテル管理を行う。

①異常を思わせる症状や徴候があれば、すぐに知らせるように説明する（耳鳴り、難聴、頭痛、悪心）。

大脳機能障害／小脳機能障害

■ 大脳機能障害／小脳機能障害〜脳梗塞

①体温、脈拍、呼吸、血圧の変化。
②意識レベル（JCS、GCS）。
③運動レベル（麻痺、失調の有無と程度）。
④瞳孔の状態（大きさ、左右差、対光反射）、眼球位、眼振・眼球運動。
⑤小脳の症状の有無と程度（頭痛、悪心・嘔吐、呼吸状態、失調運動の有無）。
⑥上肢機能検査の所見（フィンガー・ノーズ・テスト）。
⑦脳神経障害の有無と程度（顔面神経麻痺、嚥下困難、眼瞼下垂、味覚・聴覚・嗅覚異常）。
⑧痙攣の状態（部位、時間、程度、種類）。
⑨水分出納。
⑩血液検査データ（WBC、Hb、Plt、CRP、Na、K）。
⑪検査所見（頭部エコー、頭部CT、頭部MRI）。

①体温、脈拍、呼吸、血圧を測定する。
②輸液管理、服薬管理を行う。
③水分出納管理を行う。

①異常を思わせる症状や徴候があれば、すぐに知らせるように説明する（運動レベルの低下、麻痺、しびれ、知覚低下、倦怠感、呼吸苦、頭痛、悪心・嘔吐、眩暈、創部痛）。

■ 大脳機能障害／小脳機能障害〜脳腫瘍

①体温、脈拍、呼吸、血圧の変化。
②意識レベル（JCS、GCS）。
③運動レベル（麻痺、失調の有無と程度）。

④瞳孔の状態（大きさ、左右差、対光反射）、眼球位、眼振・眼球運動。
⑤小脳の症状の有無と程度（頭痛、悪心・嘔吐、呼吸状態、失調運動の有無）。
⑥上肢機能検査（フィンガー・ノーズ・テスト）の所見。
⑦髄膜炎徴候の有無と程度（項部硬直）。
⑧脳神経障害の有無と程度（顔面神経麻痺、嚥下困難、眼瞼下垂、味覚・聴覚・嗅覚異常）。
⑨痙攣の状態（部位、時間、程度、種類）。
⑩ドレナージからの排液の流出状況。
⑪水分出納。
⑫創部の状態（縫合部の癒合状態、周囲の皮膚色、発赤、熱感、浮腫、腫脹）。
⑬血液検査データ（WBC、Hb、Plt、CRP、Na、K）。
⑭検査所見（頭部エコー、頭部CT、頭部MRI）。

①体温、脈拍、呼吸、血圧を測定する。
②輸液管理、服薬管理を行う。
③水分出納管理を行う。
④ドレーン・カテーテル管理を行う。
⑤脳神経障害の部位に応じた、モニタリングを行う。

①異常を思わせる症状や徴候があれば、すぐに知らせるように説明する（運動レベルの低下、麻痺、しびれ、知覚低下、倦怠感、呼吸苦、頭痛、悪心・嘔吐、眩暈、創部痛）。

■ 大脳機能障害／小脳機能障害〜脳内出血

①体温、脈拍、呼吸、血圧の変化。
②意識レベル（JCS、GCS）。
③運動レベル（麻痺、失調の有無と程度）。
④瞳孔（大きさ、左右差、対光反射）、眼球位、眼振・眼球運動。
⑤痙攣の状態（部位、時間、程度、種類）。
⑥症状の有無と程度（頭痛、悪心・嘔吐）。
⑦水分出納。
⑧脳神経障害の有無（顔面神経麻痺、嚥下困難、眼瞼下垂、味覚・聴覚・嗅覚異常）。
⑨血液検査データ（WBC、Hb、Plt、CRP、Na、K）。
⑩検査所見（頭部CT、頭部MRI）。

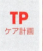

①体温、脈拍、呼吸、血圧を測定する。
②輸液管理、服薬管理を行う。
③水分出納管理を行う。
④脳神経障害の部位に応じた、各種モニタリングを行う。

①異常を思わせる症状や徴候があれば、すぐに知らせるように説明する。

■ 大脳機能障害／小脳機能障害〜術後：頭部手術

OP 観察計画
①体温、脈拍、呼吸、血圧の変化。
②意識レベル（JCS、GCS）。
③運動レベル（麻痺、失調の有無と程度）。
④瞳孔の状態（大きさ、左右差、対光反射）、眼球位、眼振・眼球運動。
⑤小脳の症状の有無と程度（頭痛、悪心・嘔吐、呼吸状態、失調運動の有無）。
⑥上肢機能検査（フィンガー・ノーズ・テスト）の所見。
⑦髄膜炎徴候の有無と程度（項部硬直）。
⑧脳神経障害の有無と程度（顔面神経麻痺、嚥下困難、眼瞼下垂、味覚・聴覚・嗅覚異常）。
⑨痙攣の状態（部位、時間、程度、種類）。
⑩ドレナージからの排液の流出状況。
⑪水分出納。
⑫創部の状態（縫合部の癒合状態、周囲の皮膚色、発赤、熱感、浮腫、腫脹）。
⑬血液検査データ（WBC、Hb、Plt、CRP、Na、K）。
⑭検査所見（頭部エコー、頭部CT、頭部MRI）。

TP ケア計画
①体温、脈拍、呼吸、血圧を測定する。
②輸液管理を行う。
③水分出納管理を行う。

EP 教育計画
①異常を思わせる症状や徴候があれば、すぐに知らせるように説明する（運動レベルの低下、麻痺、しびれ、知覚低下、倦怠感、呼吸苦、頭痛、悪心・嘔吐、眩暈、創部痛）。

頭蓋内転移

■ 頭蓋内転移〜悪性腫瘍

OP 観察計画
①体温、脈拍、呼吸、血圧の変化。
②頭蓋内圧亢進症状の有無と程度（頭痛、悪心、嘔吐、痙攣発作）。
③意識レベル（JCS、GCS）。
④運動レベル（麻痺、失調の有無と程度）。
⑤瞳孔の状態（大きさ、左右差、対光反射）、眼球位、眼振・眼球運動。
⑥脳神経障害の有無と程度（顔面神経麻痺、嚥下困難、眼瞼下垂、味覚・聴覚・嗅覚障害）。
⑦排便状況。
⑧検査所見（頭部CT、頭部MRI、シンチグラフィ）。

TP ケア計画
①体温、脈拍、呼吸、血圧を測定する。
②排便コントロール。
③神経障害の部位に応じたモニタリングを行う。

①異常を思わせる症状や徴候があれば、すぐに知らせるように説明する。

脊髄浮腫

■脊髄浮腫〜脊髄疾患（動静脈奇形／動静脈瘻）

①体温、脈拍、呼吸、血圧の変化。
②症状の有無と程度（頭痛、悪心・嘔吐）。
③運動障害の有無と程度、部位。
④感覚障害の有無と程度。
⑤膀胱障害、直腸障害の有無と程度。
⑥薬剤の量と種類（高浸透圧利尿薬、副腎皮質ステロイド、鎮痛薬）。
⑦水分出納。
⑧検査所見（X線、MRI、CT、血管造影、ミエログラフィ）。

①体温、脈拍、呼吸、血圧を測定する。
②輸液管理、服薬管理を行う。
③水分出納管理を行う。
④部位に応じた神経症状のモニタリングを行う。

①異常を思わせる症状や徴候があれば、すぐに知らせるように説明する。

■脊髄浮腫〜術後：椎弓切除術

①体温、脈拍、呼吸、血圧の変化。
②運動障害の有無と程度。
③感覚障害の有無と程度。
④膀胱、直腸障害の有無と程度。
⑤ドレーンからの排液状況（性状、量）、ガーゼ汚染の状態。
⑥水分出納。
⑦創部の状態（縫合部の癒合状態、周囲の皮膚色、発赤、熱感、浮腫、腫脹）。
⑧検査所見（X線、CT、MRI）。

①体温、脈拍、呼吸、血圧を測定する。
②輸液管理、服薬管理を行う。
③水分出納管理を行う。
④カテーテル・チューブ類の管理を行う。
⑤神経障害の部位に応じたモニタリングを行う。

①異常を思わせる症状や徴候があれば、すぐに知らせるように説明する。

抗利尿ホルモン分泌異常

■ 抗利尿ホルモン分泌異常〜術後：頭部手術

①体温、脈拍、呼吸、血圧の変化。
②口渇の有無と程度。
③皮膚状態（皮膚緊張の低下、乾燥した皮膚）。
④バソプレシンの与薬量、副作用。
⑤体重の増減。
⑥排尿状況（回数、量、比重）。
⑦血液検査データ（Na、K、Cl、Cr、BUN）。
⑧水分出納。

①体温、脈拍、呼吸、血圧を測定する。
②輸液管理、服薬管理を行う。
③水分出納管理を行う。
④カテーテル、ドレーンの管理を行う。

①バソプレシンの与薬方法、副作用について説明する。
②尿回数、飲水量の記載、蓄尿、体重測定の必要性と方法を説明する。
③異常を思わせる症状や徴候があれば、すぐに知らせるように説明する。

■ 抗利尿ホルモン分泌異常〜脳腫瘍

①体温、脈拍、呼吸、血圧の変化。
②症状の有無と程度（口渇、皮膚の乾燥、視野障害）。
③意識レベル（JCS、GCS）。
④瞳孔（大きさ、左右差、対光反射）、眼球位、眼振・眼球運動。
⑤排尿状況（回数、量、比重）。
⑥血液検査データ（Na、K、Cl）。
⑦水分出納。
⑧体重減少。
⑨検査所見（頭部CT、頭部MRI）。

①体温、脈拍、呼吸、血圧を測定する。
②輸液管理、服薬管理を行う。
③水分出納管理を行う。

①抗利尿ホルモン薬の与薬の理由と方法、および作用と副作用について説明する。
②水分摂取量と排泄量の測定と記録方法について説明する。
③毎朝、同じ条件で体重を測定するよう説明する。
④異常を思わせる症状や徴候があれば、すぐに知らせるように説明する（副作用）。

悪性症候群

■悪性症候群〜抗神経薬治療

①体温、脈拍、呼吸、血圧の変化（高熱が続く、頻脈、血圧の上昇、発汗）。
②神経・筋症状の有無と程度（錐体外路症状、振戦、筋強剛）。
③精神症状の有無と程度（昏迷、昏睡、せん妄、感情不安定、無言症）。
④排尿状況（量、性状）、発汗の程度。
⑤意識レベル（JCS、GCS）。
⑥血液検査データ（CK、LDH、薬物血中濃度、CRP）。
⑦薬剤の種類と量。

①体温、脈拍、呼吸、血圧を測定する。
②輸液管理、服薬管理を行う。

①家族に異常を思わせる症状や徴候があれば、すぐに知らせるように説明する。

8 感覚器系疾患の患者

麻痺

■麻痺〜脳腫瘍

OP 観察計画
①体温、脈拍、呼吸、血圧の変化。
②症状の有無と程度（しびれ、呂律困難、嚥下障害）。
③知覚障害の有無と程度。
④麻痺の範囲、進行の程度。
⑤意識レベル（JCS、GCS）。
⑥瞳孔（大きさ、左右差、対光反射）、眼球位、眼振・眼球運動。
⑦運動レベル（麻痺、失調の有無と程度）。
⑧脳神経障害の有無と程度（顔面神経麻痺、嚥下困難、眼瞼下垂、味覚・聴覚・嗅覚・視覚異常）。

TP ケア計画
①体温、脈拍、呼吸、血圧を測定する。
②良肢位の保持（不適切な神経の圧迫を避ける）。
③神経障害の部位に応じたモニタリングを行う。

EP 教育計画
①異常を思わせる症状や徴候があれば、すぐに知らせるように説明する。

■麻痺〜髄膜炎

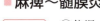

OP 観察計画
①体温、脈拍、呼吸、血圧の変化。
②症状の有無と程度（しびれ、呂律困難、嚥下障害）。
③知覚障害の有無と程度。
④麻痺の範囲・進行の程度。
⑤意識レベル（JCS、GCS）。
⑥瞳孔（大きさ、左右差、対光反射）、眼球位、眼振・眼球運動。
⑦運動レベル（麻痺、失調の有無と程度）。
⑧脳神経障害の有無と程度（顔面神経麻痺、嚥下困難、眼瞼下垂、味覚・聴覚・嗅覚・視覚異常）。
⑨血液検査データ（WBC、CRP）。

①体温、脈拍、呼吸、血圧を測定する。
②良肢位の保持（不適切な神経の圧迫を避ける）。
③神経障害の部位に応じたモニタリングを行う。

①異常を思わせる症状や徴候があれば、すぐに知らせるように説明する。

■麻痺〜脳梗塞／頭部外傷

①体温、脈拍、呼吸、血圧の変化。
②運動レベル（麻痺、失調の有無と程度）。
③知覚障害の有無と程度。
④症状の有無と程度（しびれ、呂律困難、嚥下障害）。
⑤意識レベル（JCS、GCS）。
⑥瞳孔（大きさ、左右差、対光反射）、眼球位、眼振・眼球運動。
⑦検査所見（頭部CT、頭部MRI、血管造影）。
⑧水分出納。

①体温、脈拍、呼吸、血圧を測定する。
②輸液管理、服薬管理を行う。
③水分出納管理を行う。

①異常を思わせる症状や徴候があれば、すぐに知らせるように説明する。

角膜潰瘍

■角膜潰瘍〜皮膚感染症（膿痂疹／ヘルペス／真菌症）／炎症

①体温、脈拍、呼吸、血圧の変化。
②症状の有無と程度（眼痛、異物感、羞明、流涙、眼瞼腫脹、角膜混濁、結膜充血、膿性分泌物）。
③視力低下の有無と程度。
④検査所見（培養）。
⑤血液検査データ（WBC、CRP、赤沈）。

①体温、脈拍、呼吸、血圧を測定する。
②服薬管理、点眼薬管理を行う。

①異常を思わせる症状や徴候があれば、すぐに知らせるように説明する。
②感染防止行動と自己点眼について説明する。

眼圧の上昇

■ 眼圧の上昇〜視覚系障害（白内障／網膜剝離／緑内障／炎症）

①体温、脈拍、呼吸、血圧の変化。
②症状の有無と程度（結膜充血、散瞳、眼痛、頭痛、悪心・嘔吐、冷汗、顔色、訴え、表情）。
③薬物療法の副作用とその程度。
④検査所見（眼圧値、視野）。

①体温、脈拍、呼吸、血圧を測定する。
②輸液管理、服薬管理、点眼薬管理を行う。

①異常を思わせる症状や徴候があれば、すぐに知らせるように説明する。
②自己点眼について説明する。

■ 眼圧の上昇〜術後：眼の手術

①体温、脈拍、呼吸、血圧の変化。
②症状の有無と程度（結膜充血、散瞳、眼痛、頭痛、悪心・嘔吐、冷汗、顔色、訴え、表情）。
③薬物療法の副作用とその程度。
④検査所見（眼圧値、視野）。

①体温、脈拍、呼吸、血圧を測定する。
②輸液管理、服薬管理、点眼薬管理を行う。

①異常を思わせる症状や徴候があれば、すぐに知らせるように説明する。

■ 眼圧の上昇〜術後：角膜移植術

①体温、脈拍、呼吸、血圧の変化。
②症状の有無と程度（結膜充血、散瞳、眼痛、頭痛、悪心・嘔吐、冷汗、顔色、訴え、表情）。
③薬物療法の副作用とその程度。
④検査所見（眼圧値、視野）。

①体温、脈拍、呼吸、血圧を測定する。
②輸液管理、服薬管理、点眼薬管理を行うを行う。

①異常を思わせる症状や徴候があれば、すぐに知らせるように説明する。
②自己点眼について説明する。

視神経麻痺

■ 視神経麻痺〜脳腫瘍／炎症／頭部手術後

①症状の有無と程度（眼位、眼球運動、複視、瞳孔不同、視野、視力、対光反射、眼球の突出および陥没、眼瞼下垂、眩暈）。
②ADLレベル。
③検査所見（頭部CT、頭部MRI）。

①体温、脈拍、呼吸、血圧を測定する。
②輸液管理を行う。
③服薬管理、点眼薬管理を行う。

①異常を思わせる症状や徴候があれば、すぐに知らせるように説明する（視覚神経麻痺の症状）。

視野障害

■ 視野障害〜脳腫瘍／炎症／頭部手術後

①体温、脈拍、呼吸、血圧の変化。
②症状の有無と程度（視野欠損の部位、狭窄の有無、視力低下）。
③脳圧亢進症状の有無と程度（頭痛、悪心・嘔吐、意識障害）。
④ADLレベル。
⑤検査所見（頭部CT、頭部MRI、眼底）。

①体温、脈拍、呼吸、血圧を測定する。
②輸液管理を行う。
③服薬管理、点眼薬管理を行う。

①異常を思わせる症状や徴候があれば、すぐに知らせるように説明する（視野欠損、頭痛、悪心・嘔吐）。

糖尿病性網膜症

■ 糖尿病性網膜症〜糖尿病

①体温、脈拍、呼吸、血圧の変化。
②症状の有無と程度（眼痛、眼振、飛蚊症、視力、視野）。
③糖尿病治療薬の種類。
④薬物療法による副作用の有無と程度。
⑤血液検査データ（BS、HbA1c）。

⑥排尿状況(量、比重)。
⑦尿検査データ(尿糖)。
⑧検査所見(蛍光眼底)。

①体温、脈拍、呼吸、血圧を測定する。
②服薬管理、点眼薬管理を行う。
③医師の指示により、血糖値変動時の対処を行う。

①異常を思わせる症状や徴候があれば、すぐに知らせるように説明する(眼痛、視力低下)。

中耳炎

■ 中耳炎〜扁桃腺炎

①体温、脈拍、呼吸、血圧の変化。
②症状の有無と程度(耳痛、難聴、頭痛、眩暈、咽頭痛、嚥下困難、嚥下時痛、耳閉塞感、悪心・嘔吐、扁桃・リンパ節腫脹)。
③血液検査データ(WBC、RBC、Ht、Plt、CRP、赤沈)。

①体温、脈拍、呼吸、血圧を測定する。
②服薬管理を行う。

①含嗽指導、鼻を強くかまないように指導する(鼻を強くかむと耳管内に病原菌が入るため)。
②患者と家族に異常を思わせる症状や徴候があれば知らせるように説明する(聴力の変化)。

9 皮膚外皮系疾患の患者

皮膚の炎症

■ 皮膚の炎症〜放射線療法

①体温、脈拍、呼吸、血圧の変化。
②症状の有無と程度（疼痛、瘙痒感、脱毛、結膜充血、口内乾燥、口内炎）。
③放射線照射量と照射範囲。
④血液検査データ（WBC、CRP、TP、Alb、Hb）。

①体温、脈拍、呼吸、血圧を測定する。
②炎症の保護（患部冷却、含嗽など）。
③頭皮の保護（帽子、スカーフの着用）。
⑤眼の保護（ヒビテン綿での清拭）。
⑥口腔内の保護を行う（柔らかい歯ブラシの使用、刺激物を避ける、水分を多く摂取する）。

①異常を思わせる症状や徴候があれば、すぐに知らせるように説明する。

ヘルペス後神経痛

■ ヘルペス後神経痛〜膿痂疹／真菌症

①体温、脈拍、呼吸、血圧の変化。
②疼痛の有無と程度、部位、持続時間。
③皮膚の状態。
④血液検査データ（IgE、IgM、水痘）。

①体温、脈拍、呼吸、血圧を測定する。
②服薬管理を行う。
③疼痛コントロールを行う。

①異常を思わせる症状や徴候があれば、すぐに知らせるように説明する。

虚血性潰瘍

■ 虚血性潰瘍〜末梢血管疾患（粥状硬化症／動脈硬化）

①体温、脈拍、呼吸、血圧の変化。
②症状の有無と程度（疼痛、違和感、熱感、冷感）。
③患部の状態（皮膚色、チアノーゼの有無、浮腫の有無）。
④血液検査データ（Hb、Ht、Alb、WBC、CRP、赤沈）。
⑤検査所見（血管造影、血管エコー）。

①体温、脈拍、呼吸、血圧を測定する。
②患部の安静、保護する。
③輸液管理を行う。
④服薬管理を行う。

①異常を思わせる症状や徴候があれば、すぐに知らせるように説明する。

■ 虚血性潰瘍〜レイノー病／レイノー症候群

①体温、脈拍、呼吸、血圧の変化。
②症状の有無と程度（疼痛、違和感、熱感、冷感）。
③患部の状態（皮膚色、チアノーゼの有無、浮腫の有無）。
④血液検査データ（Hb、Ht、Alb、WBC、CRP、赤沈）。
⑤血管造影の所見。

①体温、脈拍、呼吸、血圧を測定する。
②患部の状態に合わせて保温を行う。

①異常を思わせる症状や徴候があれば、すぐに知らせるように説明する。

皮膚片の拒絶反応

■ 皮膚片の拒絶反応〜術後一般

①体温、脈拍、呼吸、血圧の変化。
②創部の状態（出血、ガーゼ汚染、発赤、熱感、腫脹、疼痛、皮膚片の変色）。
③カテーテル・チューブ類からの排液状況（量、性状）。
④血液検査データ（RBC、WBC、Hb、Plt、CRP）。

①体温、脈拍、呼吸、血圧を測定する。
②カテーテル・チューブ類の管理を行う。

①異常を思わせる症状や徴候があれば、すぐに知らせるように説明する。

ストーマ周囲の潰瘍／ヘルニア

■ストーマ周囲の潰瘍／ヘルニア〜術後：回腸瘻造設術

①体温、脈拍、呼吸、血圧の変化。
②ストーマの状態（周囲の皮膚発赤、びらん、表皮剝離、膨隆）。
③使用装具、皮膚保護剤と交換頻度。
④皮膚保護剤の溶けた範囲と保護剤への便の付着の程度。
⑤ストーマからの排便状況（量、性状）。

①体温、脈拍、呼吸、血圧を測定する。
②患者に合った皮膚保護剤を選択する。
③皮膚保護剤の交換を行い、皮膚の状態を観察する。

①皮膚の状態を観察する必要性を説明する。
②異常を思わせる症状や徴候があれば、すぐに知らせるように説明する。

■ストーマ周囲の潰瘍／ヘルニア〜術後：結腸瘻造設術

①体温、脈拍、呼吸、血圧の変化。
②ストーマの状態（周囲の皮膚発赤、びらん、表皮剝離、膨隆）。
③使用装具、皮膚保護剤への便の付着の程度。
④皮膚保護剤の溶けた範囲と保護剤への便の付着の程度。
⑤ストーマからの排便状況（量、性状）。

①体温、脈拍、呼吸、血圧を測定する。
②患者に合った皮膚保護剤を選択する。
③皮膚保護剤の交換を行い、皮膚の状態を観察する。

①ストーマを観察する必要性を説明する。
②異常を思わせる症状や徴候があれば、すぐに知らせるように説明する。

10 筋骨格系・結合織系疾患の患者

病的骨折

■病的骨折〜悪性腫瘍

①体温、脈拍、呼吸、血圧の変化。
②症状の有無と程度（疼痛部位と種類、患部の熱感、腫脹）。
③運動性捻髪音。
④血液検査データ（Ca、P）。
⑤検査所見（X線）。

①体温、脈拍、呼吸、血圧を測定する。
②骨折が疑われる場合は、適切な肢位を保ち固定する。

①損傷予防と体重負荷の程度について説明する。
②異常を思わせる症状や徴候があれば、すぐに知らせるように説明する。

股関節の変位

■股関節の変位〜術後：骨盤骨折

①体温、脈拍、呼吸、血圧の変化。
②症状の有無と程度（疼痛、神経症状、下肢の外旋、腫脹、脚長差）。
③検査所見（X線）。

①体温、脈拍、呼吸、血圧を測定する。
②体位変換は、医師とともに行う。
③指示通りの安静を維持する。

①安静の必要性について説明する。
②異常を思わせる症状や徴候があれば、すぐに知らせるように説明する（疼痛、下肢の外旋、神経症状、腫脹）。

関節の転移

■ 関節の転位～術後：関節置換術（股関節／膝関節／踵関節）

①体温、脈拍、呼吸、血圧の変化。
②症状の有無と程度（腫脹、疼痛、神経症状）。
③関節の自動運動、関節の変形、肢位。
④脚長差。
⑤検査所見（X線）。

①体温、脈拍、呼吸、血圧を測定する。
②正しい体位が維持できているか確認し、肢位調整を行う。

①体重負荷制限を守ることの重要性を説明する。
②異常を思わせる症状や徴候があれば、すぐに知らせるように説明する。

関節拘縮

■ 関節拘縮～脳性麻痺

①体温、脈拍、呼吸、血圧の変化。
②麻痺の部位、種類、程度（完全麻痺、不全麻痺、硬直性麻痺、弛緩性麻痺）。
③知能障害、てんかん発作の有無と程度。
④ADLレベル。

①体温、脈拍、呼吸、血圧を測定する。
②尖足予防、良肢位を保持する。
③体位変換を行う（麻痺側が下になる時間を短くする）。
④健肢の機能訓練を行う（自動運動、他動運動を実施）。

①異常を思わせる症状や徴候があれば、すぐに知らせるように説明する。
②患者と家族に継続した自動運動、他動運動の必要性について説明する。

腓骨神経麻痺

■ 腓骨神経麻痺～術後：骨盤骨折

①体温、脈拍、呼吸、血圧の変化。
②症状の有無と程度（神経症状、疼痛）。
③足関節底背屈の可否（ドロップ肢位になっていないか）。

①体温、脈拍、呼吸、血圧を測定する。
②尖足予防、良肢位の保持を行う。
③腓骨小頭の圧迫を避ける。
④腓骨小頭マッサージを行う。

①異常を思わせる症状や徴候があれば、すぐに知らせるように説明する。
②下肢を外旋位にし、腓骨小頭を圧迫しないように説明する。

骨髄炎

■ 骨髄炎～骨折

①体温、脈拍、呼吸、血圧の変化。
②創部の状態（腫脹、熱感、発赤、疼痛）。
③血液検査データ（WBC、CRP、赤沈、培養）。
④検査所見（X線、MRI、骨シンチグラフィ、創部培養）。

①体温、脈拍、呼吸、血圧を測定する。
②良肢位を保持する。

①異常を思わせる症状や徴候があれば、すぐに知らせるように説明する。

11 感染症・免疫系疾患の患者

> 感染

■感染〜前期破水

OP 観察計画
①体温、脈拍、呼吸、血圧の変化。
②羊水の量と性状(臭気、混濁、色)。
③血液検査データ(WBC、CRP、赤沈)。
④胎児の状態(胎動、胎児心音)。
⑤NST(ノンストレステスト)所見。
⑥検査所見(腹部エコー)。

TP ケア計画
①体温、脈拍、呼吸、血圧を測定する。
②陰部を清潔に保つ(外陰部洗浄、パット交換)。
③定期的にNST(ノンストレステスト)を行う。

EP 教育計画
①異常を思わせる症状や徴候があれば、すぐに知らせるように説明する(腹部緊満感、羊水流出の増加、胎動減少感)。

■感染〜会陰切開

OP 観察計画
①体温、脈拍、呼吸、血圧の変化。
②創部の状態(出血、滲出液、発赤、熱感、腫脹、疼痛)。
③血液検査データ(WBC、CRP、赤沈)。

TP ケア計画
①体温、脈拍、呼吸、血圧を測定する。
②陰部を清潔に保つ(外陰部洗浄、パット交換)。

EP 教育計画
①清潔を保つための方法を説明する。
②異常を思わせる症状や徴候があれば、すぐに知らせるように説明する。

■感染〜破水後24時間経過し出生

OP 観察計画
①体温、脈拍、呼吸、血圧の変化。
②症状の有無と程度(呼吸の異常、嘔吐)。
③皮膚の状態(発赤疹、皮膚色、四肢冷感)。
④活気の有無。
⑤哺乳状態(哺乳量、哺乳意欲)。

⑥血液検査データ（WBC、CRP、赤沈）。
⑦検査所見（皮膚粘膜、鼻腔、耳腔、培養）。
⑧母体への抗生剤与薬の有無。

①体温、脈拍、呼吸、血圧を測定する。
②輸液管理を行う。

①家族に病状を説明する。

■ 感染〜MAS（胎便吸引症候群）

①体温、脈拍、呼吸、血圧、SpO_2の変化。
②症状の有無と程度（呼吸状態、チアノーゼ、四肢冷感、活気）。
③口腔内・気管内分泌物の量と性状。
④血液検査データ（WBC、CRP、赤沈）。
⑤検査所見（X線）。

①体温、脈拍、呼吸、血圧を測定する。
②口腔内吸引、気管内吸引を適宜行う。
③SpO_2モニタリング。
④輸液管理を行う。

①家族に病状を説明する。

■ 感染〜術後一般

①体温、脈拍、呼吸、血圧の変化。
②症状の有無と程度（悪寒、倦怠感、悪心・嘔吐、疼痛）。
③創部の状態（発赤、熱感、腫脹）、ガーゼ汚染の有無と程度、性状。
④カテーテル、チューブの有無。排液の量と性状。
⑤血液検査データ（WBC、CRP、赤沈、Alb、培養）。
⑥検査所見（X線）。

①体温、脈拍、呼吸、血圧を測定する。
②輸液管理を行う。
③服薬管理を行う。
④カテーテル・チューブ類の管理を行う。

①異常を思わせる症状や徴候があれば、すぐに知らせるように説明する。

■創感染～術後一般

①体温、脈拍、呼吸、血圧の変化。
②症状の有無と程度(ガーゼ汚染、発赤、腫脹、縫合部の状態、創部痛)。
③腹部症状(腸蠕動音、腹部緊満、腹壁の硬さ、腹痛)。
④ドレーンからの排液の量と性状。
⑤血液検査データ(WBC、CRP、Alb、赤沈)。
⑥検査所見(X線、創部培養)。

①体温、脈拍、呼吸、血圧を測定する。
②輸液管理を行う。
③創部、ドレーンの管理を行う。

①異常を思わせる症状や徴候があれば、すぐに知らせるように説明する。

■感染～腎生検

①体温、脈拍、呼吸、血圧の変化。
②疼痛の有無と程度。
③穿刺部の状態(ガーゼ汚染の有無、熱感、浮腫、腫脹、排膿)。
④血液検査データ(WBC、CRP、BUN、Cr、Na、K)。
⑤腎機能検査所見(BUN、Cr、Na、K)。
⑥排尿状況(量、性状)。
⑦検査所見(腎エコー)。

①体温、脈拍、呼吸、血圧を測定する。
②医師の指示により、抗生薬を与薬する。
③創部管理、尿道カテーテルの管理を行う。

①異常を思わせる症状や徴候があれば、すぐに知らせるように説明する。

■感染～人工呼吸器

①体温、脈拍、呼吸、血圧、SpO_2の変化。
②チアノーゼの有無と程度。
③症状の有無と程度(呼吸困難、咳嗽)。
④気管内分泌物の量、性状。
⑤血液検査データ(ABG、WBC、CRP、赤沈)。
⑥検査所見(胸部X線)。

①体温、脈拍、呼吸、血圧を測定する。
②SpO_2モニタリング。
③輸液管理を行う。

①異常を思わせる症状や徴候があれば、すぐに知らせるように説明する。

■感染～長期留置静脈カテーテル

①体温、脈拍、呼吸、血圧の変化。
②症状の有無と程度（刺入部の発赤、腫脹、疼痛、熱感）。
③自己管理の状況。
④血液検査データ（WBC、CRP、赤沈、培養）。
⑤検査所見（胸部X線、カテーテルの培養）。

①体温、脈拍、呼吸、血圧を測定する。
②カテーテル・チューブ類の管理を行う。
③輸液管理を行う。
④服薬管理を行う。

①ルートの取り扱いについて指導する（移動、更衣、清潔保持＜入浴時＞の方法）。
②異常を思わせる症状や徴候があれば、すぐに知らせるように説明する。

■感染～副腎皮質ステロイド療法

①体温、脈拍、呼吸、血圧の変化。
②症状の有無と程度（悪寒、倦怠感、悪心・嘔吐、下痢）。
③皮膚、口腔粘膜の状態。
④血液検査データ（WBC、CRP、BS）。

①体温、脈拍、呼吸、血圧を測定する。
②服薬管理を行う。
③輸液管理を行う。

①異常を思わせる症状や徴候があれば、すぐに知らせるように説明する。

■膿胸～肺動脈血管障害／胸腔内の腫瘍の自壊

①体温、脈拍、呼吸、血圧、SpO_2の変化。
②症状の有無と程度（呼吸困難、咳嗽、胸部圧迫感、胸痛、動悸、四肢冷感、チアノーゼ）。
③痰の量と性状。
④胸腔ドレーンの排液、性状、エアリークの有無。
⑤血液検査データ（ABG、TP、Alb、WBC、CRP、Hb、赤沈、培養）。
⑥検査所見（胸部X線、胸部CT、胸部MRI）。

① 体温、脈拍、呼吸、血圧を測定する。
② 喀痰喀出を促す（室内環境の調節、吸入）。
③ カテーテル・チューブ類の管理を行う（胸腔ドレーン）。

① 異常を思わせる症状や徴候があれば、すぐに知らせるように説明する。

腹膜炎

■腹膜炎～腹膜透析

① 体温、脈拍、呼吸、血圧の変化。
② 症状の有無と程度（悪心・嘔吐、腹痛、腹部膨満、腸蠕動音、挿入部の発赤・腫脹・疼痛・熱感、皮膚の変色、瘙痒感、液漏れ）。
③ テンコフカテーテル穿刺部の清潔保持状況（消毒が確実に行えているか）。
④ 排液の量と性状（混濁の有無と程度、色、臭気）。腹膜透析時の水分出納。
⑤ 血液検査データ（WBC、CRP、BUN、Cr、Na、K）。
⑥ 検査所見（腹部X線、腹部エコー）。

① 体温、脈拍、呼吸、血圧を測定する。
② カテーテル・チューブ類の管理を行う（テンコフカテーテル）。
③ 服薬管理を行う。
④ 水分出納管理を行う。

① テンコフカテーテルの取り扱い方法について指導する（固定、清潔保持、入浴方法）。
② 異常を思わせる症状や徴候があれば、すぐに知らせるように説明する。

腹腔内膿瘍

■腹腔内膿瘍～感染／腫瘍／血腫

① 体温、脈拍、呼吸、血圧の変化。
② 症状の有無と程度（悪心・嘔吐、腹痛、腹部膨満、腸蠕動音）。
③ 血液検査データ（肝機能、T-Bill、NH_3、TP、Alb、Hb、WBC、CRP）。
④ 水分出納。
⑤ 体重の増減。
⑥ ドレーンからの排液の量と性状。
⑦ 検査所見（腹部X線、腹部エコー、腹部CT、腹部MRI）。

① 体温、脈拍、呼吸、血圧を測定する。
② 輸液管理を行う。

③水分出納管理を行う。
④カテーテル・チューブ類の管理を行う。

①異常を思わせる症状や徴候があれば、すぐに知らせるように説明する。

アレルギー反応

■アレルギー反応〜中毒／薬物／食品

①体温、脈拍、呼吸、血圧の変化。
②症状の有無と程度（発赤疹、瘙痒感、呼吸困難、喘鳴、悪心・嘔吐、胃部不快感、チアノーゼ、全身倦怠感、心窩部痛）。
③意識レベル（JCS、GCS）。
④痙攣の有無と種類。
⑤アレルギーの既往。

①体温、脈拍、呼吸、血圧を測定する。
②輸液管理、服薬管理を行う。

①異常を思わせる症状や徴候があれば、すぐに知らせるように説明する（瘙痒感、咽頭違和感、呼吸困難）。

■アレルギー反応〜心臓カテーテル検査／血管造影検査

①体温、脈拍、呼吸、血圧の変化。
②症状の有無と程度（咳嗽、くしゃみ、生あくび、発赤疹、瘙痒感、呼吸困難、喘鳴、チアノーゼ、悪心・嘔吐、胃部不快感、心窩部痛）。
③アレルギーの既往（患者、家族）。
④意識レベル（JCS、GCS）。
⑤痙攣の有無と程度。

①体温、脈拍、呼吸、血圧を測定する。
②患者が症状を訴えた場合は、造影剤の注入を中止する。
③輸液管理を行う。

①異常を思わせる症状や徴候があれば、すぐに知らせるように説明する（瘙痒感、咽頭違和感、あるいは呼吸困難）。

肝脾腫

■ 肝脾腫〜敗血症（菌血症）

OP 観察計画
①体温、脈拍、呼吸、血圧の変化。
②症状の有無と程度（悪心・嘔吐、黄疸、皮下出血、顔色、四肢冷感、呼吸困難）。
③意識レベル（JCS、GCS）。
④血液検査データ（WBC、好中球、CRP、培養）。
⑤排尿状況（性状、比重）。
⑥尿検査データ（蛋白、細菌の有無、培養）。
⑦病原菌（ブドウ球菌、連鎖球菌、肺炎球菌、インフルエンザ桿菌、大腸菌）。
⑧水分出納。
⑨検査所見（腹部エコー）。

TP ケア計画
①体温、脈拍、呼吸、血圧を測定する。
②水分出納管理を行う。
③輸液管理を行う。
④服薬管理を行う。

EP 教育計画
①異常を思わせる症状や徴候があれば、すぐに知らせるように説明する。

拒絶反応

■ 拒絶反応〜腎移植

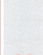
OP 観察計画
①体温、脈拍、呼吸、血圧の変化。
②症状の有無と程度（倦怠感、浮腫、嘔吐、発汗、皮疹）。
③創部の状態（疼痛、熱感、腫脹、違和感、硬化）。
④免疫抑制薬、副腎皮質ステロイドの与薬量。
⑤水分出納。
⑥体重の増減。
⑦血液検査データ（BUN、Cr、LDH、Na、K、Cl、Hb、Plt、薬物血中濃度）。
⑧尿検査データ（蛋白、Na、K）。
⑨検査所見（腎エコー、レノグラム・レノシンチ、腹部X線、腹部CT、腎組織、尿沈渣）。

TP ケア計画
①体温、脈拍、呼吸、血圧を測定する。
②医師の指示により、免疫抑制薬、副腎皮質ステロイドの与薬を行う。
③輸液管理を行う。
④水分出納管理を行う。
⑤体重測定（定期的に一定の条件下で測定する）。

①異常を思わせる症状や徴候があれば、すぐに知らせるように説明する。

■ GVHD（移植片対宿主病）〜骨髄移植／臍帯血移植／幹細胞移植／輸血

①体温、脈拍、呼吸、血圧の変化。
②症状の有無と程度（呼吸困難、咳嗽、活気、倦怠感、浮腫）。
③眼症状の有無と程度（羞眩感、瘙痒感、結膜の乾燥）。
④口腔内症状の有無と程度（唾液の分泌量の低下、粘膜の乾燥、口内炎）。
⑤皮膚症状の有無と程度（発赤疹、紅斑、乾燥、瘙痒感、黄染）。
⑥消化管症状の有無と程度（腹痛、腹部膨満、下痢、悪心・嘔吐、食欲不振、下血）。
⑦免疫抑制薬、副腎皮質ステロイドの与薬量。
⑧水分出納。
⑨血液検査データ（WBC、RBC、Hb、Plt、BUN、Cr、肝機能、CRP）。
⑩体重の増減。
⑪検査所見（胸部X線）。

①体温、脈拍、呼吸、血圧を測定する。
②輸液管理、服薬管理を行う。
③水分出納管理を行う。

①異常を思わせる症状や徴候があれば、すぐに知らせるように説明する。

レイノー病

■ レイノー病〜全身性エリテマトーデス（SLE）

①体温、脈拍、呼吸、血圧の変化。
②症状の有無と程度（紫斑・溢血斑の出現、指先の黒色変化、爪の変化、皮膚の潰瘍、指趾の蟻走感、疼痛、指趾の蒼白、冷感、チアノーゼ）。
③レイノー現象の持続時間。
④血液検査データ（CRP）。

①体温、血圧、脈拍、呼吸を測定する。
②服薬管理を行う。
③保温する。

①異常を思わせる症状や徴候があれば、すぐに知らせるように説明する（紫斑・溢血斑出現）。

12 悪性新生物

転移播種による胸水・腹水などの貯留

■ 転移播種による胸水・腹水などの貯留〜癌

①体温、脈拍、呼吸、血圧の変化。
②胸水の場合、症状の有無と程度（呼吸困難、食欲不振、咳嗽、胸痛）。
③腹水の場合、症状の有無と程度（悪心・嘔吐、食欲不振、腹痛、腹部膨満感）。
④腹囲。
⑤水分出納。
⑥体重の増減。
⑦排便状況（量、性状）。
⑧血液検査データ（TP、Alb、Na、K、Cl、NH₃、WBC、Plt）。
⑨検査所見（胸部X線、腹部X線、胸部CT、腹部CT）。

①体温、脈拍、呼吸、血圧を測定する。
②輸液管理を行う。
③服薬管理を行う。
④水分出納管理を行う。
⑤カテーテル・チューブ類の管理を行う。
⑥排便コントロール。

①異常を思わせる症状や徴候があれば、すぐに知らせるように説明する。

頭蓋内転移

■ 頭蓋内転移〜悪性腫瘍

①体温、脈拍、呼吸、血圧の変化。
②頭蓋内圧亢進症状の有無と程度（頭痛、悪心、嘔吐、痙攣発作）。
③意識レベル（JCS、GCS）。
④運動レベル（麻痺、失調の有無と程度）。
⑤瞳孔の状態（大きさ、左右差、対光反射）、眼球位、眼振・眼球運動。
⑥脳神経障害の有無と程度（顔面神経麻痺、嚥下困難、眼瞼下垂、味覚・聴覚・嗅覚障害）。

⑦排便状況。
⑧検査所見（頭部CT、頭部MRI、シンチグラフィ）。

①体温、脈拍、呼吸、血圧を測定する。
②排便コントロール。
③神経障害の部位に応じたモニタリングを行う。

①異常を思わせる症状や徴候があれば、すぐに知らせるように説明する。

病的骨折

■ 病的骨折〜悪性腫瘍

①体温、脈拍、呼吸、血圧の変化。
②症状の有無と程度（疼痛部位と種類、患部の熱感、腫脹）。
③運動性捻髪音。
④血液検査データ（Ca、P）。
⑤検査所見（X線）。

①体温、脈拍、呼吸、血圧を測定する。
②骨折が疑われる場合は、適切な肢位を保ち固定する。

①損傷予防と体重負荷の程度について説明する。
②異常を思わせる症状や徴候があれば、すぐに知らせるように説明する。

薬物有害反応

■ 薬物有害反応〜麻薬

①体温、脈拍、呼吸、血圧の変化。
②症状の有無と程度（便秘、排便回数、悪心・嘔吐、腹部膨満、金属音、腸蠕動音）。
③使用薬剤の種類と量。
④精神状態、意識レベル。

①体温、脈拍、呼吸、血圧を測定する。
②痛みの程度を疼痛スケール、フェイススケールで評価する。
③服薬管理を行う。

①異常を思わせる症状や徴候があれば、すぐに知らせるように説明する。

13 周産期・婦人科的問題

流産

■ 流産〜切迫流産

OP 観察計画
①体温、脈拍、呼吸、血圧の変化。
②症状の有無と程度（腟出血、腹痛、腰痛）。
③胎児の状態（胎動、胎児心音）。
④子宮収縮抑制薬の内容と与薬量。
⑤子宮収縮抑制薬の副作用。
⑥NST（ノンストレステスト）。
⑦検査所見（腹部エコー）。

TP ケア計画
①体温、脈拍、呼吸、血圧を測定する。
②胎児心音を聴取する。
③輸液管理を行う。
④服薬管理を行う。

EP 教育計画
①安静の必要性について説明する。
②異常を思わせる症状や徴候があれば、すぐに知らせるように説明する。

■ 流産〜子宮筋腫合併妊娠

OP 観察計画
①体温、脈拍、呼吸、血圧の変化。
②症状の有無と程度（腟出血、腹痛、腰痛）。
③胎児の状態（胎動、胎児心音）。
④子宮筋腫の部位と大きさ。
⑤子宮収縮抑制薬の内容と与薬量。
⑥子宮収縮抑制薬の副作用。
⑦検査所見（腹部エコー）。

TP ケア計画
①体温、脈拍、呼吸、血圧を測定する。
②胎児心音を聴取する。
③輸液管理を行う。
④服薬管理を行う。

13. 周産期・婦人科的問題　301

①安静の必要性について説明する。
②異常を思わせる症状や徴候があれば、すぐに知らせるように説明する。

早産

■ 早産〜切迫早産

①体温、脈拍、呼吸、血圧の変化。
②症状の有無と程度（腟出血、腹痛、破水）。
③子宮収縮抑制薬の内容と与薬量。
④子宮収縮抑制薬の副作用。
⑤内診所見。
⑥NST（ノンストレステスト）所見。
⑦検査所見（腹部エコー：胎児の発育状況、子宮口の開大状況）。

①体温、脈拍、呼吸、血圧を測定する。
②輸液管理を行う。
③服薬管理を行う。
④胎児心音を聴取する。
⑤定期的にNST（ノンストレステスト）を行う。
⑥必要時、分娩監視装置を装着し胎児モニタリングを行う。

①安静の必要性について説明する。
②異常を思わせる症状や徴候があれば、すぐに知らせるように説明する。

■ 早産〜多胎妊娠

①体温、脈拍、呼吸、血圧の変化。
②症状の有無と程度（腟出血、腹痛、破水）。
③子宮収縮抑制薬の内容と与薬量。
④子宮収縮抑制薬の副作用。
⑤胎児の状態（胎動、胎児心音）。
⑥内診所見。
⑦腹囲や子宮底の高さ。
⑧検査所見（腹部エコー：胎児の発育状況、胎児間の体重差の有無）。

①体温、脈拍、呼吸、血圧を測定する。
②輸液管理を行う。
③服薬管理を行う。
④胎児心音を聴取する。
⑤必要時、分娩監視装置を装着し胎児モニタリングを行う。

① 安静の必要性について説明する。
② 異常を思わせる症状や徴候があれば、すぐに知らせるように説明する。

■ 早産～子宮筋腫合併妊娠

① 体温、脈拍、呼吸、血圧の変化。
② 症状の有無と程度（腟出血、腹痛）。
③ 子宮収縮抑制薬の内容と与薬量。
④ 子宮収縮抑制薬の副作用。
⑤ 胎児の状態（胎動、胎児心音）。
⑥ 内診所見。
⑦ 腹囲や子宮底の高さ。
⑧ 検査所見（腹部エコー：胎児の発育状況、筋腫の部位・大きさ）。

① 体温、脈拍、呼吸、血圧を測定する。
② 輸液管理、服薬管理を行う。
③ 胎児心音を聴取する。
④ 必要時、分娩監視装置を装着し胎児モニタリングを行う。

① 安静の必要性について説明する。
② 異常を思わせる症状や徴候があれば、すぐに知らせるように説明する。

■ 早産～子宮奇形

① 体温、脈拍、呼吸、血圧の変化。
② 症状の有無と程度（腟出血、腹痛）。
③ 子宮収縮抑制薬の内容と与薬量。
④ 子宮収縮抑制薬の副作用。
⑤ 胎児の健康状態（胎動、胎児心音）。
⑥ 内診所見。
⑦ 検査所見（腹部エコー、腹部CT、腹部MRI）。

① 体温、脈拍、呼吸、血圧を測定する。
② 輸液管理、服薬管理を行う。
③ 胎児心音を聴取する。
④ 必要時、分娩監視装置を装着し胎児モニタリングを行う。

① 安静の必要性について説明する。
② 異常を思わせる症状や徴候があれば、すぐに知らせるように説明する。

■ 早産～前期破水

① 体温、脈拍、呼吸、血圧の変化。
② 羊水の性状と流出量。
③ 症状の有無と程度（腟出血、腹痛）。

④子宮収縮抑制薬の内容と与薬量。
⑤子宮収縮抑制薬の副作用。
⑥胎児の状態（胎動、胎児心音）。
⑦内診所見。
⑧NST（ノンストレステスト）。
⑨検査所見（腹部エコー）。

①体温、脈拍、呼吸、血圧を測定する。
②輸液管理、服薬管理を行う。
③胎児心音を聴取する。
④必要時、分娩監視装置を装着し胎児モニタリングを行う。
⑤骨盤高位の体位を保つ。
⑥陰部を清潔に保つ（外陰部洗浄、パット交換）。
⑦定期的にNST（ノンストレステスト）を行う。

①安静の必要性について説明する。
②異常を思わせる症状や徴候があれば、すぐに知らせるように説明する。

妊娠中毒症

■ 妊娠中毒症〜糖尿病合併妊娠

①体温、脈拍、呼吸、血圧の変化。
②症状の有無と程度（頭痛、眼症状、悪心、浮腫）。
③糖尿病症状の有無と程度（口渇、気分不快、冷汗）。
④インスリン使用の有無、使用時には種類と量。
⑤血糖値の変化。
⑥血液検査データ（BS、HbA1c、TP、Alb、BUN）。
⑦尿検査データ（蛋白、尿糖）。
⑧食事内容と摂取量。
⑨体重の増減。
⑨インピーダンス値。
⑩胎児の発育状況（推定体重）。
⑪NST（ノンストレステスト）所見。

①体温、脈拍、呼吸、血圧を測定する。
②血糖を測定する。
③胎児心音を聴取する。
④定期的にNST（ノンストレステスト）を行う。
⑤必要時、分娩監視装置を装着し胎児モニタリングを行う。

EP 教育計画
①異常を思わせる症状や徴候について説明する。
②低血糖時の対処法について指導する。
③自己血糖測定、自己皮下注射について指導する。
④食事指導を行う。

微弱陣痛

■ 微弱陣痛〜羊水過多

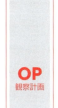
OP 観察計画
①体温、脈拍、呼吸、血圧の変化。
②陣痛の間欠時間、発作時間、強さ。
③分娩進行状況（内診所見）。
④胎児の状態（胎動、胎児心音）。
⑤羊水量。
⑥腹囲。
⑦子宮底長。
⑧羊水過多の原因。
⑨子宮収縮薬の内容と与薬量。
⑩子宮収縮薬の副作用。

TP ケア計画
①体温、脈拍、呼吸、血圧を測定する。
②分娩監視装置を連続的に装着する。
③輸液管理を行う。
④子宮収縮を助長するケアを行う（乳頭マッサージ）。
⑤分娩進行を促進するケアを行う（定期的な排尿を促す、浣腸、歩行や座位を促す）。

EP 教育計画
①産婦に呼吸法、リラックス法、分娩経過の指導を行う。
②産婦に余裕があれば乳頭マッサージ指導を行う。
③異常を思わせる症状や徴候があれば、すぐに知らせるように説明する。

■ 微弱陣痛〜子宮筋腫合併妊娠

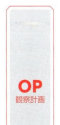
OP 観察計画
①体温、脈拍、呼吸、血圧の変化。
②陣痛の間欠時間、発作時間、強さ。
③分娩進行状況（内診所見）。
④胎児の状態（胎動、胎児心音）。
⑤子宮筋腫の部位、大きさ。
⑥腹囲。
⑦子宮底長。
⑧子宮収縮薬の内容と与薬量。
⑨子宮収縮薬の副作用。

① 体温、脈拍、呼吸、血圧を測定する。
② 分娩監視装置を連続的に装着する。
③ 輸液管理を行う。
④ 子宮収縮を助長するケアを行う(乳頭マッサージ)。
⑤ 分娩進行を促進するケアを行う(定期的な排尿を促す、浣腸、歩行や座位を促す)。

① 産婦に呼吸法、リラックス法、分娩経過の指導を行う。
② 微弱陣痛の症状を説明する。
③ 異常を思わせる症状や徴候があれば、すぐに知らせるように説明する。

過強陣痛

■ 過強陣痛〜誘発分娩

① 体温、脈拍、呼吸、血圧の変化。
② 産痛の部位と程度。
③ 産婦の表情と言動。
④ 症状の有無と程度(悪心・嘔吐)。
⑤ 腹部の硬さ。
⑥ 収縮輪出現の有無。
⑦ 陣痛促進薬の種類および与薬量。
⑧ 陣痛の間欠時間、発作時間、強さ。
⑨ 分娩進行状況(内診所見)。
⑩ 胎児心音。

① 体温、脈拍、呼吸、血圧を測定する。
② 医師の指示により、陣痛促進薬の与薬量を調節する。
③ 分娩監視装置を連続的に装着する。

① 異常を思わせる症状や徴候があれば、すぐに知らせるように説明する。

胎児仮死

■ 胎児仮死〜妊娠中毒症合併妊娠

① 体温、脈拍、呼吸、血圧の変化。
② 妊娠中毒症状の程度。
③ 胎児の状態(子宮収縮と胎児心音との関係、胎動自覚の程度)。
④ 胎児の発育状況(推定体重の変化)。
⑤ 母体への与薬の内容と量。
⑥ 母体の血液検査データ(E_3、hPL)。

⑦母体の腹部エコー所見(胎児の血流状態、羊水量)。
⑧NST(ノンストレステスト)所見。

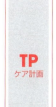
①体温、脈拍、呼吸、血圧を測定する。
②胎児心音を聴取する。
③体温、脈拍、呼吸、血圧を測定する。
④輸液管理を行う。
⑤服薬管理を行う。
⑥定期的にNST(ノンストレステスト)を行う。
⑦必要時、分娩監視装置を装着し胎児モニタリングを行う。
⑧環境を調整する(暗室)。

①異常を思わせる症状や徴候があれば、すぐに知らせるように説明する(胎動自覚減少)。

■ 胎児仮死〜羊水過少

①体温、脈拍、呼吸、血圧の変化。
②胎児の状態(子宮収縮と胎児心音との関係、胎動の有無)。
③胎児の成熟度(L/S比など)。
④胎児の発育状況(推定体重の変化)。
⑤母体への与薬の内容と量。
⑥母体の血液検査データ(E_3、hPL)。
⑦母体の腹部エコー所見(胎児の血流状態、羊水量)。
⑧NST(ノンストレステスト)所見。

①体温、脈拍、呼吸、血圧を測定する。
②胎児心音を聴取する。
③輸液管理を行う。
④服薬管理を行う。
⑤定期的にNST(ノンストレステスト)を行う。
⑥必要時、分娩監視装置を装着し胎児モニタリングを行う。

①異常を思わせる症状や徴候があれば、すぐに知らせるように説明する。

■ 胎児仮死〜子宮内胎児発育遅延

①体温、脈拍、呼吸、血圧の変化。
②胎児の状態(子宮収縮と胎児心音との関係、胎動の有無)。
③胎児の成熟度(L/S比など)。
④胎児の発育状況(推定体重の変化)。
⑤母体への与薬の内容と量。
⑥母体の血液検査データ(E_3、hPL)。

⑦母体の腹部エコー所見（胎児の血流状態、羊水量）。
⑧NST（ノンストレステスト）所見。

①体温、脈拍、呼吸、血圧を測定する。
②胎児心音を聴取する。
③輸液管理を行う。
④服薬管理を行う。
⑤定期的にNST（ノンストレステスト）を行う。

①異常を思わせる症状や徴候があれば、すぐに知らせるように説明する。

■ 胎児仮死〜胎児の異常

①体温、脈拍、呼吸、血圧の変化。
②胎児の状態（子宮収縮と胎児心音との関係、胎動自覚の程度）。
③胎児の発育状況（推定体重の変化）。
④母体への与薬の内容と量。
⑤母体の血液検査データ（E_3、hPL）。
⑥母体の腹部エコー所見（胎児の血流状態、胎児の異常部位、S／D比、羊水量）。
⑦羊水検査の結果。
⑧NST（ノンストレステスト）所見。

①体温、脈拍、呼吸、血圧を測定する。
②胎児心音を聴取する。
③定期的にNST（ノンストレステスト）を行う。
④必要時、分娩監視装置を装着し胎児モニタリングを行う。

①胎動が減少したと自覚したら、すぐに知らせるように説明する。

■ 胎児仮死〜分娩時の異常

①体温、脈拍、呼吸、血圧の変化。
②胎児の状態（子宮収縮と胎児心音との関係、胎動の有無）。
③胎児の発育状況（推定体重の変化）。
④母体への与薬の内容と量。
⑤母体の血液検査データ（E_3、hPL）。
⑥母体の腹部エコー所見（胎児の血流状態、羊水量）。
⑦陣痛の間欠時間、発作時間、強さ。
⑧分娩進行状況（内診所見）。
⑨呼吸法、リラックス法の実施状況。
⑩NST（ノンストレステスト）所見。

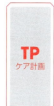
①体温、脈拍、呼吸、血圧を測定する。
②胎児心音を聴取する。
③分娩監視装置を連続的に装着する。
④輸液管理を行う。
⑤切迫胎児仮死時には適切な対処を行う（体位変換、酸素吸入）。
⑥定期的にNST（ノンストレステスト）を行う。

①産婦に呼吸法やリラックス法について説明する。
②異常を思わせる症状や徴候があれば、すぐに知らせるように説明する。

子宮復古不全

■ 子宮復古不全〜弛緩出血

①体温、脈拍、呼吸、血圧の変化。
②分娩時出血量。
③悪露の量と性状。
④産後子宮底の位置、硬度。
⑤後陣痛の程度。
⑥症状の有無と程度（腹痛、悪心）。
⑦胎盤・卵膜所見（組織片の子宮内遺残の可能性）。
⑧排泄状況（排尿、排便）。
⑨子宮収縮薬の内容と量。
⑩血液検査データ（Hb、Ht）。
⑪検査所見（腹部エコー）。

①体温、脈拍、呼吸、血圧を測定する。
②輸液管理を行う。
③服薬管理を行う。
④子宮収縮を促すケアを行う（子宮底輪状マッサージ、腹部冷罨法、乳頭マッサージ）。

①異常を思わせる症状や徴候があれば、すぐに知らせるように説明する。

■ 子宮復古不全〜胎盤・卵膜遺残

①体温、脈拍、呼吸、血圧の変化。
②分娩時出血量。
③悪露の量と性状。
④産後子宮底の位置、硬度。
⑤後陣痛の程度。
⑥症状の有無と程度（腹痛、悪心）。

OP 観察計画
⑦胎盤・卵膜所見。
⑧排泄状況（排尿、排便）。
⑨子宮収縮薬の内容と量。
⑩血液検査データ（Hb、Ht、CRP、WBC）。
⑪検査所見（腹部エコー）。

TP ケア計画
①体温、脈拍、呼吸、血圧を測定する。
②輸液管理を行う。
③服薬管理を行う。
④子宮収縮を促すケアを行う（子宮底輪状マッサージ、腹部冷罨法、乳頭マッサージ）。
⑤排尿・排便コントロール。

EP 教育計画
①異常を思わせる症状や徴候があれば、すぐに知らせるように説明する。

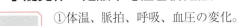

子癇発作

■子癇発作〜妊娠中毒症合併妊娠

OP 観察計画
①体温、脈拍、呼吸、血圧の変化。
②症状の有無と程度（頭痛、眼症状、悪心、浮腫）。
③意識レベル（患者の表情、訴え）。
④胎児の発育状況。
⑤血液検査データ（TP、Alb）。
⑥排尿状況（量、比重）。
⑦尿検査データ（尿糖、尿蛋白）。
⑧食事内容と摂取量。
⑨水分出納。
⑩体重の増減。
⑪インピーダンス値。
⑫NST（ノンストレステスト）所見。
⑬子癇発作出現時は痙攣の状況。

TP ケア計画
①体温、脈拍、呼吸、血圧を測定する。
②体重を測定する（定期的に一定の条件下で測定する）。
③輸液管理を行う。
④服薬管理を行う。
⑤水分出納管理を行う。
⑥定期的にNST（ノンストレステスト）を行う。
⑦胎動自覚減少時には、すみやかに胎児心音を聴取し、必要時NSTを施行する。
⑧環境を調整する（暗室）。

①安静の必要性について説明する。
②食事指導を行う。
③異常を思わせる症状や徴候があれば、すぐに知らせるように説明する。

感染

■ 感染〜会陰切開

①体温、脈拍、呼吸、血圧の変化。
②創部の状態（出血、滲出液、発赤、熱感、腫脹、疼痛）。
③血液検査データ（WBC、CRP、赤沈）。

①体温、脈拍、呼吸、血圧を測定する。
②陰部を清潔に保つ（外陰部洗浄、パット交換）。

①清潔を保つための方法を説明する。
②異常を思わせる症状や徴候があれば、すぐに知らせるように説明する。

■ 感染〜破水後24時間経過し出生

①体温、脈拍、呼吸、血圧の変化。
②症状の有無と程度（呼吸の異常、嘔吐）。
③皮膚の状態（発赤疹、皮膚色、四肢冷感）。
④活気の有無。
⑤哺乳状態（哺乳量、哺乳意欲）。
⑥血液検査データ（WBC、CRP、赤沈）。
⑦検査所見（皮膚粘膜、鼻腔、耳腔培養）。
⑧母体への抗生剤与薬の有無。

①体温、脈拍、呼吸、血圧を測定する。
②輸液管理を行う。

①家族に病状を説明する。

■ 感染〜MAS（胎便吸引症候群）

①体温、脈拍、呼吸、血圧、SaO_2の変化。
②症状の有無と程度（呼吸状態、チアノーゼ、四肢冷感、活気）。
③口腔内・気管内分泌物の量と性状。
④血液検査データ（WBC、CRP、赤沈）。
⑤検査所見（X線）。

①体温、脈拍、呼吸、血圧を測定する。
②口腔内吸引、気管内吸引を適宜行う。
③SpO$_2$モニタリング。
④輸液管理を行う。

①家族に病状を説明する。

出血

■ 出血〜性器出血

①体温、脈拍、呼吸、血圧の変化。
②腟出血の量と性状。
③症状の有無と程度（腹痛、腰痛）。
④血液検査データ（RBC、Plt、Ht、Hb、CRP）。
⑤検査所見（エコー）。

①体温、脈拍、呼吸、血圧を測定する。

①異常を思わせる症状や徴候があれば、すぐに知らせるように説明する。

14 小児の発達と成長

成長障害（器質的）

■ 成長障害（器質的）〜口唇裂および口蓋裂

OP 観察計画
①体温、脈拍、呼吸、血圧の変化。
②発育状況（年齢、身長、体重）。
③出生時の状況。
④口唇裂、口蓋裂の諸型。
⑤口腔内の状態、開口障害の程度。
⑥食事形態と摂取量。
⑦血液検査データ（TP、Alb、RBC、Hb、Ht、腎機能、肝機能）。
⑧言語発達の状態、構音障害の程度。

TP ケア計画
①体温、脈拍、呼吸、血圧を測定する。
②亀裂部より鼻腔への逆流を少なくするため、乳児をほぼ垂直に座らせて授乳する。
③授乳用品を選択し、可能な方法で授乳する（乳首の種類）。
④頻繁に排気を行い、根気よく授乳を行う。
⑤哺乳後は白湯を流し、口腔内、鼻腔内に残ったミルクを湿った綿棒で取り除く。

EP 教育計画
①口腔内の清潔の必要性について説明する。

15 精神科的問題

パーキンソン症候群

■ パーキンソン症候群〜抗神経薬治療

OP 観察計画
①体温、脈拍、呼吸、血圧の変化。
②症状の有無と程度(構音障害、嚥下障害、聴力障害、歩行状態、関節可動、振戦、筋硬直域)。
③血液検査データ(薬物血中濃度)。
④薬剤の種類と量。

TP ケア計画
①体温、脈拍、呼吸、血圧を測定する。
②運動プログラムを作成し、実施する(腕を振って、歩幅を広くして歩く練習をする)。
③転倒に注意し、危険物を除去し、環境を整える。
④発声練習を行う。
⑤嚥下訓練を行う。
⑥服薬管理を行う。

EP 教育計画
①発語を改善し、筋肉を強化する技法と、運動の必要性と方法を指導する。
②言語障害の影響を説明する。
③異常を思わせる症状や徴候があれば、すぐに知らせるように説明する。

悪性症候群

■ 悪性症候群〜抗神経薬治療

OP 観察計画
①体温、脈拍、呼吸、血圧の変化(高熱が続く、頻脈、血圧の上昇、発汗)。
②神経・筋症状の有無と程度(錐体外路症状、振戦、筋強剛)。
③精神症状の有無と程度(昏迷、昏睡、せん妄、感情不安定、無言症)。
④排尿状況(量、性状)、発汗の程度。
⑤意識レベル(JCS、GCS)。
⑥血液検査データ(CRP、WBC、肝機能、BUN、Cr、CK、LDH、薬物血中濃度)。
⑦薬剤の種類と量。

① 体温、脈拍、呼吸、血圧を測定する。
② 輸液管理、服薬管理を行う。

① 家族に、異常を思わせる症状や徴候があれば、すぐに知らせるように説明する。

痙攣発作

■ 痙攣発作〜てんかん

① 体温、脈拍、呼吸、血圧の変化。
② 症状の有無と程度（呼吸困難、チアノーゼ）。
③ 前駆症状の有無と程度（頭痛、気分変動、胃部不快感、顔面、四肢のしびれ）。
④ 随伴症状の有無と程度（頭痛、発熱、運動障害、筋肉痛、倦怠感、失禁）。
⑤ 痙攣の状態（初発部位、広がり方・経過、持続時間、頻度、重積状態）。
⑥ 痙攣の種類（硬直性痙攣、間代性痙攣、全身性痙攣、局所性痙攣）。
⑦ 発作後の状態（外傷、口腔内損傷の有無）。
⑧ 意識レベル（JCS、GCS）。
⑨ 検査所見（頭部CT、頭部MRI、EEG）。

① 体温、脈拍、呼吸、血圧を測定する。
② 輸液管理、服薬管理を行う。
③ 心身の安静、環境の調整（部屋を暗くし、静かにする）。

① 家族に対して症状や徴候について説明する（単独行動、精神的ストレス・疲労・不眠を避ける、車の運転の禁止）。

16 特殊治療・検査

心不全

■うっ血性心不全〜化学療法

① 体温、脈拍、呼吸、血圧、SpO_2の変化。
② 症状の有無と程度（呼吸困難、咳嗽、倦怠感、浮腫）。
③ 検査所見（心電図、胸部X線：肺うっ血、CTR）。
④ 水分出納。
⑤ 薬剤の種類と量、副作用。
⑥ 体重の増減。
⑦ 血液検査データ。

① 体温、脈拍、呼吸、SpO_2、血圧を測定する。
② 輸液管理を行う。
③ 服薬管理を行う。
④ 水分出納管理を行う。
⑤ 医師の指示により酸素療法を行う。
⑥ 喀痰喀出を促す。
⑦ 心電図モニタリング。
⑧ 安楽な体位を工夫する。

① 異常を思わせる症状や徴候があれば、すぐに知らせるように説明する。

電解質不均衡

■電解質不均衡〜化学療法

① 体温、脈拍、呼吸、血圧の変化。
② 血液検査データ（腎機能、肝機能）。
③ 水分出納。
④ 体重の増減。
⑤ 症状の有無と程度。
〔低ナトリウム〕
・興奮、意識障害、悪心・嘔吐、胸部不快。

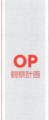
OP 観察計画

〔高カルシウム〕
・手指・足指の麻痺、しびれ。
〔低カルシウム〕
・筋痙攣、不整脈。
〔高カリウム〕
・不整脈、徐脈、胸部不快、筋力異常、下痢、悪心・嘔吐。
〔低カリウム〕
・無力感、不整脈、倦怠感。

TP ケア計画

①体温、脈拍、呼吸、血圧を測定する。
②輸液管理、服薬管理を行う。
③水分出納管理を行う。
④体重測定(定期的に一定の条件下で測定する)。

EP 教育計画

①異常を思わせる症状や徴候があれば、すぐに知らせるように説明する。

腹膜炎

■腹膜炎〜腹膜透析

OP 観察計画

①体温、脈拍、呼吸、血圧の変化。
②症状の有無と程度(悪心・嘔吐、腹痛、腹部膨満、腸蠕動音、穿刺部の発赤・腫脹・疼痛・熱感、皮膚の変色、瘙痒感、液漏れ)。
③テンコフカテーテル挿入部の清潔保持状況(消毒が確実に行えているか)。
④排液の量と性状(混濁の有無と程度、色調、臭気)。腹膜透析時の水分出納。
⑤血液検査データ(WBC、CRP、BUN、Cr、Na、K)。
⑥検査所見(腹部X線、腹部エコー)。

TP ケア計画

①体温、脈拍、呼吸、血圧を測定する。
②カテーテル・チューブ類の管理を行う(テンコフカテーテル)。
③服薬管理を行う。
④水分出納管理を行う。

EP 教育計画

①テンコフカテーテルの取り扱い方法について指導する(固定、清潔保持、入浴方法)。
②異常を思わせる症状や徴候があれば、すぐに知らせるように説明する。

膵炎

■ 膵炎〜ERCP（内視鏡的逆行性胆管膵管造影検査）

①体温、脈拍、呼吸、血圧の変化。
②症状の有無と程度（上腹部痛、背部への放散痛、腹痛、下痢、胸痛、悪心・嘔吐、腹部膨満、倦怠感）。
③鎮痛薬、解熱薬の使用状況。
④血液検査データ（AMY、リパーゼ、WBC、CRP、RBC、Hb、Ht、K、Ca、BS）。
⑤検査所見（腹部エコー、腹部CT、腹部X線）。

①体温、脈拍、呼吸、血圧を測定する。
②輸液管理を行う。
③服薬管理を行う。
④水分出納管理を行う。

①異常を思わせる症状や徴候があれば、すぐに知らせるように説明する。

感染

■ 感染〜腎生検

①体温、脈拍、呼吸、血圧の変化。
②疼痛の有無と程度。
③穿刺部の状態（ガーゼ汚染の有無、熱感、浮腫、腫脹、排膿）。
④血液検査データ（WBC、CRP、BUN、Cr、Na、K）。
⑤腎機能検査所見（BUN、Cr、Na、K）。
⑥排尿状況（量、性状）。
⑦検査所見（腎エコー）。

①体温、脈拍、呼吸、血圧を測定する。
②医師の指示により、抗生薬を与薬する。
③創部管理、尿道カテーテルの管理を行う。

①異常を思わせる症状や徴候があれば、すぐに知らせるように説明する。

■ 感染〜副腎皮質ステロイド療法

①体温、脈拍、呼吸、血圧の変化。
②症状の有無と程度（悪寒、倦怠感、悪心・嘔吐、下痢）。
③皮膚、口腔粘膜の状態。

④血液検査データ（WBC、CRP、BS）。

①体温、脈拍、呼吸、血圧を測定する。
②服薬管理を行う。
③輸液管理を行う。

①異常を思わせる症状や徴候があれば、すぐに知らせるように説明する。

出血

■ 出血〜消化管内視鏡

①体温、脈拍、呼吸、血圧、SpO_2の変化。
②症状の有無と程度（腹痛、腹部不快感、胸痛、悪心・嘔吐、吐血、下血、下痢）。
③意識レベル（JCS、GCS）。
④排便状況（量、回数、性状）。
⑤水分出納。
⑥血液検査データ（WBC、RBC、Plt、Ht、Hb）。
⑦検査所見（上部・下部消化管内視鏡、便潜血）。

①体温、脈拍、呼吸、血圧、SpO_2を測定する。
②輸液管理を行う。
③服薬管理を行う。
④水分出納管理を行う。

①異常を思わせる症状や徴候があれば、すぐに知らせるように説明する。

■ 出血〜TAE／TAI／PEIT

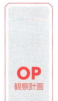
①体温、脈拍、呼吸、血圧、SpO_2の変化。
②症状の有無と程度（悪心・嘔吐、気分不良、腹痛、下痢、胸痛）。
③穿刺部の状態（疼痛、出血、血腫の有無）。
④下肢末梢の皮膚温、知覚障害の有無と程度。
⑤排泄状態（回数、量、性状）。
⑥水分出納。
⑦検査所見（腹部エコー、腹部CT、腹部X線）。
⑧血液検査データ（WBC、RBC、Plt、Ht、Hb）。

①体温、脈拍、呼吸、血圧、SpO_2のを測定する。
②輸液管理を行う。

③服薬管理を行う。
④水分出納管理を行う。
⑤創部の管理を行う(圧迫止血の確認、冷罨法)。

①異常を思わせる症状や徴候があれば、すぐに知らせるように説明する。

■ 出血〜腎生検

①体温、脈拍、呼吸、血圧、SpO_2の変化。
②意識レベル。
③穿刺部の状態(疼痛、周囲の皮膚色、発赤、熱感、腫脹、排膿、出血、血腫)。
④ガーゼ汚染の有無と程度、性状。
⑤血液検査データ(WBC、CRP、BUN、Cr、Na、K)。
⑥排尿状況(回数、量、性状)。
⑦検査所見(腹部エコー)。

①体温、脈拍、呼吸、血圧、SpO_2を測定する。
②医師の指示により、止血剤の与薬や輸液を行う。
③創部管理を行う(圧迫止血の確認、冷罨法)。
④輸液管理を行う。
⑤服薬管理を行う。

①異常を思わせる症状や徴候があれば、すぐに知らせるように説明する。

透析不均衡症候群

■ 透析不均衡症候群〜人工透析

①体温、脈拍、呼吸、血圧の変化。
②症状の有無と程度(頭痛、悪心・嘔吐、倦怠感、浮腫、呼吸困難)。
③痙攣の状態(部位、時間、程度、種類)。
④血液検査データ(Na、Cl、K、BUN、Cr)。
⑤体重の増減。
⑥水分出納。
⑦検査所見(胸部X線:CTR)。

①体温、脈拍、呼吸、血圧を測定する。
②医師の指示により、高張液の輸液を行う。
③透析管理を行う。
④水分出納管理を行う。

①異常を思わせる症状や徴候があれば、すぐに知らせるように説明する。

血液アクセスの異常（閉塞／感染／損傷／出血）

■ 血液アクセスの異常〜人工透析（人工血管／シャント造設）

①体温、脈拍、呼吸、血圧の変化。
②症状の有無と程度（血液アクセス部の発赤、熱感、腫脹、疼痛、循環状態＜スリル、シャント音＞）。
③自己管理の状況。
④血液検査データ（WBC、CRP、Ht）。

①体温、脈拍、呼吸、血圧を測定する。
②抜針後の圧迫止血を行い、止血の確認をする。
③人工血管、シャント部の管理を行う。

①シャントの発達を促すための手指の運動について指導する。
②人工血管、シャント管理の必要と方法について説明する（入浴、止血、シャント音の確認）。
③異常を思わせる症状や徴候があれば、すぐに知らせるように説明する。

■ 血液アクセスの異常〜人工透析（静脈カテーテル留置）

①体温、脈拍、呼吸、血圧の変化。
②症状の有無と程度（穿刺部の発赤・腫脹・圧痛・違和感・熱感・縫合部の状態、固定部のテープかぶれ、瘙痒感）。
③留置期間
④自己管理の状況。

⑤輸液の滴下状態と注入時の抵抗。
⑥検査所見（胸部X線）。

①体温、脈拍、呼吸、血圧を測定する。
②カテーテル・チューブ類の管理を行う。

①ルートの取り扱いについて指導する（移動、更衣、清潔保持＜入浴時＞の方法）。
②異常を思わせる症状や徴候があれば、すぐに知らせるように説明する。

ジギタリス中毒

■ ジギタリス中毒〜心疾患

①体温、脈拍、呼吸、血圧の変化。
②消化器症状の有無と程度(悪心・嘔吐、食欲不振、下痢)。
③精神症状の有無と程度。
④ジギタリス血中濃度。
⑤血液検査データ(K、Ca、Mg、BUN、Cr)。
⑥心電図の変化(心室性期外収縮<二段脈、三段脈>、ブロックを伴うPSVT<AT with block>)。
⑦水分出納。

①体温、脈拍、呼吸、血圧を測定する。
②心電図モニタリング。
③輸液管理を行う。
④服薬管理を行う。
⑤水分出納管理を行う。

①異常を思わせる症状や徴候があれば、すぐに知らせるように説明する。

薬物有害反応

■ 薬物有害反応〜副腎皮質ステロイド療法

①体温、脈拍、呼吸、血圧の変化。
②症状の有無と程度(ムーンフェイス、発赤疹、皮膚色)。
③血糖異常症状の有無と程度(口渇、空腹感、多飲、多尿、食欲不振、発汗、手指の振戦、脱力感)。
④呼吸器合併症の症状の有無と程度(呼吸困難、咳嗽、痰)。
⑤消化器症状の有無と程度(悪心・嘔吐、吐血、下血、腹部症状)。
⑥精神症状の有無と程度(興奮、多幸感、うつ状態、躁状態)。
⑦排便状況(性状、潜血反応)。
⑧血液検査データ(RBC、WBC、Hb、Plt、腎機能、肝機能、BS)。
⑨薬剤の種類と量。
⑩水分出納。
⑪尿検査データ(量、比重)。
⑫食事内容と摂取量。
⑬体重の増減。
⑭検査所見(心電図、胸部X線、内視鏡、骨塩定量)。

①体温、脈拍、呼吸、血圧を測定する。
②輸液管理を行う。
③服薬管理を行う。
④水分出納管理を行う。

①副腎皮質ステロイドの副作用について説明する。
②異常を思わせる症状や徴候があれば、すぐに知らせるように説明する。

■ 薬物有害反応〜インターフェロン

①体温、脈拍、呼吸、血圧の変化。
②症状の有無と程度（呼吸困難、咳嗽、腹痛、倦怠感、悪寒、腰痛、関節痛）。
③精神状態。
④血液検査データ（CRP、WBC、Plt、肝機能）。
⑤検査所見（腹部X線）。
⑥薬剤の種類と量。

①体温、脈拍、呼吸、血圧を測定する。
②服薬管理を行う。

①異常を思わせる症状や徴候があれば、すぐに知らせるように説明する。

■ 薬物有害反応〜麻薬

①体温、脈拍、呼吸、血圧の変化。
②症状の有無と程度（便秘、排便回数、悪心・嘔吐、腹部膨満、金属音、腸蠕動音）。
③使用薬剤の種類と量。
④精神状態、意識レベル。

①体温、脈拍、呼吸、血圧を測定する。
②痛みの程度を疼痛スケール、フェイススケールで評価する。
③服薬管理を行う。

①異常を思わせる症状や徴候があれば、すぐに知らせるように説明する。

■ 薬物有害反応〜化学療法

①体温、脈拍、呼吸、血圧の変化。
②症状の有無と程度（悪心・嘔吐、腹痛、倦怠感、口内炎、下痢）。
③血液検査データ（WBC〈好中球〉、Plt、Ht、Hb、CRP、網状赤血球）。
④体重の増減。
⑤水分出納。
⑥検査所見（胸・腹部X線）。

⑦薬剤の種類と量。

①体温、脈拍、呼吸、血圧を測定する。
②医師の指示により、制吐薬を与薬する。
③輸液管理を行う。
④服薬管理を行う。
⑤水分出納管理を行う。

①異常を思わせる症状や徴候があれば、すぐに知らせるように説明する。

GVHD（移植片対宿主病）

■GVHD（移植片対宿主病）〜骨髄移植／臍帯血移植／幹細胞移植／輸血

①体温、脈拍、呼吸、血圧の変化。
②症状の有無と程度（呼吸困難、咳嗽、活気、倦怠感、浮腫）。
③眼症状の有無と程度（羞明感、瘙痒感、涙分泌量の低下による結膜の乾燥）。
④口腔内症状の有無と程度（唾液の分泌量の低下、粘膜の乾燥、口内炎）。
⑤皮膚症状の有無と程度（発赤疹、紅斑、乾燥、瘙痒感、黄染）。
⑥消化管症状の有無と程度（腹痛、腹部膨満、下痢、悪心・嘔吐、食欲不振、下血）。
⑦免疫抑制薬、副腎皮質ステロイドの与薬量。
⑧水分出納。
⑨血液検査データ（WBC、RBC、Hb、Plt、腎機能、肝機能、CRP）。
⑩体重の増減。
⑪検査所見（胸部X線）。

①体温、脈拍、呼吸、血圧を測定する。
②輸液管理を行う。
③服薬管理を行う。
④水分出納管理を行う。

①異常を思わせる症状や徴候があれば、すぐに知らせるように説明する。

アレルギー反応

■アレルギー反応〜中毒／薬物／食品

①体温、脈拍、呼吸、血圧、SpO_2の変化。
②症状の有無と程度（発赤疹、瘙痒感、呼吸困難、喘鳴、悪心・嘔吐、胃部不快感、

チアノーゼ、全身倦怠感、心窩部痛)。
③意識レベル(JCS、GCS)。
④痙攣の有無と種類。
⑤アレルギーの既往。

①体温、脈拍、呼吸、血圧、SpO_2を測定する。
②輸液管理を行う。
③服薬管理を行う。

①異常を思わせる症状や徴候があれば、すぐに知らせるように説明する(瘙痒感、咽頭違和感、呼吸困難)。

■ アレルギー反応〜輸血

①体温、脈拍、呼吸、血圧、SpO_2の変化。
②症状の有無と程度(頭痛、眩暈、耳鳴り、呼吸困難、顔面蒼白、チアノーゼ、しびれ、皮膚発赤、膨疹、瘙痒感)。

①体温、脈拍、呼吸、血圧、SpO_2を測定する。
②症状出現時は与薬を中止する。
③輸液管理を行う。

①異常を思わせる症状や徴候があれば、すぐに知らせるように説明する。

■ アレルギー反応〜化学療法

①体温、脈拍、呼吸、血圧、SpO_2の変化。
②症状の有無と程度(頭痛、眩暈、耳鳴り、呼吸困難、顔面蒼白、チアノーゼ、しびれ、皮膚発赤、膨疹、瘙痒感)。
③水分出納。

①体温、脈拍、呼吸、血圧、SpO_2を測定する。
②輸液管理を行う。
③水分出納管理を行う。

①異常を思わせる症状や徴候があれば、すぐに知らせるように説明する。

カテーテルの閉塞

■ カテーテルの閉塞〜長期留置静脈カテーテル

①体温、脈拍、呼吸、血圧の変化。
②症状の有無と程度(刺入部の発赤・腫脹・圧痛・違和感・熱感、縫合部の状態)。
③自己管理や固定の状況。
④輸液の滴下状態と注入時の抵抗。
⑤検査所見(胸部X線)。
⑥留置期間。

①体温、脈拍、呼吸、血圧を測定する。
②カテーテル・ルートの管理を行う。

①ルートの取り扱い(移動、更衣、清潔保持<入浴時>の方法)について指導する。
②異常を思わせる症状や徴候があれば、すぐに知らせるように説明する。

■ カテーテルトラブル〜長期留置静脈カテーテル

①体温、脈拍、呼吸、血圧の変化。
②症状の有無と程度(刺入部の発赤・腫脹・圧痛・違和感・熱感、縫合部の状態、固定部のテープかぶれ・瘙痒感)。
③自己管理や固定の状況。
④輸液の滴下状態と注入時の抵抗。
⑤検査所見(胸部X線)。
⑥留置期間。

①体温、脈拍、呼吸、血圧を測定する。
②カテーテル・ルートの管理を行う。

①ルートの取り扱いについて指導する(移動、更衣、清潔保持<入浴時>の方法)。
②異常を思わせる症状や徴候があれば、すぐに知らせるように説明する。

■ カテーテルトラブル〜テンコフカテーテル留置(CAPD)

①体温、脈拍、呼吸、血圧の変化。
②症状の有無と程度(挿入部の発赤、腫脹、疼痛、違和感、熱感、皮膚の変色、瘙痒感、液漏れ)。
③テンコフカテーテル挿入部の清潔保持状況(消毒が確実に行えているか)。
④透析中、ルートのもつれや屈曲がないか、ゆとりがあるか、接続部の固定ができているか。
⑤血液検査データ(CRP、WBC、赤沈)。
⑥検査所見(腹部X線)。

①体温、脈拍、呼吸、血圧を測定する。
②カテーテル・ルートの管理を行う（テンコフカテーテル）。

①テンコフカテーテルの取り扱い方法について指導する（固定、清潔保持、入浴方法）。
②異常を思わせる症状や徴候があれば、すぐに知らせるように説明する。

17 手術後の患者

感染

■ 感染〜リンパ瘻

OP 観察計画
①体温、脈拍、呼吸、血圧の変化。
②症状の有無と程度（患側肢の腫張、熱感、発赤、疼痛）。
③血液検査データ（WBC、CRP、TP、Alb、RBC、Hb）。
④水分出納。
⑤検査所見（マンモグラフィ、X線、エコー）。

TP ケア計画
①体温、脈拍、呼吸、血圧を測定する。
②水分出納管理を行う。

EP 教育計画
①異常を思わせる症状や徴候があれば、すぐに知らせるように説明する。

■ 感染〜術後一般

OP 観察計画
①体温、脈拍、呼吸、血圧の変化。
②症状の有無と程度（悪寒、倦怠感、悪心・嘔吐、疼痛）。
③創部の状態（発赤、熱感、腫脹）。
④ガーゼ汚染の有無と程度、性状。
⑤カテーテル・チューブの有無、排液量と性状。
⑥血液検査データ（WBC、CRP、赤沈、Alb、培養）。
⑦検査所見（X線）。

TP ケア計画
①体温、脈拍、呼吸、血圧を測定する。
②輸液管理を行う。
③服薬管理を行う。
④カテーテル・チューブ類の管理を行う。

EP 教育計画
①異常を思わせる症状や徴候があれば、すぐに知らせるように説明する。

■ 感染〜会陰切開

①体温、脈拍、呼吸、血圧の変化。
②創部の状態（出血、滲出液、発赤、熱感、腫脹、疼痛）。
③血液検査データ（WBC、CRP、赤沈）。

①体温、脈拍、呼吸、血圧を測定する。
②陰部を清潔に保つ（外陰部洗浄、パット交換）。

①清潔を保つための方法を説明する。
②異常を思わせる症状や徴候があれば、すぐに知らせるように説明する。

縫合不全

■ 縫合不全〜術後一般

①体温、脈拍、呼吸、血圧の変化。
②症状の有無と程度（疼痛、熱感）。
③創部の状態（縫合部の癒合状態、周囲の皮膚色、熱感、出血、浸出液、浮腫、腫脹）。
④ガーゼ汚染の有無と程度、性状。
⑤ドレーンからの排液量、性状。
⑥水分出納管理。
⑦血液検査データ（WBC、CRP、RBC、Hb、Ht、TP、Alb、BS）。

①体温、脈拍、呼吸、血圧を測定する。
②輸液管理を行う。
③服薬管理を行う。
④水分出納管理を行う。
⑤創部、カテーテル・チューブ類の管理を行う。

①異常を思わせる症状や徴候があれば、すぐに知らせるように説明する。

拒絶反応

■ 拒絶反応〜腎移植

①体温、脈拍、呼吸、血圧の変化。
②症状の有無と程度（倦怠感、浮腫、嘔吐、発汗、皮疹）。
③創部の状態（疼痛、熱感、腫脹、違和感、硬化）。
④免疫抑制薬、副腎皮質ステロイドの与薬量。
⑤水分出納。

⑥体重の増減。
⑦血液検査データ（BUN、Cr、LDH、Na、K、Cl、Hb、Plt、薬物血中濃度）。
⑧尿検査データ（蛋白、Na、K）。
⑨検査所見（腎エコー、レノグラム・レノシンチ、腹部X線、腹部CT、腎組織、尿沈渣）。

①体温、脈拍、呼吸、血圧を測定する。
②医師の指示により、免疫抑制薬、副腎皮質ステロイドの与薬を行う。
③輸液管理を行う。
④水分出納管理を行う。
⑤体重測定（定期的に一定の条件下で測定する）。

①異常を思わせる症状や徴候があれば、すぐに知らせるように説明する。

第3章

看護ケア項目一覧

測定

ケア項目	略語	実施入力時項目	記載項目	
体温測定	体温	体温	( ) ℃	
脈拍測定	脈拍	脈拍	( ) 回	
血圧測定	血圧	血圧	上 ( ) mmHg	
			下 ( ) mmHg	
呼吸数	呼吸数	呼吸数	( ) 回	
$EtCO_2$	$EtCO_2$	$EtCO_2$	( ) %	
SPO_2	SPO_2	SPO_2	( ) %	
血糖	BS	BS	( ) mg/dl	
身長測定	身長	身長	( ) cm	
体重測定（g）	体重（g）	体重（g）	( ) g	
体重測定（kg）	体重(kg)	体重（kg）	( ) kg	
頭囲測定	頭囲	頭囲	( ) cm	
胸囲測定	胸囲	胸囲	( ) cm	
腹囲測定	腹囲	腹囲	( ) cm	
子宮底測定	子宮底	子宮底	( ) cm	
FHR測定	FHR	FHR	( ) 回	
インピーダンス測定	インピーダンス		( ) Ω	
ガーゼ汚染量測定	ガーゼ汚染量	ガーゼ汚染量	( ) g	
		コメント	( )	
嘔吐（ml）	嘔吐(ml)	嘔吐（ml）	( ) ml	
		コメント	( )	
嘔吐（g）	嘔吐（g）	嘔吐（g）	( ) g	
		コメント	( )	
計測	計測	部位	右大腿、左大腿、右下腿、左下腿、右上腕、左上腕、右前腕、左前腕、( )	
		計測値	( ) cm	

ＩＮ

ケア項目	略語	実施入力時項目	選択肢	看護必要度項目
飲水量測定	飲水量	飲水量	( ) ml	
IVH輸液量測定	IVH	IVH	( ) ml	
		IVHの機器使用	輸液ポンプ	
	IVHの機器使用		シリンジポンプ	シリンジポンプの管理
	IVHの同時輸液	IVHの同時輸液	同時３本以上	点滴ライン同時３本以上の管理

「重症度、医療・看護必要度」の該当項目を示した。

ケア項目	略語	実施入力時項目	選択肢	看護必要度項目
末梢輸液量測定	末輸液	末梢輸液	(　　　)ml	
	末輸液の機器使用	末輸液の機器使用	輸液ポンプ	
			シリンジポンプ	シリンジポンプの管理
	末輸液の同時輸液	末輸液の同時輸液	3本以上	点滴ライン同時3本以上の管理
持続末梢輸液管理	輸液管	状態	挿入、抜去、ロック	
		輸液量	(　　　)ml	
		挿入部位確認	静脈炎スケール　0：臨床的兆候は認められない、1+：疼痛を伴わない発赤あり、2+：発赤および／もしくは腫脹を伴う疼痛あり、3+：発赤および／もしくは腫脹を伴う疼痛あり・赤い索条・索条硬結触知、4+：発赤および/もしくは腫脹を伴う疼痛あり・赤い索条・2.5cm以上の索条硬結あり・排膿あり	
		ルート確認	実施、未実施	
		挿入部位	(　　　)	
		物品名	インサイトオートガード、(　　　)	
		サイズ	(　　　)G	
IVH管理	IVH管理	状態	挿入、抜去、ロック、既挿入中	
		輸液量	(　　　)ml	
		挿入部位確認	実施，未実施	
		ルート確認	実施，未実施	
		左鎖骨下静脈	CV：非トンネル型中心静脈カテーテル	
			PICC：末梢から挿入された中心静脈カテーテル	
			ポート：完全皮下埋込式カテーテル	
			トンネル型中心静脈カテーテル	
		物品名	アローダブルルーメンカテーテル（セット）	
			アロートリプルルーメン（セット）	
			メデイカ（セット）	
			UK-Ⅱ	
			カテーテルキット14G	
			カテーテルキット16G	
		右鎖骨下静脈	CV：非トンネル型中心静脈カテーテル	
			PICC：末梢から挿入された中心静脈カテーテル	
			ポート：完全皮下埋込式カテーテル	
			トンネル型中心静脈カテーテル	
		物品名	アローダブルルーメンカテーテル（セット）	
			アロートリプルルーメン（セット）	
			メデイカ（セット）	
			UK-Ⅱ	
			カテーテルキット14G	
			カテーテルキット16G	
		右頸部静脈	CV：非トンネル型中心静脈カテーテル	
			PICC：末梢から挿入された中心静脈カテーテル	
			ポート：完全皮下埋込式カテーテル	
			トンネル型中心静脈カテーテル	

ケア項目	略語	実施入力時項目	選択肢	看護必要度項目
IVH管理	IVH管理	物品名	アローダブルルーメンカテーテル（セット）	
			アロートリプルルーメン（セット）	
			メデイカ（セット）	
			UK-Ⅱ	
			カテーテルキット14G	
			カテーテルキット16G	
		左頸部静脈	CV：非トンネル型中心静脈カテーテル	
			PICC：末梢から挿入された中心静脈カテーテル	
			ポート：完全皮下埋込式カテーテル	
			トンネル型中心静脈カテーテル	
		物品名	アローダブルルーメンカテーテル（セット）	
			アロートリプルルーメン（セット）	
			メデイカ（セット）	
			UK-Ⅱ	
			カテーテルキット14G	
			カテーテルキット16G	
		右鼠径静脈	CV：非トンネル型中心静脈カテーテル	
			PICC：末梢から挿入された中心静脈カテーテル	
			ポート：完全皮下埋込式カテーテル	
			トンネル型中心静脈カテーテル	
		物品名	アローダブルルーメンカテーテル（セット）	
			アロートリプルルーメン（セット）	
			メデイカ（セット）	
			UK-Ⅱ	
			カテーテルキット14G	
			カテーテルキット16G	
		左鼠径静脈	CV：非トンネル型中心静脈カテーテル	
			PICC：末梢から挿入された中心静脈カテーテル	
			ポート：完全皮下埋込式カテーテル	
			トンネル型中心静脈カテーテル	
		物品名	アローダブルルーメンカテーテル（セット）	
			アロートリプルルーメン（セット）	
			メデイカ（セット）	
			UK-Ⅱ	
			カテーテルキット14G	
			カテーテルキット16G	
		その他挿入部位	CV：非トンネル型中心静脈カテーテル	
			PICC：末梢から挿入された中心静脈カテーテル	
			ポート：完全皮下埋込式カテーテル	
			トンネル型中心静脈カテーテル	

ケア項目	略語	実施入力時項目	選択肢	看護必要度項目
IVH管理	IVH管理	物品名	アローダブルルーメンカテーテル（セット）	
			アロートリプルルーメン（セット）	
			メデイカ（セット）	
			UK-Ⅱ	
			カテーテルキット14G	
			カテーテルキット16G	
	IVHの機器使用	IVHの機器使用	輸液ポンプ	
			シリンジポンプ	シリンジポンプの管理
	IVHの同時輸液	IVHの同時輸液	同時3本以上	点滴ライン同時3本以上の管理

OUT（尿・便）

ケア項目	略語	実施入力時項目	選択肢	看護必要度項目
尿回数	尿回数	尿回数	（　　　）回	
尿量	尿量	尿量	（　　　）ml	
		コメント	（　　　）	
尿比重	尿比重	尿比重	（　　　）	
尿性状	尿性状	尿性状	血性、淡血性尿、微血性尿、黄色尿、濃縮尿、希釈尿、ビリルビン尿、溶血尿、膿尿、（　　　）	
		コアグラ	＋、－	
		浮遊物	＋、－	
		混濁	＋、－	
尿テープ測定	尿テープ	白血球	－、±、＋、2＋、3＋、4＋	
		ウロビリノーゲン	－、±、＋、2＋、3＋、4＋	
		蛋白	－、±、＋、2＋、3＋、4＋	
		pH	5.0、6.0、6.5、7.0、7.5、8.0、8.5	
		潜血	－、±、＋、2＋、3＋、4＋	
		尿比重	（　　　）	
		ケトン	－、±、＋、2＋、3＋、4＋	
		尿糖	－、±、＋、2＋、3＋、4＋	
便回数	便回数	便回数	（　　　）回	
便量測定	便量	便量	（　　　）g	
		コメント	（　　　）	
おむつ	おむつ	おむつ	（　　　）g	
		コメント	（　　　）	
便潜血	便潜血	便潜血（A）	－、±、＋、2＋、3＋	
		便潜血（B）	－、±、＋、2＋、3＋	
便性状	便性状	色	茶色、黄土色、（　　　）	
		性状	普通、硬便、軟便、下痢便、水様便、血液混入、タール便、灰白色便、Ba便、粘液便、（　　　）	

ケア項目	略語	実施入力時項目	選択肢	看護必要度項目
導尿	導尿	尿量	( ) ml	
		コメント	( )	
左尿管カテーテル	L尿管カテ	物品名	( )	
		固定水	( ) ml	
		尿量	( ) ml	
		コメント	( )	
右尿管カテーテル	R尿管カテ	物品名	( )	
		固定水	( ) ml	
		尿量	( ) ml	
		コメント	( )	
尿道留置カテーテル	バルーンカテ	状態	留置、抜去、交換、既留置中	
		物品名	( )、固定水( ) ml	
			( ) Fr	
		固定水	( ) ml	
		尿量	( ) ml	
		コメント	( )	
尿比重（全尿）	尿比重（全尿）	尿比重（全尿）	( )	
排尿方法	排尿方法	排尿方法	導尿、バルン、( )	
排便方法	排便方法	排便方法	GE、HE、摘便、肛門刺激、( )	
尿量コメント	尿量コメント	コメント	( )	

ドレナージ

ケア項目	略語	実施入力時項目	選択肢	看護必要度項目
左胸腔ドレナージ	L胸腔D	状態	開始、終了	専門的な治療・処置：ドレナージの管理（終了は看護必要度項目なし）
		排液量	( ) ml	
		吸引圧	( ) cmH₂O	
			ウォーターシール、( )	
		性状	血性、淡血性、暗血性、漿液性、膿性	
		コアグラ	+、−	
		airリーク	+、−	
		皮下気腫	+拡大、+縮小、−	
		コメント	( )	
		挿入・抜去時介助	ドレーン縫合介助、ドレーン抜去ガーゼ交換介助	創傷処置
		挿入部ガーゼ交換介助	挿入部ガーゼ交換介助	創傷処置
		創部の状態	変化なし、出血、腫脹、発赤、淡血性、漿液	
		L胸腔Dのガーゼ汚染	下層、中層、上層	
右胸腔ドレナージ	R胸腔D	状態	開始、終了	
		排液量	( ) ml	
		吸引圧	( ) cmH₂O	
			ウォーターシール、( )	

ケア項目	略語	実施入力時項目	選択肢	看護必要度項目
右胸腔ドレナージ	R胸腔D	性状	血性、淡血性、暗血性、漿液性、膿性	
		コアグラ	+、−	
		airリーク	+、−	
		皮下気腫	+拡大、+縮小、−	
		コメント	（　　　　）	
		挿入・抜去時介助	ドレーン縫合介助、ドレーン抜去ガーゼ交換介助	創傷処置
		挿入部ガーゼ交換介助	挿入部ガーゼ交換介助	創傷処置
		創部の状態	変化なし、出血、腫脹、発赤、淡血性、漿液	
		R胸腔Dのガーゼ汚染	下層、中層、上層	
心嚢ドレナージ	心嚢D	状態	開始、終了	専門的な治療・処置：ドレナージの管理
		排液量	（　　　　）ml	
		吸引圧	（　　　　）cmH₂O	
			ウォーターシール、（　　　　）	
		物品名	Qインワン、L型UKソラシックドレーン、（　　　　）	
			（　　　　）Fr	
		性状	血性、淡血性、暗血性、漿液性、（　　　　）	
		コアグラ	+、−	
		airリーク	+、−	
		コメント	（　　　　）	
		挿入・抜去時介助	ドレーン縫合介助、ドレーン抜去ガーゼ交換介助	創傷処置
		挿入部ガーゼ交換介助	挿入部ガーゼ交換介助	創傷処置
		創部の状態	変化なし、出血、腫脹、発赤、淡血性、漿液	
		心嚢Dのガーゼ汚染	下層、中層、上層	
心嚢前縦隔ドレナージ	心嚢前D	状態	開始、終了	専門的な治療・処置：ドレナージの管理
		排液量	（　　　　）ml	
		吸引圧	（　　　　）cmH₂O	
			ウォーターシール、（　　　　）	
		物品名	ストレート型、（　　　　）	
		性状	血性、淡血性、暗血性、漿液性、（　　　　）	
		コアグラ	+、−	
		リーク	+、−	
		コメント	（　　　　）	
		挿入・抜去時介助	ドレーン縫合介助、ドレーン抜去ガーゼ交換介助	創傷処置
		挿入部ガーゼ交換介助	挿入部ガーゼ交換介助	創傷処置
		創部の状態	変化なし、出血、腫脹、発赤、淡血性、漿液	
		心嚢前Dのガーゼ汚染	下層、中層、上層	
縦隔ドレナージ	縦隔D	状態	開始、終了	専門的な治療・処置：ドレナージの管理
		排液量	（　　　　）ml	

ケア項目	略語	実施入力時項目	選択肢	看護必要度項目
縦隔ドレナージ	縦隔D	吸引圧	（　　　　　）cmH$_2$O	
			ウォーターシール、（　　　　　）	
		物品名	ストレート型、Qインワン、L型UKソラシックドレーン、（　　　　　）	
		性状	血性、淡血性、暗血性、漿液性、（　　　　　）	
		コアグラ	＋、－	
		リーク	＋、－	
		コメント	（　　　　　）	
		挿入・抜去時介助	ドレーン縫合介助、ドレーン抜去ガーゼ交換介助	創傷処置
		挿入部ガーゼ交換介助	挿入部ガーゼ交換介助	創傷処置
		創部の状態	変化なし、出血、腫脹、発赤、淡血性、漿液	
		縦隔Dのガーゼ汚染	下層、中層、上層	
脳室ドレナージ	脳室D	状態	開始、終了	専門的な治療・処置：ドレナージの管理
		排液量	（　　　　　）ml	
		設定0点	（　　　　　）cm	
		圧	（　　　　　）cmH$_2$O	
		物品名	シラスコン脳室ドレナージ、回路、閉鎖式排液バッグ、（　　　　　）	
		性状	クリアー、キサントクロミー、淡血性、血性	
		コメント	（　　　　　）	
		抜去時介助	ドレーン縫合介助	創傷処置
		挿入部ガーゼ交換	挿入部ガーゼ交換	創傷処置
		創部の状態	変化なし、出血、腫脹、発赤、淡血性、漿液	
		脳室Dのガーゼ汚染	下層、中層、上層	
脳槽ドレナージ	脳槽D	状態	開始、終了	専門的な治療・処置：ドレナージの管理
		排液量	（　　　　　）ml	
		設定0点	（　　　　　）cm	
		圧	（　　　　　）cmH$_2$O	
		物品名	シラスコンスパイナルドレナージキット、脳室ドレナージ回路、排液バック、閉鎖式排液バッグ、（　　　　　）	
		性状	クリアー、キサントクロミー、淡血性、血性、（　　　　　）	
		コメント	（　　　　　）	
		抜去時介助	ドレーン縫合介助	創傷処置
		挿入部ガーゼ交換	挿入部ガーゼ交換	創傷処置
		創部の状態	変化なし、出血、腫脹、発赤、淡血性、漿液	
		脳槽Dのガーゼ汚染	下層、中層、上層	
腰椎ドレナージ	腰椎D	状態	開始、終了	専門的な治療・処置：ドレナージの管理
		排液量	（　　　　　）ml	
		設定0点	（　　　　　）cm	

ケア項目	略語	実施入力時項目	選択肢	看護必要度項目
腰椎ドレナージ	腰椎D	吸引圧	(　　　　)cmH₂O	
		性状	クリアー、キサントクロミー、淡血性、血性、(　　　　)	
		コメント	(　　　　)	
		抜去時介助	ドレーン縫合介助	創傷処置
		挿入部ガーゼ交換	挿入部ガーゼ交換	創傷処置
		創部の状態	変化なし、出血、腫脹、発赤、淡血性、漿液	
		腰椎Dのガーゼ汚染	下層、中層、上層	
硬膜下ドレナージ	硬膜下D	状態	開始、終了	専門的な治療・処置：ドレナージの管理
		排液量	(　　　　)ml	
		設定0点	(　　　　)cm	
		物品名	硬膜下ドレナージ、閉鎖式排液バッグ	
		性状	血性、淡血性、淡々血性、(　　　　)	
		コメント	(　　　　)	
		挿入・抜去時介助	ドレーン縫合介助、ドレーン抜去ガーゼ交換介助	創傷処置
		挿入部ガーゼ交換介助	挿入部ガーゼ交換介助	創傷処置
		創部の状態	変化なし、出血、腫脹、発赤、淡血性、漿液	
		硬膜下Dのガーゼ汚染	下層、中層、上層	
硬膜外ドレナージ	硬膜外D	状態	開始、終了	専門的な治療・処置：ドレナージの管理
		排液量	(　　　　)ml	
		設定0点	(　　　　)cm	
		物品名	硬膜下ドレナーンセット	
		性状	血性、淡血性、淡々血性、(　　　　)	
		コメント	(　　　　)	
		挿入・抜去時介助	ドレーン縫合介助、ドレーン抜去ガーゼ交換介助	創傷処置
		挿入部ガーゼ交換介助	挿入部ガーゼ交換介助	創傷処置
		創部の状態	変化なし、出血、腫脹、発赤、淡血性、漿液	
		硬膜外Dのガーゼ汚染	下層、中層、上層	
胃管ドレナージ	胃管D	状態	開始、終了	専門的な治療・処置：ドレナージの管理
		排液量	(　　　　)ml	
		挿入部位	右、左	
			(　　　　)cm	
		物品名	セイラムサンプチューブ、(　　　　)	
			(　　　　)Fr	
		性状	血性、コーヒー残渣様、胆汁様、胃液様、黄色、黄緑色、茶色、(　　　　)	
		コメント	(　　　　)	
ゼングスターケン・ブレイクモアチューブ	SBT	状態	開始、終了	専門的な治療・処置：ドレナージの管理
		排液量	(　　　　)ml	

ケア項目	略語	実施入力時項目	選択肢	看護必要度項目
ゼングスターケン・ブレイクモアチューブ	SBT	食道圧バルン	(　　　　) mmHg	
		胃バルン量	(　　　　) cc	
		物品名	S-Bチューブ、(　　　　)	
		性状	血性、コーヒー残渣様、胆汁様、胃液様、黄色、黄緑色、茶色、(　　　　)	
		コメント	(　　　　)	
イレウスチューブ	イレウスT	状態	開始、終了	専門的な治療・処置：ドレナージの管理
		排液量	(　　　　) ml	
		挿入位置	(　　　　) cm	
		物品名	イレウスチューブ、(　　　　)	
		性状	血性、コーヒー残渣様、胆汁様、胃液様、黄色、黄緑色、茶色、(　　　　)	
		コメント	(　　　　)	
経皮的肝胆道ドレナージ	PTGBD	状態	開始、終了	専門的な治療・処置：ドレナージの管理
		排液量	(　　　　) ml	
		物品名	排液バッグ、(　　　　)	
		性状	血性、胆汁様、緑色、黄緑色、黄色、(　　　　)	
		コメント	(　　　　)	
		挿入・抜去時介助	ドレーン縫合介助、ドレーン抜去ガーゼ交換介助	創傷処置
		挿入部ガーゼ交換介助	挿入部ガーゼ交換介助	創傷処置
		創部の状態	変化なし、出血、腫脹、発赤、淡血性、漿液	
		PTGBDのガーゼ汚染	下層、中層、上層	
経鼻的胆道ドレナージ	ENBD	状態	開始、終了	専門的な治療・処置：ドレナージの管理
		挿入部位	右、左	
			(　　　　) cm	
		排液量	(　　　　) ml	
		物品名	排液バック、(　　　　)	
		性状	血性、胆汁様、緑色、黄緑色、黄色、(　　　　)	
		コメント	(　　　　)	
経皮的肝胆管ドレナージ	PTCD	状態	開始、終了	専門的な治療・処置：ドレナージの管理
		排液量	(　　　　) ml	
		物品名	排液バック、(　　　　)	
		性状	血性、胆汁様、緑色、黄緑色、黄色、(　　　　)	
		コメント	(　　　　)	
		挿入・抜去時介助	ドレーン縫合介助、ドレーン抜去ガーゼ交換介助	創傷処置
		挿入部ガーゼ交換介助	挿入部ガーゼ交換介助	創傷処置
		創部の状態	変化なし、出血、腫脹、発赤、淡血性、漿液	
		RNBDのガーゼ汚染	下層、中層、上層	

ケア項目	略語	実施入力時項目	選択肢	看護必要度項目
イレウス空腸チューブ	イレ空腸T	状態	開始、終了	専門的な治療・処置：ドレナージの管理
		排液量	(　　　　　) ml	
		物品名	(　　　　　)	
		性状	血性、コーヒー残渣様、胆汁様、胃液様、黄色、黄緑色、茶色、(　　　　)	
		コメント	(　　　　　)	
胃－食道チューブ	胃食道T	状態	開始、終了	専門的な治療・処置：ドレナージの管理
		排液量	(　　　　　) ml	
		物品名	(　　　　　)	
		性状	血性、コーヒー残渣様、胆汁様、胃液様、黄色、黄緑色、茶色、(　　　　)	
		コメント	(　　　　　)	
胃－空腸減圧ドレナージ	胃空減D	状態	開始、終了	専門的な治療・処置：ドレナージの管理
		排液量	(　　　　　) ml	
		物品名	(　　　　　)	
		性状	血性、コーヒー残渣様、胆汁様、胃液様、黄色、黄緑色、茶色、(　　　　)	
		コメント	(　　　　　)	
ウィンスロードレナージ	ウィンスローD	状態	開始、終了	専門的な治療・処置：ドレナージの管理
		排液量	(　　　　　) ml	
		物品名	(　　　　　)	
		性状	血性、暗血性、淡血性、淡々血性、漿液性、(　　　　)	
		コメント	(　　　　　)	
		抜去時介助	ドレーン縫合介助	創傷処置
		挿入部ガーゼ交換	挿入部ガーゼ交換	創傷処置
		創部の状態	変化なし、出血、腫脹、発赤、淡血性、漿液	
		ウィンスローDのガーゼ汚染	下層、中層、上層	
肝切離面ドレナージ	肝切離面D	状態	開始、終了	専門的な治療・処置：ドレナージの管理
		排液量	(　　　　　) ml	
		物品名	(　　　　　)	
		性状	血性、暗血性、淡血性、淡々血性、漿液性、(　　　　)	
		コメント	(　　　　　)	
		抜去時介助	ドレーン縫合介助	創傷処置
		挿入部ガーゼ交換	挿入部ガーゼ交換	創傷処置
		創部の状態	変化なし、出血、腫脹、発赤、淡血性、漿液	
		肝切離面Dのガーゼ汚染	下層、中層、上層	
肝下面ドレナージ	肝下面D	状態	開始、終了	専門的な治療・処置：ドレナージの管理
		排液量	(　　　　　) ml	
		物品名	(　　　　　)	

ケア項目	略語	実施入力時項目	選択肢	看護必要度項目
肝下面ドレナージ	肝下面D	性状	血性、暗血性、淡血性、淡々血性、漿液性、（　　　）	
		コメント	（　　　）	
		抜去時介助	ドレーン縫合介助	創傷処置
		挿入部ガーゼ交換	挿入部ガーゼ交換	創傷処置
		創部の状態	変化なし、出血、腫脹、発赤、淡血性、漿液	
		肝下面Dのガーゼ汚染	下層、中層、上層	
逆行性経肝的胆道ドレナージ	RTBD	状態	開始、終了	専門的な治療・処置：ドレナージの管理
		排液量	（　　　）ml	
		物品名	（　　　）	
		性状	血性、胆汁様、黄色、黄緑色、茶色、（　　　）	
		コメント	（　　　）	
胆管T型チューブ	胆管TT	状態	開始、終了	専門的な治療・処置：ドレナージの管理
		排液量	（　　　）ml	
		物品名	（　　　）	
		性状	血性、胆汁様、黄色、黄緑色、緑色、（　　　）	
		コメント	（　　　）	
		抜去時介助	ドレーン縫合介助	創傷処置
		挿入部ガーゼ交換	挿入部ガーゼ交換	創傷処置
		創部の状態	変化なし、出血、腫脹、発赤、淡血性、漿液	
		胆管TTのガーゼ汚染	下層、中層、上層	
膵管ドレナージ	膵管D	状態	開始、終了	専門的な治療・処置：ドレナージの管理
		排液量	（　　　）ml	
		物品名	（　　　）	
		性状	無色透明、血性、胆汁様、黄色、黄緑色、緑色、（　　　）	
		コメント	（　　　）	
		抜去時介助	ドレーン縫合介助	創傷処置
		挿入部ガーゼ交換	挿入部ガーゼ交換	創傷処置
		創部の状態	変化なし、出血、腫脹、発赤、淡血性、漿液	
		膵管Dのガーゼ汚染	下層、中層、上層	
膵断端ドレナージ	膵断端D	状態	開始、終了	専門的な治療・処置：ドレナージの管理
		排液量	（　　　）ml	
		物品名	（　　　）	
		性状	血性、胆汁様、黄色、黄緑色、緑色、（　　　）	
		コメント	（　　　）	
		抜去時介助	ドレーン縫合介助	創傷処置
		挿入部ガーゼ交換	挿入部ガーゼ交換	創傷処置
		創部の状態	変化なし、出血、腫脹、発赤、淡血性、漿液	

ケア項目	略語	実施入力時項目	選択肢	看護必要度項目
膵断端ドレナージ	膵断端D	膵断端Dのガーゼ汚染	下層、中層、上層	
空腸瘻ドレナージ	空腸瘻D	状態	開始、終了	専門的な治療・処置：ドレナージの管理
		排液量	(　　　　　) ml	
		物品名	(　　　　　)	
		性状	血性、淡血性、胆汁様、黄色、黄緑色、緑色、(　　　　　)	
		コメント	(　　　　　)	
		抜去時介助	ドレーン縫合介助	創傷処置
		挿入部ガーゼ交換	挿入部ガーゼ交換	創傷処置
		創部の状態	変化なし、出血、腫脹、発赤、淡血性、漿液	
		空腸瘻Dのガーゼ汚染	下層、中層、上層	
小腸瘻ドレナージ	小腸瘻D	状態	開始、終了	専門的な治療・処置：ドレナージの管理
		排液量	(　　　　　) ml	
		物品名	(　　　　　)	
		性状	血性、淡血性、胆汁様、黄色、黄緑色、緑色、(　　　　　)	
		コメント	(　　　　　)	
		抜去時介助	ドレーン縫合介助	創傷処置
		挿入部ガーゼ交換	挿入部ガーゼ交換	創傷処置
		創部の状態	変化なし、出血、腫脹、発赤、淡血性、漿液	
		小腸瘻Dのガーゼ汚染	下層、中層、上層	
後腹膜ドレナージ	後腹膜D	状態	開始、終了	専門的な治療・処置：ドレナージの管理
		排液量	(　　　　　) ml	
		物品名	(　　　　　)	
		性状	血性、暗血性、淡血性、淡々血性、漿液性、(　　　　　)	
		コメント	(　　　　　)	
		抜去時介助	ドレーン縫合介助	創傷処置
		挿入部ガーゼ交換	挿入部ガーゼ交換	創傷処置
		創部の状態	変化なし、出血、腫脹、発赤、淡血性、漿液	
		後腹膜Dのガーゼ汚染	下層、中層、上層	
左ダグラス窩ドレナージ	Lダグラス	状態	開始、終了	専門的な治療・処置：ドレナージの管理
		排液量	(　　　　　) ml	
		物品名	(　　　　　)	
		性状	血性、暗血性、淡血性、淡々血性、漿液性、(　　　　　)	
		コメント	(　　　　　)	
		抜去時介助	ドレーン縫合介助	創傷処置
		挿入部ガーゼ交換	挿入部ガーゼ交換	創傷処置
		創部の状態	変化なし、出血、腫脹、発赤、淡血性、漿液	

ケア項目	略語	実施入力時項目	選択肢	看護必要度項目
左ダグラス窩ドレナージ	Lダグラス	Lダグラスのガーゼ汚染	下層、中層、上層	
右ダグラス窩ドレナージ	Rダグラス	状態	開始、終了	専門的な治療・処置：ドレナージの管理
		排液量	(　　　　) ml	
		物品名	(　　　　)	
		性状	血性、暗血性、淡血性、淡々血性、漿液性、(　　　　)	
		コメント	(　　　　)	
		抜去時介助	ドレーン縫合介助	創傷処置
		挿入部ガーゼ交換	挿入部ガーゼ交換	創傷処置
		創部の状態	変化なし、出血、腫脹、発赤、淡血性、漿液	
		Rダグラスのガーゼ汚染	下層、中層、上層	
モリソン窩ドレナージ	モリソンD	状態	開始、終了	専門的な治療・処置：ドレナージの管理
		排液量	(　　　　) ml	
		物品名	(　　　　)	
		性状	血性、暗血性、淡血性、淡々血性、漿液性、(　　　　)	
		コメント	(　　　　)	
		抜去時介助	ドレーン縫合介助	創傷処置
		挿入部ガーゼ交換	挿入部ガーゼ交換	創傷処置
		創部の状態	変化なし、出血、腫脹、発赤、淡血性、漿液	
		モリソンDのガーゼ汚染	下層、中層、上層	
膀胱瘻ドレナージ	膀胱瘻D	状態	開始、終了	専門的な治療・処置：ドレナージの管理
		尿量	(　　　　) ml	
		物品名	(　　　　)	
		性状	血性、暗血性、淡血性、淡々血性、黄色、(　　　　)	
		コメント	(　　　　)	
		抜去時介助	ドレーン縫合介助	創傷処置
		挿入部ガーゼ交換	挿入部ガーゼ交換	創傷処置
		創部の状態	変化なし、出血、腫脹、発赤、淡血性、漿液	
		膀胱瘻Dのガーゼ汚染	下層、中層、上層	
肛門ドレナージ	肛門D	状態	開始、終了	専門的な治療・処置：ドレナージの管理
		排液量	(　　　　) ml	
		物品名	(　　　　)	
		性状	茶色、血性、暗血性、タール便、黒色、(　　　　)	
		コメント	(　　　　)	
左横隔膜下ドレナージ	L横隔膜	状態	開始、終了	専門的な治療・処置：ドレナージの管理
		排液量	(　　　　) ml	
		物品名	(　　　　)	

ケア項目	略語	実施入力時項目	選択肢	看護必要度項目
左横隔膜下ドレナージ	L横隔膜	性状	血性、暗血性、淡血性、淡々血性、漿液性、（　　　）	
		コメント	（　　　）	
		挿入・抜去時介助	ドレーン縫合介助、ドレーン抜去ガーゼ交換介助	創傷処置
		挿入部ガーゼ交換介助	挿入部ガーゼ交換介助	創傷処置
		創部の状態	変化なし、出血、腫脹、発赤、淡血性、漿液	
		L横隔膜のガーゼ汚染	下層、中層、上層	
右横隔膜下ドレナージ	R横隔膜	状態	開始、終了	専門的な治療・処置：ドレナージの管理
		排液量	（　　　）ml	
		物品名	（　　　）	
		性状	血性、暗血性、淡血性、淡々血性、漿液性、（　　　）	
		コメント	（　　　）	
		挿入・抜去時介助	ドレーン縫合介助、ドレーン抜去ガーゼ交換介助	創傷処置
		挿入部ガーゼ交換介助	挿入部ガーゼ交換介助	創傷処置
		創部の状態	変化なし、出血、腫脹、発赤、淡血性、漿液	
		R横隔膜のガーゼ汚染	下層、中層、上層	
関節腔内ドレナージ	関節腔D	状態	開始、終了	専門的な治療・処置：ドレナージの管理
		排液量	（　　　）ml	
		性状	血性、淡血性、淡々血性、漿液性、（　　　）	
		コメント	（　　　）	
		挿入・抜去時介助	ドレーン縫合介助、ドレーン抜去ガーゼ交換介助	創傷処置
		挿入部ガーゼ交換介助	挿入部ガーゼ交換介助	創傷処置
		創部の状態	変化なし、出血、腫脹、発赤、淡血性、漿液	
		関節腔Dのガーゼ汚染	下層、中層、上層	
皮下ドレナージ	皮下D	状態	開始、終了	
		排液量	（　　　）g	専門的な治療・処置：ドレナージの管理
		物品名	パートパック、J-VAC、C-Dバッグ、（　　　）	
		性状	血性、淡血性、淡々血性、漿液性、（　　　）	
		コメント	（　　　）	
		挿入・抜去時介助	ドレーン縫合介助、ドレーン抜去ガーゼ交換介助	創傷処置
		挿入部ガーゼ交換介助	挿入部ガーゼ交換介助	創傷処置
		創部の状態	変化なし、出血、腫脹、発赤、淡血性、漿液	
		皮下Dのガーゼ汚染	下層、中層、上層	

ケア項目	略語	実施入力時項目	選択肢	看護必要度項目
頸部ドレナージ	頸部D	状態	開始、終了	専門的な治療・処置：ドレナージの管理
		排液量	（　　　）g	
		部位	右、左	
		物品名	ポートパック、J-VAC、（　　　）	
		性状	血性、淡血性、淡々血性、漿液性、（　　　）	
		コメント	（　　　）	
		挿入・抜去時介助	ドレーン縫合介助、ドレーン抜去ガーゼ交換介助	創傷処置
		挿入部ガーゼ交換介助	挿入部ガーゼ交換介助	創傷処置
		創部の状態	変化なし、出血、腫脹、発赤、淡血性、漿液	
		頸部Dのガーゼ汚染	下層、中層、上層	
肩甲骨部ドレナージ	肩甲骨D	状態	開始、終了	専門的な治療・処置：ドレナージの管理
		排液量	（　　　）g	
		部位	右、左	
		物品名	ポートパック、J-VAC、F排液バッグ、（　　　）	
		性状	血性、淡血性、淡々血性、漿液性、（　　　）	
		コメント	（　　　）	
		挿入・抜去時介助	ドレーン縫合介助、ドレーン抜去ガーゼ交換介助	創傷処置
		挿入部ガーゼ交換介助	挿入部ガーゼ交換介助	創傷処置
		創部の状態	変化なし、出血、腫脹、発赤、淡血性、漿液	
		肩胛骨部Dのガーゼ汚染	下層、中層、上層	
ドレナージ	D1	状態	開始、終了	
		名称	（　　　）	専門的な治療・処置：ドレナージの管理
		排液量	（　　　）ml	
		物品	ポートパックドレーン、J-VACドレーン、S-Bバック、（　　　）	
		性状	血性、淡血性、淡々血性、漿液性、（　　　）	
		コメント	（　　　）	
		挿入・抜去時介助	ドレーン縫合介助、ドレーン抜去ガーゼ交換介助	創傷処置
		挿入部ガーゼ交換介助	挿入部ガーゼ交換介助	創傷処置
		創部の状態	変化なし、出血、腫脹、発赤、淡血性、漿液	
		D1のガーゼ汚染	下層、中層、上層	

観察

ケア項目	略語	実施入力時項目	選択肢
頭蓋内圧モニタリング	頭蓋内圧モニタ	頭蓋内圧	脳室、脊椎、（　　　）
骨除去部観察	骨除去部観察	骨除去部	前頭部、側頭部（右）、側頭部（左）、後頭蓋窩、（　　　）
		状態	平坦、頭形、膨隆、ソフト、弾力、緊満、（　　　）
骨縫合部	骨縫合部	骨重責	あり、なし
		骨縫合離開	あり、なし
大泉門	大泉門	平坦	＋、－
		膨隆	＋、－
		陥没	＋、－
		緊張	＋、－
頭部状態	頭部状態	頭部血腫	あり、なし
		産瘤	あり、なし
		コメント	（　　　）
意識レベル（JCS）	意識レベル（J）	3-3-9度	Ⅰ-1、Ⅰ-2、Ⅰ-3、Ⅱ-10、Ⅱ-20、Ⅱ-30、Ⅲ-100、Ⅲ-200、Ⅲ-300
意識レベル（GCS）	意識レベル（G）	開眼（E）	E-4、E-3、E-2、E-1
		最良言語反応（V）	V-5、V-4、V-3、V-2、V-1
		最良運動反応（M）	M-5、M-4、M-3、M-2、M-1
痙攣発作	痙攣発作	てんかん	（　　　）
		強直性痙攣	＋、－
		間代性痙攣	＋、－
		部分発作	あり、なし、（　　　）
		持続時間（分）	（　　　）分
		持続時間（秒）	（　　　）秒
眼振	眼振	水平眼振	なし、左方注視時、右方注視時、上方注視時、下方注視時、（　　　）
		垂直眼振	なし、左方注視時、右方注視時、上方注視時、下方注視時、（　　　）
		回転眼振	なし、左方注視時、右方注視時、上方注視時、下方注視時、（　　　）
眼球位	眼球位	右	右、左、上、下、正中
		左	右、左、上、下、正中
瞳孔径	瞳孔径	右	（　　　）mm
		左	（　　　）mm
		コメント	（　　　）
対光反射	対光反射	右	＋、±、－
		左	＋、±、－
眼球運動	眼球運動	左右	FULL、不良、（　　　）
		右	FULL、不良、（　　　）
		左	FULL、不良、（　　　）
		不良	（　　　）

ケア項目	略語	実施入力時項目	選択肢
眼球運動	眼球運動	コメント	(　　　)
眼症状	眼症状	右充血	+、±、−
		右眼脂	+、±、−
		右流涙	+、±、−
		右眼瞼腫脹	+、±、−
		右眼痛	+、±、−
		右眼球黄染	+、±、−
		左充血	+、±、−
		左眼脂	+、±、−
		左流涙	+、±、−
		左眼瞼腫脹	+、±、−
		左眼痛	+、±、−
		左眼球黄染	+、±、−
呼吸パターン	呼吸パターン	呼吸リズム	規則的、不規則、無呼吸、チェーンストークス呼吸、睡眠時無呼吸、(　　　)
		深さ	浅表性、正常、深大性、(　　　)
		吸気呼気時間	1：1、1：2、呼気延長、(　　　)
		肩呼吸	消失、あり
		鼻翼呼吸	消失、あり
		陥没呼吸	消失、あり
		奇異呼吸	消失、あり
		下顎呼吸	消失、あり
		コメント	(　　　)
呼吸音	呼吸音	呼吸音	良好、不良、(　　　)
		呼吸音脆弱	なし、右上、右中、右下、左上、左下、肺野全体、両上、両下、(　　　)
		笛音	なし、右上、右中、右下、左上、左下、肺野全体、両上、両下、(　　　)
		いびき音	なし、右上、右中、右下、左上、左下、肺野全体、両上、両下、(　　　)
		上気道喘鳴	なし、右上、右中、右下、左上、左下、肺野全体、両上、両下、(　　　)
		水泡音	なし、右上、右中、右下、左上、左下、肺野全体、両上、両下、(　　　)
		捻髪音	なし、右上、右中、右下、左上、左下、肺野全体、両上、両下、(　　　)
		貯痰音	なし、右上、右中、右下、左上、左下、肺野全体、両上、両下、(　　　)
喀痰	喀痰	喀痰色	透明、白色、ベージュ色、黄白色、黄色、血性、淡血性、(　　　)
		痰性状	粘稠性、泡沫状、サラサラ、(　　　)
		分泌量	多量、中量、少量、付着程度、吸引物なし、(　　　)
浮腫	浮腫	全身	+、±、−、(　　　)
		体幹	+、±、−、(　　　)
		上半身	+、±、−、(　　　)
		顔面	+、±、−、(　　　)

ケア項目	略語	実施入力時項目	選択肢
浮腫	浮腫	眼球結膜	+、±、−、(　　　)
		眼瞼	+、±、−、(　　　)
		口唇	+、±、−、(　　　)
		舌	+、±、−、(　　　)
		右上肢	+、±、−、(　　　)
		左上肢	+、±、−、(　　　)
		両上肢	+、±、−、(　　　)
		右下肢	+、±、−、(　　　)
		左下肢	+、±、−、(　　　)
		両下肢	+、±、−、(　　　)
		右足背	+、±、−、(　　　)
		左足背	+、±、−、(　　　)
		足背	+、±、−、(　　　)
		コメント	(　　　)
		コメント	(　　　)
心音	心音	心音	正常、異常心音、収縮期雑音、拡張期雑音、連続性雑音、(　　　)
心拍	心拍	心拍	(　　　) 回
末梢循環管理	末梢循環管理	四肢冷感	+、±、−
		全身チアノーゼ	あり、なし
		顔面チアノーゼ	あり、なし
		口唇チアノーゼ	あり、なし
		口周囲チアノーゼ	あり、なし
		指趾先チアノーゼ	あり、なし
		頸動脈触知	良好、R=L、R>L、R<L、微弱、不可、(　　　)
		頸動脈ドプラー	+、±、−
		肘動脈触知	良好、R=L、R>L、R<L、微弱、不可、(　　　)
		肘動脈ドプラー	+、±、−
		腋窩動脈触知	良好、R=L、R>L、R<L、微弱、不可、(　　　)
		腋窩動脈ドプラー	+、±、−
		橈骨動脈触知	良好、R=L、R>L、R<L、微弱、不可、(　　　)
		橈骨動脈ドプラー	+、±、−
		大腿動脈触知	良好、R=L、R>L、R<L、微弱、不可、(　　　)
		大腿動脈ドプラー	+、±、−
		膝下動脈触知	良好、R=L、R>L、R<L、微弱、不可、(　　　)
		膝下動脈ドプラー	+、±、−
		後脛骨動脈触知	良好、R=L、R>L、R<L、微弱、不可、(　　　)
		後脛骨動脈ドプラー	+、±、−

ケア項目	略語	実施入力時項目	選択肢	看護必要度項目
末梢循環管理	末梢循環管理	足背動脈触知	良好、R=L、R>L、R<L、微弱、不可、（　　）	
		足背動脈ドプラー	＋、±、－	
		コメント	（　　）	
心電図モニタリング	心電図モニタリング	状態	開始、終了	心電図モニターの管理（終了は看護必要度項目なし）
		サイナスリズム	＋、－、（　　）	
		頻脈性不整脈	＋、－、（　　）	
		心房頻脈	＋、－、（　　）	
		上室性期外収縮	＋、－、（　　）	
		心房細動	＋、－、（　　）	
		心房粗動	＋、－、（　　）	
		心室性期外収縮	＋、－、（　　）	
		心室頻脈	＋、－、（　　）	
		心室細動	＋、－、（　　）	
		房室ブロックⅠ度	＋、－、（　　）	
		房室ブロックⅡ度（Weckenback）	＋、－、（　　）	
		房室ブロックⅡ度（Mobitz）	＋、－、（　　）	
		房室ブロックⅢ度	＋、－、（　　）	
		波形変化	ST上昇、ST低下、陰性T波、冠性T波、（　　）	
		コメント	（　　）	
消化器症状	消化器症状	腹部症状	膨満全体、膨満上部、膨満下部、（　　）	
		腹部緊満	＋、－	
		嘔気	＋、－	
		嘔吐	血性、コーヒー残渣様、胆汁様、胃液様、黄色、緑色、茶色、（　　）	
			（　　）mℓ	
		腸蠕動音	良好、緩慢、微弱、聴取不可、亢進、金属音、（　　）	
		排ガス	＋、－	
		曖気	＋、－	
		吃逆	＋、－	
		食思	（　　）	
		コメント	（　　）	
骨格筋系症状	骨格筋系症状	循環障害（部位）	あり、なし、（　　）	
		知覚障害（部位）	あり、なし、（　　）	
		疼痛（部位）	あり、なし、（　　）	
		運動障害（部位）	あり、なし、（　　）	
		コメント	（　　）	
四肢運動レベル	四肢運動レベル	右上肢	（　　）/5	
		左上肢	（　　）/5	
		右下肢	（　　）/5	
		左下肢	（　　）/5	
		コメント	（　　）	

ケア項目	略語	実施入力時項目	選択肢
異常姿勢	異常姿勢	除皮質硬直	＋、±、－
		除脳硬直	＋、±、－
神経障害	神経障害	知覚障害（部位）	あり、なし、（　　　）
		触覚障害（部位）	あり、なし、（　　　）
		嗅覚障害（部位）	あり、なし、（　　　）
		視覚障害（部位）	あり、なし、（　　　）
		痛覚障害（部位）	あり、なし、（　　　）
		味覚障害（部位）	あり、なし、（　　　）
		半回神経	嚥下困難（＋）、嚥下困難（－）、（　　　）
		易刺激性	あり、なし、（　　　）
		聴覚障害（部位）	あり、なし、（　　　）
		コメント	（　　　）
皮弁色	皮弁色	皮弁色	良好、不良
		コメント	（　　　）
皮弁循環障害	皮弁循環障害	皮弁循環障害	＋、±、－
		コメント	（　　　）
皮膚症状	皮膚症状	原発疹	斑、丘疹、結節、腫瘤、水疱、膿疱、嚢疱、膨疹、（　　　）
		続発疹	びらん、潰瘍、鱗屑、亀裂、萎縮、表皮剥離、瘢痕、ケロイド、（　　　）
		皮膚色	淡紅色、著しく紅潮、暗紫色、蒼白、黄色、Harlequin color change、出血斑、（　　　）
		コメント	（　　　）
麻酔覚醒	麻酔覚醒	麻酔覚醒	覚醒、半覚醒、未覚醒、（　　　）
鎮静	鎮静	RSS	SS1：不安不穏状態 SS2：落ち着いており協力的 SS3：命令にのみ反応 SS4：眠っているが刺激に対して強く反応 SS5：眠っており刺激に対して反応が鈍い SS6：無反応
		VAS	1/10、2/10、3/10、4/10、5/10、6/10、7/10、8/10、9/10、10/10
不快・苦痛	不快・苦痛	不穏	あり、なし、（　　　）
		痛み	あり、なし、（　　　）
		呼吸困難	あり、なし、（　　　）
		瘙痒	あり、なし、（　　　）
		嘔気	あり、なし、（　　　）
		倦怠感	あり、なし、（　　　）
		腹部膨満感	あり、なし、（　　　）
		その他	（　　　）
睡眠状態	睡眠状態	睡眠	良好、不良、（　　　）
		覚醒	あり、なし、（　　　）
		不眠	あり、なし、（　　　）
		断眠	あり、なし、（　　　）
精神症状	精神症状	譫妄	あり、なし、（　　　）
		不穏	あり、なし、（　　　）

ケア項目	略語	実施入力時項目	選択肢
精神症状	精神症状	混乱	あり、なし、(　　　)
		幻視	あり、なし、(　　　)
		幻聴	あり、なし、(　　　)
		躁	あり、なし、(　　　)
		鬱	あり、なし、(　　　)
胎動	胎動	胎動	+、-
CTGモニタリング	CTGモニタリング	状態	開始、終了
		子宮収縮（回）	(　　　) 回
		子宮収縮（／分）	(　　　) 分
		陣痛間欠期持続時間	(　　　) 分
		陣痛発作持続時間	(　　　) 秒
		胎児心拍数基線	(　　　) bpm
		胎児一過性除脈	(　　　) bpm
		一過性除脈	早発、遅早発、変動、混合型
		胎児一過性頻脈	(　　　) bpm
		胎児心拍基線細変動	+、-
陣痛	陣痛	陣痛	(　　　)
後陣痛	後陣痛	後陣痛	あり、なし、(　　　)
子宮状態	子宮状態	産前子宮収縮	-、時々、たまに、+
		産後子宮底	臍下、臍上、臍恥中央、恥骨上
			(　　　) 指
		子宮の硬度	良、不良
羊水	羊水	混濁	あり、なし
		悪臭	あり、なし
		胎便	あり、なし
		血液	あり、なし
		色	透明、黄色、緑色、黄土色、赤色、(　　　)
膣出血	膣出血	膣出血	血性、淡血性、羊水込、血塊有、赤色、赤褐色、褐色、なし、(　　　)
膣出血量	膣出血量	膣出血量	多量、中等量、少量、なし、(　　　)
帯下	帯下	性状	白色、黄色、白黄色、緑色、出血混入有、粘調、水様、泡沫様、(　　　)
		悪臭	あり、なし
右乳房状態	右乳房状態	乳房タイプ	1型、2a型、2b型、3型
		乳頭形態	陥没、扁平、裂状、不均一、均一、浮腫、巨大、極小、(　　　)
		乳房緊満	-、±、+、2+
		開口数	(　　　) 個
		乳頭の硬さ	軟・中・硬
		乳頭の長さ	(　　　) mm
		乳頭の伸展性	良、普、不良、(　　　)
		乳汁分泌量	(　　　) g
		哺乳方法	直母、搾乳

ケア項目	略語	実施入力時項目	選択肢
右乳房状態	右乳房状態	トラブル部位	(　　　)
		吸てつ痛	あり、なし
		圧痛	あり、なし
		硬結	−、±、+
		浮腫	−、±、+、2+
		亀裂	−、±、+、2+
		発赤	−、±、+、2+
		内出血	−、±、+
		水疱	−、±、+
		擦過傷	−、±、+、2+
		鬱乳	−、±、+、2+
		鬱積	−、±、+、2+
左乳房状態	左乳房状態	乳房タイプ	1型、2a型、2b型、3型
		乳頭形態	陥没、扁平、裂状、不均一、均一、浮腫、巨大、極小、(　　　)
		乳房緊満	−、±、+、2+
		開口数	(　　　)個
		乳頭の硬さ	軟・中・硬
		乳頭の長さ	(　　　)mm
		乳頭の伸展性	良、普、不良、(　　　)
		乳汁分泌量	(　　　)g
		哺乳方法	直母、搾乳
		トラブル部位	(　　　)
		吸てつ痛	あり、なし
		圧痛	あり、なし
		硬結	−、±、+
		浮腫	−、±、+、2+
		亀裂	−、±、+、2+
		発赤	−、±、+、2+
		内出血	−、±、+
		水疱	−、±、+
		擦過傷	−、±、+、2+
		鬱乳	−、±、+、2+
		鬱積	−、±、+、2+
出生児の状態	出生児の状態	アプガー点数1分後	(　　　)点
		アプガー点数5分後	(　　　)点
		四肢運動	活発、不活発
		姿勢	正常、異常
		反射	Moro反射無対象性、Moro反射有対象性、Moro反射非対称性
		筋緊張性	正常、強い、弱い、だらりとしている
		福耳	あり、なし
		低位耳介	あり、なし
		口腔咽頭	正常、異常、(　　　)

ケア項目	略語	実施入力時項目	選択肢	看護必要度項目
出生児の状態	出生児の状態	腹部	陥没、平坦、膨隆、（　　　）	
		股関節	正常、異常、（　　　）	
		外陰部	正常、異常、（　　　）	
		臍出血	あり、なし	
		外傷	あり、なし、（　　　）	
		外表奇形	あり、なし、（　　　）	
		その他	（　　　）	
スワンガンツカテーテルモニタリング	スワンガンツモニタ	状態	開始、終了	
		右心房室	（　　　）mmHg	
		肺動脈圧	（　　　）mmHg	
		肺動脈楔入圧	（　　　）mmHg	
		混合静脈血酸素飽和度	（　　　）%	
		心拍出量	（　　　）ml/min	
		心係数	（　　　）ml/min/m^2	
中心静脈圧モニタリング	CVPモニタ	状態	開始、終了	
		CVPモニタリング	（　　　）mmHg	
観血的動脈圧モニタリング	動脈圧モニタ	状態	開始、終了	
		観血的動脈圧モニタリング	（　　　）mmHg	
低血糖症状	低血糖症状	低血糖症状	なし、（　　　）	
シャント音	シャント音	シャント音	良、不良、なし、（　　　）	
		スリル	良、不良、なし、（　　　）	
ガーゼ汚染	ガーゼ汚染	部位	（　　　）	創傷処置
		創部	変化なし、発赤、腫脹、出血、淡血性、漿液、（　　　）	創傷処置
		ガーゼ汚染	下層、中層、上層、（　　　）	創傷処置
		性状	なし、血性、淡血性、淡々血性、漿液性、（　　　）	創傷処置
呼吸器モニタリング	呼吸器モニタリング	VT	（　　　）ml	呼吸ケア
		MV	（　　　）l/min	呼吸ケア
		Pmax	（　　　）mbar	呼吸ケア
		コメント	（　　　）	
出血	出血	部位		創傷処置
		出血量	多量、中等量、少量、付着	創傷処置
		性状	鮮血、血性、血塊あり、淡血性、暗血性、赤褐色、褐色、血液混入あり	創傷処置
		血腫	なし、あり	創傷処置
褥瘡評価（DESIGN®）	褥瘡評価（DESIGN®）	部位	踵部、腸骨部、大転子部、尾骨部、坐骨部、仙骨部	創傷処置
		深さ	d0：皮膚損傷・発赤なし、d1：持続する発赤、d2：真皮までの損傷、U：深さ判定不能、D5：間接腔、体腔に至る損傷、D4：皮下組織を超える損傷、D3：皮下組織までの損傷	創傷処置

ケア項目	略語	実施入力時項目	選択肢	看護必要度項目
褥瘡評価（DESIGN®）	褥瘡評価（DESIGN®）	浸出液	e0：なし、e1：少量（毎日のドレッシング交換を必要としない）、e3：中等量（1日1回のドレッシング交換を必要とする）、E6：多量（1日2回以上のドレッシングを要する）	創傷処置
		大きさ（cm^2）	s0：皮膚損傷なし、s3（4未満）、s6（4以上16未満）、s8（16以上36未満）、s9（36以上64未満）、s12（64以上100未満）、S15（100以上）	創傷処置
		大きさ実寸	（　　　　　）	創傷処置
		炎症／感染	i0：局所の炎症兆候なし、i1：局所の炎症兆候あり（創周囲の発赤、腫脹、熱感、疼痛）、I3：局所の明らかな感染徴候あり（炎症徴候、膿・悪臭など）、I9：全身的影響あり（発熱など）	創傷処置
		肉芽組織（良性肉芽の割合）	g0：治癒あるいは創が浅い為肉芽形成の評価ができない、g1：良性肉芽が創面の90%以上を占める、g3：良性肉芽が創面の50%以上90%未満を占める、G4：良性肉芽が創面の10%以上50%未満を占める、G5：良性肉芽が創面の10%未満を占める、G6：良性肉芽が全く形成されていない	創傷処置
		壊死組織	n0：なし、N3：柔らかい壊死組織あり、N6：硬く厚い密着した壊死組織あり	創傷処置
		ポケット（cm^3）	p0：なし、P6（4未満）、P9（4以上16未満）、P24（36以上）、P12（16以上36未満）	創傷処置
専門的治療	専門的治療	専門的治療	抗悪性腫瘍剤使用、放射線治療、免疫抑制剤使用、昇圧剤（注射薬剤）使用、抗不整脈剤（注射薬剤）使用	専門的な治療・処置
観察	起きあがり	起きあがり	できる	
			できない	起き上がり
	座位保持	座位保持	できる	
			支えにてできる	座位保持
			できない	座位保持
	移乗	移乗	できる	
			見守り・一部介助	移乗
			できない	移乗
身体拘束管理	身体拘束管理	身体拘束管理の拘束必要性評価	医師と拘束の必要性について検討した、医師と拘束の解除について検討した、（　　　　　）	
		身体拘束管理の拘束の説明対象	本人、本人・配偶者、配偶者、家族、（　　　　　）	
		身体拘束管理の拘束の説明と同意	拘束の必要性について説明、同意を得た、（　　　　　）	
		身体拘束管理のフェーズ	開始、終了	
		身体拘束管理の体動制限部位	体幹部、体幹・肩部、肩部、両上肢、右上肢、左上肢、右下肢、左下肢、（　　　　　）	
		身体拘束管理の制限方法	マグネット式抑制帯使用、グリップ抑制帯使用、抑制帯使用、ミトン型手袋使用、保護衣使用、自室施錠	
		身体拘束管理の一時開放開始時間〜終了時間	（　　　　　）〜（　　　　　）	

ケア項目	略語	実施入力時項目	選択肢	看護必要度項目
身体拘束管理	身体拘束管理	身体拘束管理のナースコール位置	確認	
		身体拘束管理の同一体位苦痛	あり、なし	
		身体拘束管理のベッド柵圧迫	なし	
		身体拘束管理の体動制限圧迫感	あり、なし	
		身体拘束管理の体位交換	右側臥位、左側臥位、腹臥位、座位、仰臥位、セミファーラー位、下肢挙上位、ポジショニング	
		身体拘束管理の体位変換自立度	自力で体位変換可能	
			自力で体位変換できない	寝返り
			体位変換補助必要	寝返り
		身体拘束管理の呼吸困難感	なし、あり	
		身体拘束管理の浮腫	浮腫なし、(　　　　)	
		身体拘束管理の皮膚色	皮膚色変化なし、(　　　　)	
		身体拘束管理の点状出血	点状出血なし、(　　　　)	
		身体拘束管理の抑制による末梢しびれ	しびれ感なし、(　　　　)	
		身体拘束管理の抑制による爪床循環不全	爪床色チアノーゼなし、爪床色良好、(　　　　)	
		身体拘束管理の末梢循環	冷感なし、(　　　　)	
		身体拘束管理の皮膚損傷	皮膚損傷なし、(　　　　)	
		身体拘束管理の睡眠	睡眠中、不眠	
		身体拘束管理の譫妄	あり、なし	
		身体拘束管理の不穏	あり、なし	
		身体拘束管理の混乱	あり、なし	
		身体拘束管理の幻視	あり、なし	
		身体拘束管理の幻聴	あり、なし	
		身体拘束管理の躁	あり、なし	
		身体拘束管理の鬱	あり、なし	
		身体拘束管理の暴力行動	あり、なし	

処置

ケア項目	略語	実施入力時項目	選択肢	看護必要度項目
リネン交換（看護師施行）	リネン交換(NS)	状態	交換	
リネン交換	リネン交換	状態	交換	
エアーマット装着	エアーマット交換	状態	装着、交換、除去	
		種類	アクティー、トライセル、オートエクセル、ビックセル（オーバーレイ）、ビックセル（リプレイスメント）、ビックセルEX、ニチバンⅡ、アドバン、グランデ、ネクサス、（　　　）	
体圧分散寝具装着	体圧分散寝具装着	状態	装着、交換、除去、（　　　　　）	
		体圧分散寝具の種類	夢柔力（10cm）、夢柔力（13cm）、マキシフロート、ソフトユーロフレックス、（　　　）	
ソフトナース交換	ソフトナース交換	状態	装着、交換、除去	
マット交換	マット交換	状態	交換	
コット交換	コット交換	状態	交換	
クベース	クベース	状態	収容、交換、退去	
		温度	（　　　）℃	
		湿度	（　　　）%	
		Lo	（　　　）	
環境整備	環境整備	コメント	（　　　）	
体動の抑制	体動の抑制	状態	開始、中止、終了	
			一時開放開始時間（　　　）～一時開放終了時間（　　　）	
		抑制部位	体幹、体幹・上肢、体幹・上肢・肩部、上肢、下肢、（　　　）	
		制限方法	抑制帯、ALCAREグリップ抑制帯、マグネット式抑制帯、ミトン型手袋、保護衣、（　　　）	
		ナースコール位置	確認	
		同一体位の苦痛	あり、なし	
		ベッド柵での圧迫	あり、なし	
		体動制限による圧迫感	あり、なし	
		体位交換	右側臥位、左側臥位、腹臥位、座位、仰臥位、セミファラー位、下肢挙上位、トレンデブルグ位、ポジショニング、シムス位	
		体位変換自立度	自力で体位変換可能、自力で体位変換できない、体位変換補助必要	寝返り
		呼吸困難感	あり、なし	
		抑制による拘束部浮腫	浮腫なし	
		抑制による拘束部皮膚変化	皮膚色変化なし	

ケア項目	略語	実施入力時項目	選択肢	看護必要度項目
体動の抑制	体動の抑制	抑制による拘束部点状出血	点状出血なし	
		抑制による拘束部抹梢しびれ	しびれ感なし	
		抑制による拘束部爪床循環不全	爪床色チアノーゼなし、爪床色良好	
		抑制による拘束部抹梢循環	冷感なし	
		抑制による拘束部皮膚損傷	皮膚損傷なし	
		睡眠時観察	睡眠中、不眠	
		確認方法	監視モニター	
		譫妄	なし、あり	
		不穏	なし、あり	
		混乱	なし、あり	
		幻視	なし、あり	
		幻聴	なし、あり	
		躁	なし、あり	
		鬱	なし、あり	
		暴力行動	なし、あり	
		コメント	(　　　)	
転倒・転落防止	転倒・転落防止	ナースコール位置	確認、(　　　)	
		ベッド柵装着	確認、2点柵確認、3点柵確認、4点柵確認、(　　　)	
		ルート整理	実施、(　　　)	
		離床センサー	設置、除去、(　　　)	
		トレースコール	設置、除去、(　　　)	
		ベッド高さ調整	調整、(　　　)	
		コメント	(　　　)	
		コメント	(　　　)	
安静の保持	安静の保持	コメント	(　　　)	
リハビリテーション	リハビリ	リハビリテーション	(　　　)	
移動介助	移動介助	移動介助	ストレッチャー、車椅子、歩行器、(　　　)	
与薬（自己管理）	内服自己管理	コメント	(　　　)	
与薬（1回配薬）	1回配薬	コメント	(　　　)	
与薬（1日配薬）	1日配薬	コメント	(　　　)	
麻薬管理	麻管理	処方箋番号	(　　　)	
		内服薬名（粉末）	塩酸モルヒネ末　　mg、モルペス®細粒2% 10mg、(　　　)	
		1回使用量（包）	(　　　)包	
		残数（包）	(　　　)包	

ケア項目	略語	実施入力時項目	選択肢
麻薬管理	麻管	内服薬名（錠剤）	塩酸モルヒネ錠10mg、MSコンチン®錠10mg、MSコンチン®錠30mg、MSコンチン®錠60mg、カディアン®カプセル20mg、（　　　）
		1回使用量（錠剤数）	（　　　）錠
		残数（錠剤数）	（　　　）錠
		内服薬名（カプセル）	カディアン®カプセル20mg、（　　　）
		1回使用量（カプセル数）	（　　　）CAP
		残数（カプセル数）	（　　　）CAP
		注射薬剤名（持続注入）	塩酸モルヒネ、塩酸モルヒネ10mg（1ml）、塩酸モルヒネ50mg（5ml）、フェンタネスト0.1mg（2ml）、フェンタニル、（　　　）
		混合液名	生食、（　　　）
		混合液量（ml）	（　　　）ml
		合計量	（　　　）ml
		注入速度（ml/h）	（　　　）ml/h
		残量	（　　　）ml
		注射薬剤名（持続以外）	塩酸モルヒネ、塩酸モルヒネ10mg（1ml）、塩酸モルヒネ50mg（5ml）、フェンタネスト0.1mg（2ml）、フェンタニル、（　　　）
		1回使用量（mg）	（　　　）mg
		1回使用量（ml）	（　　　）ml
		残量	（　　　）ml
		注射使用区分	筋注、静注、皮下注、持続注射、（　　　）
		坐薬名	アンペック®坐剤10mg、アンペック®坐剤20mg、アンペック®坐剤30mg、（　　　）
		使用量（個）	（　　　）個
		残数（個）	（　　　）個
		貼付薬剤名	デュロテップ®パッチ2.5mg、デュロテップ®パッチ5mg、デュロップ®MTパッチ、（　　　）
		使用量（枚）	（　　　）枚
		残数（枚）	（　　　）枚
		貼付部位	（　　　）
		コメント	（　　　）
		コメント	（　　　）
		内服薬名（液剤）	オプソ®内服液10mg＋（　　　）
		1回使用量（包）	（　　　）包
		残量	（　　　）
		使用量（ml）	（　　　）ml
		残量（ml）	（　　　）ml
点眼	点眼	右 点眼薬	アトロピン、キサラタン®、クラビット®、（　　　）

ケア項目	略語	実施入力時項目	選択肢	看護必要度項目
点眼	点眼	右 点眼薬	アトロピン、キサラタン®、クラビット®、(　　)	
		右 点眼薬	アトロピン、キサラタン®、クラビット®、(　　)	
		右 点眼薬	アトロピン、キサラタン®、クラビット®、(　　)	
		右 点眼薬	アトロピン、キサラタン®、クラビット®、(　　)	
		右 コメント	(　　)	
		左 点眼薬	アトロピン、キサラタン®、クラビット®、(　　)	
		左 点眼薬	アトロピン、キサラタン®、クラビット®、(　　)	
		左 点眼薬	アトロピン、キサラタン®、クラビット®、(　　)	
		左 点眼薬	アトロピン、キサラタン®、クラビット®、(　　)	
		左 点眼薬	アトロピン、キサラタン®、クラビット®、(　　)	
		左 コメント	(　　)	
眼帯交換	眼帯交換	右眼脂	－、＋、2＋、(　　)	
		右出血	－、＋、2＋、(　　)	
		右涙汚染	－、＋、2＋、(　　)	
		左眼脂	－、＋、2＋、(　　)	
		左出血	－、＋、2＋、(　　)	
		左涙汚染	－、＋、2＋、(　　)	
点鼻	点鼻	右 点鼻薬	インタール®、スプレキュア®、(　　)	
		右 点鼻薬	インタール®、スプレキュア®、(　　)	
		右 点鼻薬	インタール®、スプレキュア®、(　　)	
		右 コメント	(　　)	
		左 点鼻薬	インタール®、スプレキュア®、(　　)	
		左 点鼻薬	インタール®、スプレキュア®、(　　)	
		左 点鼻薬	インタール®、スプレキュア®、(　　)	
		左 コメント	(　　)	
点耳	点耳	右 点耳薬	タリビッド®、プレデックス®、ホスミシン®S、(　　)	
		右 点耳薬	タリビッド®、プレデックス®、ホスミシン®S、(　　)	
		右 点耳薬	タリビッド®、プレデックス®、ホスミシン®S、(　　)	
		右 コメント	(　　)	
		左 点耳薬	タリビッド®、プレデックス®、ホスミシン®S、(　　)	
		左 点耳薬	タリビッド®、プレデックス®、ホスミシン®S、(　　)	
		左 点耳薬	タリビッド®、プレデックス®、ホスミシン®S、(　　)	
		左 コメント	(　　)	

ケア項目	略語	実施入力時項目	選択肢	看護必要度項目
坐薬挿入	坐薬挿	坐薬種類	アンヒバ®、インテバン®、エスクレ®、（　　）	
軟膏塗布	軟膏塗布	原発疹	あり、なし	
		続発疹	あり、なし	
		部位と範囲	（　　）	
		瘙痒感	−、+、2+、3+、（　　）	
		発赤	−、+、2+、3+、（　　）	
		腫脹	−、+、2+、3+、（　　）	
		熱感	−、+、2+、3+、（　　）	
		疼痛	−、+、2+、3+、（　　）	
		浸出液	−、+、2+、3+、（　　）	
		出血	−、+、2+、3+、（　　）	
		コメント	（　　）	
末梢輸液ルート交換	ルート交換	コメント	交換、（　　）	
輸血管理	輸血管理	状態	挿入、抜去、実施、終了	
		輸血管理の挿入部位確認	0：臨床的兆候は認められない、1+：疼痛を伴わない発赤あり、2+：発赤や腫脹を伴う疼痛あり、3+：発赤や腫脹を伴う疼痛あり・赤い索条・硬結触知、4+：発赤や腫脹を伴う疼痛あり・赤い索条・2.5cm以上の硬結・排膿あり	
		ルート確認	実施、未実施	
		輸血	照射赤血球MAP、照射合成血、照射白血球除去赤血球、照射人全血液CPD、赤血球MAP、FFP、照射濃厚血小板、血小板、アルブミン、（　　）	
			（　　）mℓ	
			（　　）単位	
		輸血管理の機器使用	輸液ポンプ	
			シリンジポンプ	シリンジポンプの管理
		輸血管理の同時輸液	3本以上	点滴ライン同時3本以上の管理
IVHルート交換	IVHルート交換	コメント	交換、（　　）	
IVH刺入部消毒	IVH消毒	コメント	実施、（　　）	
Aラインセット交換	Aラインセット交換	コメント	（　　）	
栄養チューブ交換	Mチューブ交換	状態	挿入、交換、抜去	
		部位	右、左、（　　）	
		物品名	（　　）	
			（　　）Fr	
栄養イリゲータ交換	イリゲータ交換	コメント	交換、（　　）	
気管内吸引（介助）	気管内吸引（助）	色	白色、ベージュ色、黄白色、黄色、血性、淡血性、痰なし、（　　）	呼吸ケア
		性状	粘稠性、泡沫状、サラサラ、（　　）	

ケア項目	略語	実施入力時項目	選択肢	看護必要度項目
気管内吸引（介助）	気管内吸引（助）	分泌量	多量、中量、少量、付着程度、吸引物なし、（　　　）	
口腔・鼻腔吸引（介助）	口・鼻吸引（助）	色	白色、ベージュ色、黄白色、黄色、血性、淡血性、痰なし、（　　　）	
		性状	粘稠性、泡沫状、サラサラ、（　　　）	
		分泌量	多量、中量、少量、付着程度、吸引物なし、（　　　）	
気管内吸引（自己）	気管内吸引（自）	色	白色、ベージュ色、黄白色、黄色、血性、淡血性、痰なし、（　　　）	
		性状	粘稠性、泡沫状、サラサラ、（　　　）	
		分泌量	多量、中量、少量、付着程度、吸引物なし、（　　　）	
口腔・鼻腔吸引（自己）	口・鼻吸引（自）	色	白色、ベージュ色、黄白色、黄色、血性、淡血性、痰なし、（　　　）	
		性状	粘稠性、泡沫状、サラサラ、（　　　）	
		分泌量	多量、中量、少量、付着程度、吸引物なし、（　　　）	
気管内洗浄介助	気管内洗浄介助	洗浄液	生食、蒸留水、（　　　）	呼吸ケア
			（　　　）ml	
		色	白色、ベージュ色、黄白色、黄色、血性、淡血性、痰なし、（　　　）	
		性状	粘稠性、泡沫状、サラサラ、（　　　）	
		分泌量	多量、中量、少量、付着程度、吸引物なし、（　　　）	
ネブライザー吸入	ネブライザー吸入	コメント	実施、（　　　）	
気管カニューレ内筒洗浄	内筒洗浄	コメント	実施、（　　　）	呼吸ケア
カフエアー交換	カフエアー交換	air	（　　　）cc	
		コメント	（　　　）	
カニューレ入れ替え	カニューレ交換	カニューレ入替	ポーテックス、トラキオストミー、ボーカレート、高研カニューレ、（　　　）	
		サイズ	（　　　）mm	
		コメント	（　　　）	
気管内挿管介助	気管内挿管介助	状態	挿入、抜去	呼吸ケア
		部位	経口、右経鼻、左経鼻	
		カニューレ種類	エンドトロール、ポーテックス、シェリダン、ハイローエバック、HVT、（　　　）	
		サイズ	（　　　）mm	
		深さ	（　　　）cm	
		コメント	（　　　）	
気管切開介助	気管切開介助	物品名	ポーテックス、トラキオストミー、ボーカレート、高研カニューレ、（　　　）	呼吸ケア
		サイズ	（　　　）mm	
		その他	（　　　）	
酸素療法	酸素療法	状態	開始、終了	呼吸ケア
		フェイステント	使用、未使用	
		ml	（　　　）%	

ケア項目	略語	実施入力時項目	選択肢	看護必要度項目
酸素療法	酸素療法	流量	(　　　) ml	
		フェイスマスク	使用、未使用	
		ml	(　　　) %	
		流量	(　　　) ml	
		トラキマスク	使用、未使用	
		ml	(　　　) %	
		流量	(　　　) ml	
		CPAPマスク	使用、未使用	
		ml	(　　　) %	
		流量	(　　　) ml	
		Tピース	使用、未使用	
		ml	(　　　) %	
		流量	(　　　) ml	
		ナザールカニューレ	使用、未使用	
		流量	(　　　) ml	
		使用器具名	(　　　)	
		ml	(　　　) %	
		流量	(　　　) ml	
		コメント	(　　　)	
人工呼吸器管理	人工呼吸器管理	状態	開始、終了	呼吸ケア
		モード	IPPV、SIMV、ASB、BIPAP、(　　　)	
		ml	(　　　) %	
		VT	(　　　) ml	
		R	(　　　) bpm	
		PEEP	(　　　) mbar	
		Trigger	(　　　) ml/min	
		PS	(　　　) mbar	
		Pmax	(　　　) mbar	
		吸気流速	(　　　) ml/min	
		コメント	(　　　)	
		コメント	(　　　)	
人工呼吸器回路交換	呼吸器回路交換	コメント	(　　　)	呼吸ケア
人工鼻交換	人工鼻交換	コメント	(　　　)	呼吸ケア
体位変換	体位変換	状態	開始、終了	
		体位	仰臥位、右側臥位、左側臥位、腹臥位、シムス位、座位、セミファーラー位、トレンデブルグ位、下肢挙上位、ポジショニング、(　　　)	
		自立度	自力で体位変換可能、体位変換補助必要、体位変換できない	寝返り
体位ドレナージ	体位ドレナージ	ドレナージ	開始、終了	

ケア項目	略語	実施入力時項目	選択肢	看護必要度項目
体位ドレナージ	体位ドレナージ	体位	仰臥位、右側臥位、左側臥位、腹臥位、シムス位、座位、セミファーラー位、トレンデブルグ位、下肢挙上位、ポジショニング、（　　）	
		自立度	自力で体位変換可能、体位変換補助必要、体位変換できない	寝返り
スクイージング	スクイージング	コメント	（　　　）	
スプリングアクション	スプリングアクション	コメント	（　　　）	
バイブレーション	バイブレーション	コメント	（　　　）	
ポストリフト	ポストリフト	コメント	（　　　）	
理学療法その他（ワープロ）	理学療法		（　　　）	
胃洗浄介助	胃洗浄介助	洗浄液量	（　　　）mℓ	
		排液量	（　　　）mℓ	
		性状	血性、暗血性、淡血性、漿液性、白濁、透明、緑色、黄緑色、食物残渣、（　　）	
腸洗浄介助	腸洗浄介助	洗浄液量	（　　　）mℓ	
		排液量	（　　　）mℓ	
		性状	血性、暗血性、淡血性、漿液性、白濁、透明、緑色、黄緑色、食物残渣、（　　）	
熱気浴	熱気浴	コメント	施行、（　　）	
ガス抜き	ガス抜き	排ガス	（　　　）発	
グリセリン浣腸	グリセリン浣腸	反応便	−、+、2+、（　　）	
		色	茶色、黄土色、（　　）	
		便の性状	タイプ1：硬くてコロコロの兎糞状、タイプ2：ソーセージ状であるが硬い、タイプ3：表面にひび割れのあるソーセージ状、タイプ4：表面がなめらかで軟らかいソーセージ状、あるいはとぐろ状、タイプ5：はっきりした皺のある軟らかい半固形状、タイプ6：境界がほぐれ、フニャフニャの不定形の小片状、タイプ6：泥状、タイプ7：水様で固形物を含まない液体状	
高位浣腸	高位浣腸	反応便	−、+、2+、（　　）	
		色	茶色、黄土色、（　　）	
		便の性状	タイプ1：硬くてコロコロの兎糞状、タイプ2：ソーセージ状であるが硬い、タイプ3：表面にひび割れのあるソーセージ状、タイプ4：表面がなめらかで軟らかいソーセージ状、あるいはとぐろ状、タイプ5：はっきりした皺のある軟らかい半固形状、タイプ6：境界がほぐれ、フニャフニャの不定形の小片状、タイプ6：泥状、タイプ7：水様で固形物を含まない液体状	
摘便	摘便	反応便	−、+、2+、（　　）	
		色	茶色、黄土色、（　　）	

ケア項目	略語	実施入力時項目	選択肢
摘便	摘便	便の性状	タイプ1：硬くてコロコロの兎糞状、タイプ2：ソーセージ状であるが硬い、タイプ3：表面にひび割れのあるソーセージ状、タイプ4：表面がなめらかで軟らかいソーセージ状、あるいはとぐろ状、タイプ5：はっきりした皺のある軟らかい半固形状、タイプ6：境界がほぐれ、フニャフニャの不定形の小片状、タイプ6：泥状、タイプ7：水様で固形物を含まない液体状
肛門刺激	肛門刺激	反応便	−、＋、2＋、（　　　　）
		色	茶色、黄土色、（　　　　）
		便の性状	タイプ1：硬くてコロコロの兎糞状、タイプ2：ソーセージ状であるが硬い、タイプ3：表面にひび割れのあるソーセージ状、タイプ4：表面がなめらかで軟らかいソーセージ状、あるいはとぐろ状、タイプ5：はっきりした皺のある軟らかい半固形状、タイプ6：境界がほぐれ、フニャフニャの不定形の小片状、タイプ6：泥状、タイプ7：水様で固形物を含まない液体状
膀胱訓練	膀胱訓練	状態	開始、開放、クランプ
		尿量	（　　　　）ml
膀胱洗浄	膀胱洗浄	洗浄液量	（　　　　）ml
		排液量	（　　　　）ml
		性状	血性、淡血性尿、微血性尿、黄色尿、濃縮尿、希釈尿、ビリルビン尿、溶血尿、膿尿、（　　　　）
		コアグラ	＋、−、（　　　　）
		浮遊物	＋、−、（　　　　）
		混濁	＋、−、（　　　　）
排液バッグ交換	排液袋交換	コメント	交換、（　　　　）
冷罨法	冷罨法	氷嚢	装着、（　　　　）
		氷枕	装着、（　　　　）
		アイスノン®	装着、（　　　　）
		エアーブランケット	装着、（　　　　）
		クリーンブランケット	装着、（　　　　）
		冷却輸液	実施、（　　　　）
		体外循環装置冷却	実施、（　　　　）
		コメント	（　　　　）
温罨法	温罨法	電気毛布	使用、（　　　　）
		ウォーミングカバー	装着、（　　　　）
		保温	実施、ホットパック貼用、（　　　　）
		加温輸液	実施、（　　　　）
		体外循環装置加温	実施、（　　　　）
		コメント	（　　　　）
皮膚・粘膜保護・損傷への対処	褥創処置	コメント	（　　　　）

ケア項目	略語	実施入力時項目	選択肢	看護必要度項目
ガーゼ交換・介助	ガーゼ交換	部位	( )	創傷処置
		創部	変化なし、発赤、腫脹、出血、淡血性、漿液、( )	
		ガーゼ汚染	下層、中層、上層、上層マーキング内、( )	
		性状	なし、血性、淡血性、淡々血性、漿液性、( )	
ハドマ	ハドマ	ハドマ	( )	
除毛	除毛		除毛、散髪確認、( )	
		部位	( )	
ブラッシング	ブラッシング	部位	( )	
牽引管理	牽引管理	状態	開始、終了	
		直達牽引	( )	
		部位	( )	
		コメント	( )	
			( ) kg	
		鋼線牽引	( )	
		部位	( )	
		コメント	( )	
			( ) kg	
		介達牽引	( )	
		部位	( )	
		コメント	( )	
			( ) kg	
		ハローベスト	装着、( )	
		コメント	( )	
		コメント	( )	
		コメント	( )	
ギプス管理	ギプス管理	状態	開始、終了	
		部位	右上肢、左上肢、右大腿、右下肢、左大腿、左下肢、体幹、( )	
		物品（種類）	キャストライト、( )	
		コメント	( )	
胸腔穿刺介助	胸腔穿刺介助	排液量	( ) ml	創傷処置
		性状	血性、淡血性、暗血性、漿液性、膿性、( )	
		コアグラ	＋、−	
		コメント	( )	
腹腔穿刺介助	腹腔穿刺介助	排液量	( ) ml	創傷処置
		性状	血性、コーヒー残渣様、胆汁様、胃液様、黄色、黄緑色、緑色、茶色、( )	
		コアグラ	＋、−	
		コメント	( )	
関節腔穿刺介助	関節腔穿刺介助	排液量	( ) ml	

ケア項目	略語	実施入力時項目	選択肢	看護必要度項目
関節腔穿刺介助	関節腔穿刺介助	性状	血性、淡血性、淡々血性、漿液性、（　　　）	創傷処置
		コメント	（　　　）	
腰椎穿刺介助	腰椎穿刺介助	排液量	（　　　）ml	創傷処置
		性状	クリアー、キサントクロミー、淡血性、血性、混濁、（　　　）	
		細菌数	（　　　）/3	
		コメント	（　　　）	
骨髄穿刺介助	骨髄穿刺介助	排液量	（　　　）ml	創傷処置
		性状	クリアー、キサントクロミー、淡血性、血性、混濁、（　　　）	
		細菌数	（　　　）/3	
		コメント	（　　　）	
腹腔洗浄介助	腹腔洗浄介助	洗浄液量	（　　　）ml	創傷処置
		排液量	（　　　）ml	
		性状	透明、白濁、血性、淡々血性、血漿、（　　　）	
		コメント	（　　　）	
創洗浄介助	創洗浄介助	洗浄液量	（　　　）ml	創傷処置
		排液量	（　　　）ml	
		性状	透明、白濁、血性、淡々血性、血漿、（　　　）	
		コメント	（　　　）	
用手換気	用手換気	用手換気	（　　　）分	呼吸ケア
ミルキング	ミルキング	コメント	施行、（　　　）	
内診	内診	先進部位	頭位、臀位、足位、膝位、手位、（　　　）	
		頸管開大度	（　　　）cm	
		展退度	（　　　）%	
		先進部の高さ	－3～＋3の範囲で0.5きざみ、（　　　）	
		頸部の硬さ	硬、中、軟、（　　　）	
		子宮口の位置	後、中、前、（　　　）	
分娩介助	分娩介助	分娩介助	（　　　）	
		分娩開始（時間）	（　　　）	
		分娩（時間）	（　　　）	
悪露交換	悪露交換	悪露（g）	（　　　）g	
		悪露	少、中、多量、（　　　）	
		性状	赤色、赤褐色、褐色、黄色、白色、欄膜片有、胎盤片有	
分娩後の初回歩行介助	分娩後初歩行介助		（　　　）	
マンママッサージ	マンママッサージ	コメント	（　　　）	
臍処置	臍処置	臍脱	あり、なし	
		臍輪：軟	あり、なし	
		臍輪：乾燥	あり、なし	
		臍輪：湿潤	あり、なし	

ケア項目	略語	実施入力時項目	選択肢	看護必要度項目
臍処置	臍処置	臍輪：出血	あり、なし	
		臍窩：乾燥	あり、なし	
		臍窩：湿潤	あり、なし	
		臍窩：出血	あり、なし	
		臍窩：肉芽形成	あり、なし	
		出生児臍処置	実施、（　　　　）	
		臍ガーゼ交換	実施、（　　　　）	
		臍クリップ除去	実施、（　　　　）	
		臍シルク結紮	実施、（　　　　）	
		臍アルコール消毒	実施、（　　　　）	
		臍イソジン消毒	実施、（　　　　）	
		臍硝酸銀処置	実施、（　　　　）	
輪状マッサージ	輪状マッサージ		（　　　　）	
光線療法	光線療法	状態	確認、開始、終了	
		光線療法	ユニット、ビリベッド、二方向、（　　　　）	
音響刺激	音響刺激		（　　　　）	
交換輸血	交換輸血		（　　　　）	
患者識別バンド装着	IDバンド装着	IDバンド装着	装着、装着確認、（　　　　）	
ECMO管理	ECMO管理	コメント	（　　　　）	呼吸ケア
NO管理	NO管理	コメント	（　　　　）	
放射線治療管理	放射線治療管理	状態	開始、終了	専門的な治療・処置 （終了は看護必要度項目なし）
		放射線治療管理	（　　　　）	専門的な治療・処置
アイソレーション管理	アイソレーション	状態	開始、終了	
		アイソレーション	（　　　　）	
逆隔離	逆隔離	状態	開始、終了	
		逆隔離	（　　　　）	
観血的動脈圧カニュレーション	観血的動脈圧カニュレーション	状態	確認、開始、終了	
		挿入部位	左頸動脈、左頸動脈、右橈骨動脈、左橈骨動脈、右足背動脈、左足背動脈、（　　　　）	
		サイズ	（　　　　）G	
		物品名	インサイトオートガード、サーフロー、Aラインモニタリングカスタムキット、（　　　　）	
		サイズ	（　　　　）G	
		コメント	（　　　　）	
体外ペーシング	体外ペーシング	状態	確認、開始、終了	
		刺激部位	A、V、D、（　　　　）	
		感知部位	A、D、V、O、（　　　　）	
		感知に対しての反応	T、I、D、O、（　　　　）	
		ペーシングレート	（　　　　）回/分	
		ペーシング出力	（　　　　）V	
		センシングレベル	（　　　　）mV	
		心電図波形	ペーシング波形、ペーシング波形＋自己波形、自己波形、（　　　　）	

ケア項目	略語	実施入力時項目	選択肢	看護必要度項目
体外ペーシング	体外ペーシング	コメント	（　　　）	
		状態	確認、開始、終了	
		刺激部位	A、V、D、（　　　）	
		感知部位	A、D、V、O、（　　　）	
		感知に対しての反応	T、I、D、O、（　　　）	
		ペーシングレート	（　　　）回/分	
		ペーシング出力	（　　　）V	
		センシングレベル	（　　　）mV	
		心電図波形	ペーシング波形、ペーシング波形＋自己波形、自己波形、（　　　）	
		ペーシング不全	Pacing Failure、Sencing Failure、（　　　）	
		コメント	（　　　）	
スワンガンツカテーテル管理	スワンガンツカテーテル管理	状態	挿入介助、抜去	
		挿入部位	（　　　）	
		物品名	スワンガンツOCO2サーモダインシュリンカテーテル、カテーテルイントラデューサーキット、（　　　）	
		サイズ	（　　　）	
		コメント	（　　　）	
経皮的心肺補助装置	PCPS	状態	確認、開始、終了	創傷処置（終了は看護必要度項目なし）
		挿入・抜去時介助	ドレーン縫合介助	
		挿入部位	右鼠径動脈・左鼠径動脈、（　　　）	
		物品名	キャピオックス経皮カテーテルキット（HP）、CX-EB15ALH15fr、XCX-EB21VLH21fr、（　　　）	
		O₂	（　　　）l/分	
		FLOW	（　　　）l/分	
		回転数	（　　　）回/分	
		CI	（　　　）	
		O₂濃度	（　　　）%	
		コメント	（　　　）	
		ドレーン抜去ガーゼ交換介助	介助	創傷処置
		挿入部ガーゼ交換	挿入部ガーゼ交換	
		PCPSの創部	変化なし、発赤、腫脹、出血、淡血性、漿液、（　　　）	
		PDCPSのガーゼ汚染	下層、中層、上層	
大動脈内バルーンパンピング	IABP	状態	確認、開始、終了	創傷処置
		挿入・抜去時介助	ドレーン縫合介助	
		挿入部位	右鼠径動脈、左鼠径動脈、（　　　）	
		物品名	（　　　）	
		動作モード	ECG、Ap、Aout、（　　　）	
		比　1：	1、2、4、8	
		コメント	（　　　）	

ケア項目	略語	実施入力時項目	選択肢	看護必要度項目
大動脈内バルーンパンピング	IABP	ドレーン抜去ガーゼ交換介助	介助	創傷処置
		挿入部ガーゼ交換	挿入部ガーゼ交換	
		IABPの創部	変化なし、発赤、腫脹、出血、淡血性、漿液、（　　）	
低体温療法	低体温療法	状態	確認、開始、終了	
			（　　）℃	
		コメント	（　　）	
脳低温療法	脳低温療法	状態	確認、開始、終了	
			（　　）℃	
		コメント	（　　）	
腹膜透析	腹膜透析	状態	確認、開始、終了	
		透析液	（　　）ml	
		排液量	（　　）ml	
		性状	透明、混濁あり、浮遊物あり、（　　）	
		コメント		
		挿入・抜去時介助	ドレーン縫合介助	創傷処置
		ドレーン抜去ガーゼ交換介助	介助	創傷処置
		挿入部ガーゼ交換	挿入部ガーゼ交換	
PE：血漿交換	PE：血漿交換	状態	開始、終了	
		PPF	（　　）単位	
		排液量	（　　）ml	
		コメント	（　　）	
DHP：血液吸着	DHP血液吸着	状態	開始、終了	
			（　　）	
PP：血漿吸着	PP：血漿吸着	状態	開始、終了	
			（　　）	
HD：血液透析	HD：血液透析	状態	開始、終了	
			（　　）	
CHF：持続血液濾過	CHF血液濾過	状態	開始、終了	
			（　　）	
CHDF：持続血液濾過透析	血液濾過透析	状態	開始、終了	
			（　　）	
CHD：持続血液透析	CHD血液透析	状態	開始、終了	
			（　　）	
DFPP：二重膜濾過法	DFPP二重膜濾過	状態	開始、終了	
			（　　）	
心肺蘇生	心肺蘇生	気道の確保	下顎挙上、経鼻エアウエイ、経口エアウエイ、（　　）	
		人工呼吸	用手換気、（　　）	
			（　　）分	
		胸骨圧迫心マッサージ開始	時間入力	
		胸骨圧迫心マッサージ終了	時間入力	

ケア項目	略語	実施入力時項目	選択肢	看護必要度項目
心肺蘇生	心肺蘇生	薬物	（　　　）	
		カウンターショック150J	（　　　）回	
		カウンターショック200J	（　　　）回	
		カウンターショック300J	（　　　）回	
		カウンターショック360J	（　　　）回	
		コメント	（　　　）	
逝去時の対応	エンゼルケア	コメント	（　　　）	
インシュリン	インシュリン	インシュリン	ノボラピッド®注、ノボレット®30R注、ノボレット®N注、ノボリン®30R注フレックスペン、ノボリン®N注フレックスペン、（　　　）	
		単位	（　　　）U	
		インシュリン	ノボラピッド®注、ノボレット®30R注、ノボレット®N注、ノボリン®30R注フレックスペン、ノボリン®N注フレックスペン、（　　　）	
		単位	（　　　）U	
		インシュリン	ノボラピッド®注、ノボレット®30R注、ノボレット®N注、ノボリン®30R注フレックスペン、ノボリン®N注フレックスペン、（　　　）	
		単位	（　　　）U	
		施注部位	（　　　）	
注射	注射	コメント	（　　　）	
		方法	im、sc、持続注入、（　　　）	
		施注部位	（　　　）	
		注射の使用機器	輸液ポンプ	
			シリンジポンプ	シリンジポンプの管理
		注射の同時輸液	3本以上	点滴ライン同時3本以上の管理
検査	検査	コメント	（　　　）	
摂食機能療法	摂食機能療法	開始時間〜終了時間	（　　　）〜（　　　）	
		間接訓練	口腔ケア、アイスマッサージ、頸部リラクゼーション、舌・頬の運動、咀嚼訓練、呼吸訓練	
		直接訓練	頸部前屈位、一口量の調整、交互嚥下、とろみ剤の使用、息こらえ嚥下	
		ギャッチアップ	ベッドアップ30度、ベッドアップ45度、ベッドアップ60度、座位、車椅子座位	
		体位	右側臥位、左側臥位	
肺塞栓血栓予防	DVT/PE予防	DVT/PE予防の後脛骨動脈触知	両後脛骨動脈触知可、右後脛骨動脈触知可、左後脛骨動脈触知可	
		DVT/PE予防の足背動脈触知	両足背動脈触知可、右足背動脈触知可、左足背動脈触知可	
		DVT/PE予防のドップラー確認	両後脛骨動脈血流確認、右後脛骨動脈血流確認、左後脛骨動脈血流確認、両足背動脈血流確認、右足背動脈血流確認、左足背動脈血流確認	
		DVT/PE予防	装着、装着中、除去	

ケア項目	略語	実施入力時項目	選択肢	看護必要度項目
肺塞栓血栓予防	DVT/PE予防	DVT/PE	間欠的空気圧迫法、弾性ストッキング使用	
		計測の部位	右大腿、左大腿、右下腿、左下腿、右上腕、左上腕	
		計測の値	(　　　) cm	
		弾性ストッキングのサイズ	(　　　)	
薬剤貼付		薬剤貼付の貼付薬剤名	(　　　)	
		薬剤貼付の使用枚数（枚）	(　　　) 枚	
		薬剤貼付の貼付部位	(　　　)	
硬膜外カテーテル管理		硬膜外カテーテル	開始、終了	
		硬膜外カテーテル管理の注入方法	携帯型ディスポーザブル注入ポンプ	
			シリンジポンプ	シリンジポンプの管理
		硬膜外カテーテル管理の挿入部位確認	0：臨床的兆候は認められない、1＋：疼痛を伴わない発赤あり、2＋：発赤や腫脹を伴う疼痛あり、3＋：発赤や腫脹を伴う疼痛あり・赤い索条・硬結触知、4＋：発赤や腫脹を伴う疼痛あり・赤い索条・2.5cm以上の硬結・排膿あり	
		硬膜外カテーテル管理のルート確認	実施、未実施	
		硬膜外カテーテル管理の残量確認	実施、未実施	
		硬膜外カテーテル管理の残量	(　　　) ml	
		硬膜外カテーテル管理の機器使用	輸液ポンプ	
			シリンジポンプ	シリンジポンプの管理
		硬膜外カテーテル管理の同時輸液	3本以上	点滴ライン同時3本以上の管理

清潔

ケア項目	略語	実施入力時項目	選択肢	看護必要度項目
口腔内ケア	口腔内ケア	口腔内ケアの実施	口腔内清拭実施、舌ケア実施	口腔清潔
		口腔内ケアの家族実施	家族にて実施	
		口腔内ケア	舌苔あり、口腔内乾燥、舌炎あり、(　　　)	口腔清潔
洗面	洗面	洗面の準備	含嗽水準備	口腔清潔
		洗面の自身・家族実施	自身にて実施、家族にて実施、(　　　)	
フェイスタオル	フェイスタオル	フェイスタオル	(　　　)	
含嗽	含嗽	含嗽の介助	含嗽水準備	口腔清潔
			含嗽介助	口腔清潔

ケア項目	略語	実施入力時項目	選択肢	看護必要度項目
含嗽	含嗽	含嗽の自身・家族実施	自身にて実施、家族にて実施、（　　　　　）	
歯磨・含嗽	歯磨・含嗽	歯磨・含嗽の介助	含嗽水準備、含嗽介助、歯磨き見守り実施、歯磨き介助、歯磨き磨き残し確認	口腔清潔
		歯磨・含嗽の自身・家族実施	自身にて実施、家族にて実施、（　　　　　）	
			家族にて実施	
義歯のケア	義歯のケア	義歯ケアの介助	義歯手入れ全面介助	口腔清潔
			義歯手入れ一部介助、見守り	口腔清潔
		義歯ケアの家族実施	義歯手入れ家族にて実施	口腔清潔
入浴	入浴	入浴	自身にて入浴される、家族にて見守りにて入浴、（　　　　　）	
			入浴介助、衣服着脱全面介助	衣服の着脱
			入浴介助、衣服着脱一部介助、見守り	衣服の着脱
			入浴介助、衣服の着脱自力にて可能	
入浴（介護浴槽）	入浴（介護浴槽）	入浴（介護浴槽）	入浴介助、衣服着脱全面介助	衣服の着脱
			入浴介助、衣服着脱一部介助、見守り	衣服の着脱
			入浴介助、衣服着脱自力にて可能、家族見守り、（　　　　　）	
シャワー	シャワー	シャワー	自身にて実施、衣服着脱自力にて可能	
			シャワー介助、衣服着脱全面介助、衣服着脱一部介助、見守り	衣服の着脱
			シャワー介助、家族にて実施、（　　　　　）	
部分シャワー	部分シャワー	部分シャワー	自身にて実施、家族にて実施、（　　　　　）	
			シャワー介助、衣服着脱全面介助	衣服の着脱
			シャワー介助、衣服着脱一部介助、見守り	衣服の着脱
			シャワー介助、衣服着脱自力にて可能	
車椅子シャワー	車椅子S	車椅子	自身にて実施、シャワー介助家族にて実施、（　　　　　）	
			シャワー介助、衣服着脱全面介助	衣服の着脱
			シャワー介助、衣服着脱一部介助、見守り	衣服の着脱
			シャワー介助、衣服着脱自力にて可能	
		車椅子の座位保持	自力にて座位保持できる	
			車いすにて座位保持できる	座位保持
		車椅子移乗	移乗できる	
			一部介助、見守りにて車いすへ移乗	移乗
			全面介助にて車いすに移乗	移乗
ストレッチャーシャワー	ストレッチャーS	ストレッチャー	シャワー介助、衣服着脱全面介助	衣服の着脱
			シャワー介助、衣服着脱一部介助、見守り	衣服の着脱
			シャワー介助、衣服着脱自力にて可能、家族にて実施、（　　　　　）	
		ストレッチャーSの移乗	ストレッチャーへの移乗自力にて可能	
			見守り、一部介助にてストレッチャー・ベッドに移乗	移乗
			全面介助にてストレッチャー・ベッドに移乗	移乗

ケア項目	略語	実施入力時項目	選択肢	看護必要度項目
清拭（単数介助）	清拭単数		清拭実施、家族にて実施、（　　　　　）	
			清拭実施、衣服着脱全面介助	衣服の着脱
			清拭実施、衣服着脱一部介助、見守り	衣服の着脱
清拭（複数介助）	清拭複数		清拭実施、（　　　　　）	
			清拭実施、衣服着脱全面介助	衣服の着脱
			清拭実施、衣服着脱一部介助、見守り	衣服の着脱
洗髪（ベッドサイド）	ベッドサイド洗髪		（　　　　　）	
洗髪（洗髪台使用）	洗髪		（　　　　　）	
ドライシャンプー	ドライシャンプー		（　　　　　）	
座浴	座浴		座浴実施、家族にて実施、（　　　　　）	
			座浴実施、衣服着脱全面介助	衣服の着脱
			座浴実施、衣服着脱一部介助、見守り	衣服の着脱
手浴	手浴		手浴実施、家族にて実施、（　　　　　）	
			手浴実施、衣服着脱全面介助	衣服の着脱
			手浴実施、衣服着脱一部介助、見守り	衣服の着脱
足浴	足浴		足浴実施、家族にて実施、（　　　　　）	
			足浴実施、衣服着脱全面介助	衣服の着脱
			足浴実施、衣服着脱一部介助、見守り	衣服の着脱
陰部洗浄	陰部洗浄		陰部洗浄実施、陰部洗浄家族にて実施、（　　　　　）	
			陰部洗浄実施、衣服着脱全面介助	衣服の着脱
			陰部洗浄実施、衣服着脱一部介助、見守り	衣服の着脱
臀部洗浄	臀部洗浄		臀部洗浄実施、臀部洗浄家族にて実施、（　　　　　）	
			臀部洗浄実施、衣服着脱全面介助	衣服の着脱
			臀部洗浄実施、衣服着脱一部介助、見守り	衣服の着脱
おむつ開放	おむつ開放		（　　　　　）	
更衣	更衣	衣服の着脱	（　　　　　）	
			一部介助	衣服の着脱
			全介助	衣服の着脱
身繕いの世話	身繕いの世話	身繕いの実施	（　　　　　）	
			一部介助	衣服の着脱
			全介助	衣服の着脱
つめきり	つめきり	つめきり	（　　　　　）	
髭剃り	髭剃り	髭剃り	（　　　　　）	
沐浴	沐浴	沐浴	（　　　　　）	

食事

ケア項目	略語	実施入力時項目	選択肢	必要度連動
食事	配茶	配茶の実施	実施	
	配膳	配膳の実施	実施	
			配膳時に食器の蓋をあけた	食事摂取
			果物の皮をむいた	食事摂取
			卵のからをむいた	食事摂取
			配膳時に魚の小骨をとった	食事摂取
		食事摂取なし	配膳準備を行ったが食事摂取されなかった	
	引膳	引膳の実施	実施	
	配引膳	配引膳の実施	実施	
			配膳時に食器の蓋をあけた	食事摂取
			果物の皮をむいた	食事摂取
			卵のからをむいた	食事摂取
			配膳時に魚の小骨をとった	食事摂取
		食事摂取なし	配膳準備を行ったが食事摂取されなかった	
	配茶配引膳	配茶配引膳の実施	実施	
			配膳時に食器の蓋をあけた	食事摂取
			果物の皮をむいた	食事摂取
			卵のからをむいた	食事摂取
			配膳時に魚の小骨をとった	食事摂取
		食事摂取なし	配膳準備を行ったが食事摂取されなかった	
	食事の準備	食事の準備の介助	一部介助	食事摂取
			全介助	食事摂取
			配膳時に食器の蓋をあけた	食事摂取
			果物の皮をむいた	食事摂取
			卵のからをむいた	食事摂取
			配膳時に魚の小骨をとった	食事摂取
		食事摂取なし	食事の準備を行ったが食事摂取されなかった	
食事全介助	食事全介助	コメント	(　　　)	食事摂取
食事半介助	食事半介助	コメント	(　　　)	食事摂取
経管（部分）	経管（部分）	注入全量	(　　　) ml	食事摂取
		コメント	(　　　)	
		コメント	(　　　)	
経管（全面）	経管（全面）	注入全量	(　　　) ml	食事摂取
		注入予定量（時間単位）	(　　　) ml/h	
		注入予定時間	(　　　) 時間	
			(　　　)	
		コメント	(　　　)	

ケア項目	略語	実施入力時項目	選択肢	必要度連動
経管（経口併用）	経管（経口併用）	注入全量	（　　　　）ml	食事摂取
		注入予定量（時間単位）	（　　　　）ml/h	
		注入予定時間	（　　　　）	
			（　　　　）	
		コメント	（　　　　）	
哺乳	哺乳	哺乳	（　　　　）ml	食事摂取
		種類	（　　　　）	
飲水介助	飲水介助	飲水介助の実施	実施、（　　　　　　）	

排泄

ケア項目	略語	実施入力時項目	選択肢	看護必要度項目
ポータブルトイレ更新	Pトイレ交換	コメント	（　　　　）	
トイレ介助	トイレ介助	介助	排泄物なし、排尿あり、排尿なし、排便あり、排尿・便あり、（　　　　）	
		トイレ介助の移乗	自力で移乗できる	
			移乗時見守り・一部介助	移乗
			自力で移乗できない	移乗
ポータブルトイレ介助	Pトイレ介助	介助	排泄物なし、排尿あり、排尿なし、排便あり、排尿・便あり、（　　　　）	
		Pトイレ介助の移乗	自力で移乗できる	
			移乗時見守り・一部介助	移乗
			自力で移乗できない	移乗
尿器更新		尿器更新	更新、（　　　　）	
安楽尿器更新		安楽尿器更新	更新、（　　　　）	
ベッド上排泄（単数介助）	床上排泄	床上排泄介助	排泄物なし、排尿あり、排尿なし、排便あり、排尿・便あり、（　　　　）	
		便量	多量、少量	
		便の色	茶色、黄土色、黄色、バリウム混入、バリウム色、灰白色、黒色、血液混入	
		便の性状	タイプ１：硬くてコロコロの兎糞状、タイプ２：ソーセージ状であるが硬い、タイプ３：表面にひび割れのあるソーセージ状、タイプ４：表面がなめらかで軟らかいソーセージ状、あるいはとぐろ状、タイプ５：はっきりした皺のある軟らかい半固形状、タイプ６：境界がほぐれ、フニャフニャの不定形の小片状、タイプ６：泥状、タイプ７：水様で固形物を含まない液体状	
			介助、衣服着脱全面介助	衣服の着脱
			介助、衣服着脱一部介助、見守り	衣服の着脱
			介助、衣服着脱自力にて可能	
			介助家族にて実施	

ケア項目	略語	実施入力時項目	選択肢	看護必要度項目
ベット上排泄（複数介助）	床上排泄複数	床上排泄介助	排泄物なし、排尿あり、排尿なし、排便あり、排尿・便あり、（　　　）	
		便量	多量、少量	
		便の色	茶色、黄土色、黄色、バリウム混入、バリウム色、灰白色、黒色、血液混入	
ベット上排泄（複数介助）	床上排泄複数	便の性状	タイプ1：硬くてコロコロの兎糞状、タイプ2：ソーセージ状であるが硬い、タイプ3：表面にひび割れのあるソーセージ状、タイプ4：表面がなめらかで軟らかいソーセージ状、あるいはとぐろ状、タイプ5：はっきりした皺のある軟らかい半固形状、タイプ6：境界がほぐれ、フニャフニャの不定形の小片状、タイプ6：泥状、タイプ7：水様で固形物を含まない液体状	
			介助、衣服着脱全面介助	衣服の着脱
			介助、衣服着脱一部介助、見守り	衣服の着脱
			介助、衣服着脱自力にて可能	
			介助家族にて実施	
おむつ交換（単数介助）	おむつ交換	おむつ交換介助	排泄物なし、排尿あり、排尿なし、排便あり、排尿・便あり、（　　　）	
		便量	多量、少量	
		便の色	茶色、黄土色、黄色、バリウム混入、バリウム色、灰白色、黒色、血液混入	
		便の性状	タイプ1：硬くてコロコロの兎糞状、タイプ2：ソーセージ状であるが硬い、タイプ3：表面にひび割れのあるソーセージ状、タイプ4：表面がなめらかで軟らかいソーセージ状、あるいはとぐろ状、タイプ5：はっきりした皺のある軟らかい半固形状、タイプ6：境界がほぐれ、フニャフニャの不定形の小片状、タイプ6：泥状、タイプ7：水様で固形物を含まない液体状	
			介助、衣服着脱全面介助	衣服の着脱
			介助、衣服着脱一部介助、見守り	衣服の着脱
			介助、衣服着脱自力にて可能	
			介助家族にて実施	
おむつ交換（複数介助）	おむつ交換複数	おむつ交換介助	排泄物なし、排尿あり、排尿なし、排便あり、排尿・便あり、（　　　）	
		便量	多量、少量	
		便の色	茶色、黄土色、黄色、バリウム混入、バリウム色、灰白色、黒色、血液混人	
		便の性状	タイプ1：硬くてコロコロの兎糞状、タイプ2：ソーセージ状であるが硬い、タイプ3：表面にひび割れのあるソーセージ状、タイプ4：表面がなめらかで軟らかいソーセージ状、タイプ4：とぐろ状、タイプ5：はっきりした皺のある軟らかい半固形状、タイプ6：境界がほぐれ、フニャフニャの不定形の小片状、タイプ6：泥状、タイプ7：水様で固形物を含まない液体状	

ケア項目	略語	実施入力時項目	選択肢	看護必要度項目
おむつ交換（複数介助）	おむつ交換複数	便の性状	介助、衣服着脱全面介助	衣服の着脱
			介助、衣服着脱一部介助、見守り	衣服の着脱
			介助、衣服着脱自力にて可能	
			介助家族にて実施	
排泄物（吐物など）の処理	汚物処理	コメント	（　　　　）	
ストマケア（介助）	ストマケア（助）	放便	あり、なし、（　　　　）	
		放尿	あり、なし、（　　　　）	
		パウチ交換（袋のみ）	交換、（　　　　）	
		パウチ交換（面板含む）	交換、（　　　　）	
		パウチ種類	（　　　　）	
		皮膚トラブル	あり、なし、（　　　　）	
		コメント	（　　　　）	
		ストマケア（助）の増設時ガーゼ交換	増設時ガーゼ交換	創傷処置
		ストマケア（助）の抜糸時ガーゼ交換	抜糸時ガーゼ交換	創傷処置
		ストマケア（助）の浸出液汚染によりガーゼ交換	浸出液汚染によりガーゼ交換	創傷処置
ストマケア（自己）	ストマケア（自）	放便	あり、なし、（　　　　）	
		放尿	あり、なし、（　　　　）	
		パウチ交換（袋のみ）	交換、（　　　　）	
		パウチ交換（面板含む）	交換、（　　　　）	
		パウチ種類	（　　　　）	
		皮膚トラブル	あり、なし、（　　　　）	
		コメント	（　　　　）	

指導・教育

ケア項目	略語	実施入力時項目	選択肢	看護必要度項目
入院時オリエンテーション	入院OT	コメント	（　　　　）	
病室名札掲示同意	病室名札掲示同意	病室名札掲示同意の病室名札掲示	同意あり	
転入（入室）時オリエンテーション	転棟OT	コメント	（　　　　）	
入院前オリエンテーション	入院前OT	入院前オリエンテーションの対象	本人、配偶者、子、親、親族、友人、（　　　　）	
		入院前オリエンテーションの説明	入院パンフレットに沿って説明した、（　　　　）	

ケア項目	略語	実施入力時項目	選択肢
入院前オリエンテーション	入院前OT	入院前オリエンテーションの質問	質問は無かった、(　　　　)
		入院前オリエンテーションの転倒・転落説明	転倒・転落自己チェックについて説明済み、(　　　　)
		入院前オリエンテーションの禁煙指導	禁煙の必要性について説明し禁煙外来を紹介した、禁煙の必要性について説明した (　　　　)
		入院前オリエンテーションの禁煙同意書	禁煙同意書の説明と配付を行った (　　　　)
検査前オリエンテーション	検査OT	コメント	(　　　　)
治療オリエンテーション	治療OT	コメント	(　　　　)
入院前術前オリエンテーション	入院前術前OT	入院前術前オリエンテーションの対象	本人、配偶者、子、親、親族、友人、(　　　　)
		入院前術前オリエンテーションの説明	オリエンテーション用紙に沿って説明を行った、(　　　　)
		入院前術前オリエンテーションの必要物品説明	説明を行った、(　　　　)
		入院前術前オリエンテーションの呼吸訓練	腹式呼吸について説明を行った、インスピレックスによる訓練の説明を行った、(　　　　)
		入院前術前オリエンテーションの保清指導	口腔・身体の清潔について説明した、保清方法について説明した、(　　　　)
		入院前術前オリエンテーションの排泄指導	床上排泄について説明した、排便調整について説明した、(　　　　)
		入院前術前オリエンテーションの食事指導	禁酒について説明した、禁酒、消化の良い食事摂取について説明した、バランスの取れた食事摂取について説明した、(　　　　)
		入院前術前オリエンテーションの禁煙指導	禁煙の必要性について説明し禁煙外来を紹介した、禁煙の必要性について説明した (　　　　)
		入院前術前オリエンテーションの禁煙同意書	禁煙同意書の説明と配付を行った、(　　　　)
呼吸訓練指導（気管孔閉鎖）	呼吸指導（気管）	コメント	(　　　　)
呼吸訓練指導（術後）	呼吸指導（術後）	コメント	(　　　　)
呼吸訓練指導（内科患者の）	呼吸指導（内科）	コメント	(　　　　)
病状説明（家族）	病状説明（家族）	コメント	(　　　　)
病状説明（本人）	病状説明（本人）	コメント	(　　　　)

ケア項目	略語	実施入力時項目	選択肢
家族指導	家族指導	コメント	( )
摂食機能療法	摂食機能療法	摂食機能療法の開始終了時間	( ) ～ ( )
		摂食機能療法の間接訓練	口腔ケア、アイスマッサージ、頸部リラクゼーション、舌・頬の運動、咀嚼訓練、呼吸訓練
		摂食機能療法の直接訓練	頸部前屈位、一口量の調整、交互嚥下、とろみ剤の使用、息こらえ嚥下
摂食機能療法	摂食機能療法	摂食機能療法のギャッチアップ	ベッドアップ30度、ベッドアップ45度、ベッドアップ60度、座位、車椅子座位、( )
		摂食機能療法の体位	右向き首振り、左向き首振り、右側臥位、左側臥位、( )
自己血糖測定指導	BS測定指導	コメント	( )
自己注射指導	注射指導	コメント	( )
食事指導	食事指導	コメント	( )
糖尿病指導	DM指導	コメント	( )
日常生活指導	生活指導	コメント	( )
保清指導	保清指導	コメント	( )
服薬指導	服薬指導	コメント	( )
自己導尿指導	導尿指導	コメント	( )
排泄指導	排泄指導	コメント	( )
CAPD指導	腹透指導	コメント	( )
ストマケア指導	ストマ指導	コメント	( )
シャント指導	シャント指導	コメント	( )
点眼指導	点眼指導	コメント	( )
点耳指導	点耳指導	コメント	( )
点鼻指導	点鼻指導	コメント	( )
痙攣発作時指導	痙発指導	コメント	( )
放射線療法オリエンテーション	放射線OT	コメント	( )
化学療法オリエンテーション	化学療法OT	コメント	( )
リハビリテーション指導（言語）	言語指導	コメント	( )
リハビリテーション指導（四肢機能訓練）	四肢訓練	コメント	( )
リハビリテーション指導（発声）	発声指導	コメント	( )
移植指導	移植指導	コメント	( )
隔離指導	隔離指導	コメント	( )
感染予防行動指導	感染予防行動指導	感染予防のマスク着用	指導、実施確認
		感染予防の手洗い	指導、実施確認
		感染予防の安静度遵守	指導、実施確認

ケア項目	略語	実施入力時項目	選択肢	看護必要度項目
感染予防行動指導	感染予防行動指導	感染予防の歯磨き・含嗽指導	指導	
		感染予防の歯磨き・含嗽実施状況	実施確認	口腔清潔
		コメント	( )	
口腔ケア指導	口腔ケア指導	口腔ケア指導の歯磨き・含嗽指導	指導	
		口腔ケア指導の歯磨き・含嗽実施状況	実施確認	口腔清潔
		コメント	( )	
軟膏塗布・把布指導	軟膏指導	コメント	( )	
掻爬予防指導	掻爬予防	コメント	( )	
消毒指導	消毒指導	コメント	( )	
装具着脱指導	装具指導	コメント	( )	
通院手術オリエンテーション	通院手術オリエンテーション	通院手術オリエンテーションの対象	本人、配偶者、子、親、親族、友人、( )	
		通院手術オリエンテーションの説明	オリエンテーション用紙に沿って説明を行った、( )	
		通院手術オリエンテーションの必要物品説明	説明を行った、( )	
		通院手術オリエンテーションの食事指導	絶食の説明を行った、絶食・飲水について説明を行った、禁酒について説明した、禁酒、消化の良い食事摂取について説明した、バランスの取れた食事摂取について説明した、( )	
		通院手術オリエンテーションの服薬指導	中止薬剤の説明を行った、前処置薬内服について説明を行った、中止薬剤と前処置薬内服について説明を行った、( )	
		通院手術オリエンテーションの禁煙指導	禁煙の必要性について説明し禁煙外来を紹介した、禁煙の必要性について説明した、( )	
		通院手術オリエンテーションの呼吸訓練	呼吸訓練の説明を行った	
		通院手術オリエンテーションの保清指導	口腔・身体の清潔について説明した、保清方法について説明した、( )	
		通院手術オリエンテーションの排泄指導	排便調整について説明した( )	
リエゾン精神看護	リエゾン精神看護	リエゾン精神看護	依頼、訪問、面接	
		リエゾン精神看護の依頼内容	精神的支援強化、精神状態の査定、対応相談、面接依頼	
社会福祉資源の活用	福祉活用	コメント	( )	
退院指導	退院指導	コメント	( )	
マタニティ指導	マタニティ指導	コメント	( )	

ケア項目	略語	実施入力時項目	選択肢
産褥・家族計画指導	家族計画	コメント	( )
出生前訪問	出生前訪問	コメント	( )
分娩時呼吸法指導	分娩時呼吸指導	コメント	( )
沐浴指導	沐浴指導	コメント	( )
搾乳指導	搾乳指導	コメント	( )
授乳指導	授乳指導	コメント	( )
乳房自己管理指導	マンマ指導	コメント	( )
育児指導	育児指導	コメント	( )

心理

ケア項目	略語	実施入力時項目	選択肢
慰める・声かけ・励ます	声かけなど	声かけなど	慰める、声かけ、励ます、( )
傾聴・見守・側にいる・タッチング・感情表出の補助	傾聴など	傾聴など	傾聴、見守る、側にいる、タッチング、感情表出の補助、ホールディング、( )
気分転換・リラクゼーション・遊びの相手	気分転換など	気分転換など	気分転換、リラクゼーション、遊びの相手、( )
面接	面接	コメント	( )
面会時対応	面会時対応	コメント	( )
対話：読唇術	読唇術	コメント	( )
対話：筆談	筆談	コメント	( )
対話：指文字	指文字	コメント	( )
対話：文字盤使用	文字盤使用	コメント	( )
対話：50音表使用	50音表使用	コメント	( )
対話：単語板使用	単語板使用	コメント	( )
カンガルーケア	カンガルーケア	コメント	( )

本書で使われている略語

略語	原語	日本語
A		
ABG	arterial blood gas	動脈血ガス
ABI/PWV	ankle-brachial index/pulse wave velocity	足関節上腕血圧比／脈波伝播速度
ADL	activities of daily Living	日常生活動作
Alb	albumin	アルブミン
ALT	alanine aminotransferase	アラニンアミノトランスフェラーゼ
ALP	alkaline phosphatase	アルカリフォスファターゼ
AMY	amylase	アミラーゼ
APTT	activated partial thoromboplastin time	活性化部分トロンボプラスチン時間
AST	aspartic aminotransferase	アスパラギン酸アミノトランスフェラーゼ
AT Ⅲ	antithrombin Ⅲ	抗トロンビンⅢ
B		
Bil	serum bilirubin	血清ビリルビン
BS	blood sugar	血糖値
BUN	blood urea nitrogen	血液尿素窒素
C		
Ca	calcium	カルシウム
CABG	coronary artery bypass graft	冠動脈バイパス術
CAPD	continuous ambulatory peritoneal dialysis	持続携行式腹膜透析
CBC	complete blood count	全血球算定
Ccr	creatinine clearance	クレアチニンクリアランス
Ch	cholesterol	コレステロール
CHD	continuous hemodialysis	持続血液透析
CHDF	continuous hemodiafiltration	持続血液濾過透析
ChE	cholinesterase	コリンエステラーゼ
CHF	continuous hemofiltration	持続血液濾過
CI	cardiac index	心係数
CK	creatine kinase	クレアチンキナーゼ
CK-MB	creatine kinase MB	クレアチンキナーゼMB分画
Cl	chloride	クロール
CO	cardiac output	心拍出量
CPK	creatine phosphokinase	クレアチンフォスフォキナーゼ
Cr	creatinine	クレアチニン
CRP	C-reactive protein	C反応性蛋白
CT	computed tomography	コンピューター断層撮影
CTG	cardiotocogram	胎児心拍数陣痛図
CTR	cardio thoracic ratio	心胸郭比
CVP	central venous pressure	中心静脈圧

D

D-Bil	direct bilirubin	直接ビリルビン
DFPP	double filtration plasmapheresis	二重濾過血漿交換
DHP	direct hemoperfusion	直接血液灌流
DIC	disseminated intravascular coagulation	播種性血管内凝固
DVT/PE	deep vein thrombosis/pulmonary embolism	深部静脈血栓症／肺塞栓症

E

E_3	estriol	エストリオール。卵胞ホルモンE_3
ECMO	extracorporeal membrane oxygenation	膜型人工肺
EEG	electroencephalogram	脳波
ENBD	endoscopic nasobiliary drainage	内視鏡的経鼻胆道ドレナージ
ERCP	endoscopic retrograde cholangio-pancreatography	内視鏡的逆行性胆管膵管造影検査
$EtCO_2$	end tidal carbon dioxide	終末呼気二酸化炭素濃度
EVD	external ventricular drainage	脳室ドレナージ

F

FBS	fasting blood sugar	空腹時血糖値
FDP	fibrin and fibrinogen degradation products	線維素分解産物
Fe	ferrum	鉄
FFP	fresh frozen plasma	新鮮凍結血漿
FHR	fetal heart rate	胎児心拍数
Fib	fibrinogen	フィブリノーゲン。線維素原

G

Gaシンチグラフィ	gallium scintigraphy	腫瘍シンチグラフィ
γ-GTP	gamma-glutamyl transpeptidase	ガンマ-グルタミルトランスペプチダーゼ
GCS	Glasgow Come Scale	グラスゴーコーマスケール
GS	gestation sac	胎嚢
GVHD	graft-versus-host disease	移植片対宿主病

H

Hb	hemoglobin	血色素
HbA1c	hemoglobin A1c	ヘモグロビンA1c
hCG	human chorionic gonadotropin	ヒト絨毛性ゴナドトロピン
HCO_3^-	bicarbonate ion	重炭酸イオン
HD	hemodialysis	血液透析
hPL	human placental lactogen	ヒト胎盤性ラクトーゲン
Ht	hematocrit	ヘマトクリット

I

IABP	intraaortic balloon pumping	大動脈内バルーンパンピング
I-Bil	indirect bilirubin	間接ビリルビン
ICP	intracranial pressure	頭蓋内圧

ICU	intensive care unit	集中治療部
IgE	immunoglobulin E	免疫グロブリンE
IgM	immunoglobulin M	免疫グロブリンM
IVH	intravenous hyperalimentation	中心静脈栄養

J

JCS	Japan Coma Scale	ジャパンコーマスケール

K

K	kalium	カリウム

L

L/S	lecitin/sphingomyelin	羊水中レシチン
LDH	lactase dehydrogenase	乳酸脱水素酵素

M

MAO阻害薬	monoamine oxidase inhibitor	モノアミン酸化酵素阻害薬
MAS	meconium aspiration syndrome	胎便吸引症候群
Mg	magnesium	マグネシウム
MRCP	magnetic resonance cholangiopancreatography	磁気共鳴膵胆管造影
MRI	magnetic resonance imaging	磁気共鳴撮影
MV	minute ventilation	毎分換気量

N

Na	natrium	ナトリウム
NH_3	ammonia	アンモニア
NST	non stress test	ノンストレステスト

P

P	phosphorous	無機リン
PAP	pulmonary artery pressure	肺動脈圧
PCI	percutaneous coronary intervention	経皮的冠動脈形成術
PCO_2	partial pressure of carbon dioxide	二酸化炭素分圧
PCPS	percutaneous cardio pulmonary support	経皮的心肺補助装置
PE	plasma exchange	血漿交換
PE	pulmonary embolism	肺塞栓症
PEEP	positive end expiratory pressure ventilation	呼気終末時気道陽圧
PEIT	percutaneous ethanol injection therapy	経皮的エタノール注入療法
pH	hydrogen ion exponent	水素イオン指数
PICC	peripherally inserted central catheter	末梢挿入中心静脈カテーテル
Plt	platelet	血小板数
Pmax	maximum pressure	最高気道内圧
PO_2	oxygen tension	酸素分圧
PP	plasma perfusion	血漿吸着
PPF	plasma protein fraction	血漿蛋白分画

PROM	premature rupture of membranes	前期破水
PS	pressure support ventilation	プレッシャーサポート。圧支持換気法
PSVT	paroxysmal supraventricular tachycardia	発作性上室性頻拍
PT	prothrombin time	プロトロンビン時間
PTCD	percutaneous transhepatic cholangio drainage	経皮的経肝胆管ドレナージ
PTGBD	percutaneous transhepatic gallbladder drainage	経皮的肝胆嚢ドレナージ
PVP	peripheral venous pressure	末梢静脈圧

R

R	respiration	呼吸
RAP	right atrial pressure	右房圧
RBC	red blood cell count	赤血球数
RI	radioisotope	ラジオアイソトープ
RTBD	retrograde transhepatic biliary drainage	逆行性経肝的胆道ドレナージ
RSS	Ramsey sedation score	ラムゼイ鎮静スコア

S

S/D	systolic/diastolic ratio	収縮期拡張期比
SaO$_2$	saturation of arterial oxygen	血液検査による動脈血酸素飽和度
S-Bチューブ	Sengstaken Blakemore tube	ゼングスターケンブレークモアチューブ
SLE	systemic lupus erythematosus	全身性エリテマトーデス
SpO$_2$	pulse-oxymetric oxygen saturation	パルスオキシメータで測定した動脈血酸素飽和度

T

TAE	transcatheter arterial embolization	経カテーテル動脈塞栓術
TAI	transcatheter arterial infusion	経カテーテル動注法
T-Bil	total bilirubin	総ビリルビン
TC	total cholesterol	総コレステロール
TP	total protein	総蛋白
TSH	thyroid-stimulating hormone	甲状腺刺激ホルモン
TT	thrombotest	トロンボテスト

U

UA	uric acid	尿酸
UGI	upper gastrointestinal tract (series)	上部消化管造影
US	uric sugar	尿糖

W

WBC	white blood cell count	白血球数
WOCナース	Wound Ostomy and Continence Nursing	皮膚・排泄ケア認定看護師

索引

あ
悪性腫瘍 ………………………………… 185,276
悪性症候群 ……………………………… 279,314
悪性新生物 ………………………………… 299
アサーティブスキル ……………………… 85,119
アルコール ………………………………… 118
アルコール摂取状況 ……………………… 102
アルコール多飲 …………………………… 81
アレルギー反応 ………………………… 296,324

い
胃・食道逆流反射 ………………………… 222
意識障害 ………………………………… 188,204
意思決定葛藤 ……………………………… 82
移植片対宿主病（GVHD） ……………… 184,298,324
インターフェロン ………………………… 323
院内感染予防マニュアル ………………… 13
陰部の保清 ………………………………… 43

う
右心不全 …………………………………… 138
うっ血性心不全 ………………………… 138,223

え
栄養―代謝 ………………………………… 16
栄養状態 …………………………………… 16
栄養摂取消費バランス異常：必要量以下 … 17
栄養摂取消費バランス異常：必要量以上 … 16
栄養摂取消費バランス異常リスク状態：必要量以上 19
会陰切開 …………………………………… 311
壊死性腸炎 ………………………………… 227
嚥下困難 …………………………………… 27
嚥下障害 …………………………………… 23
炎症性関節疾患 …………………………… 271
炎症性腸疾患 …………………………… 182,220,230

お
黄疸 ………………………………………… 215
嘔吐中枢 …………………………………… 25
悪心 ………………………………………… 25
親子（乳児）間愛着障害リスク状態：愛着障害リスク
  状態 ……………………………………… 104
親子分離状態 ……………………………… 105
親役割葛藤 ………………………………… 105

か
咳嗽反射 …………………………………… 64
回腸瘻造設術 …………………………… 234,287
潰瘍性大腸炎 …………………………… 220,230
カウンセリング …………………………… 124
化学療法 ………………………… 139,183,193,206,323
過強陣痛 …………………………………… 306
角膜移植術 ………………………………… 282
角膜潰瘍 …………………………………… 281
家事家政障害 ……………………………… 59
下肢切断術 ………………………………… 157
過熟児 ……………………………………… 201
ガス交換障害 ……………………………… 66
家族介護者 ………………………………… 107
家族介護者役割緊張 ……………………… 107
家族機能障害：アルコール症 …………… 101
家族機能破綻 ……………………………… 100
家族コーピング無力化 …………………… 121
家族のライフスタイル …………………… 121
活動―運動 ………………………………… 52
活動耐性低下 ……………………………… 52
活動プログラム …………………………… 72
カテーテルの閉塞 ………………………… 326
癌（末期） ………………………………… 207
眼圧の上昇 ………………………………… 282
肝炎 …………………………… 149,215,223,224,237
感覚器系疾患 ……………………………… 280
感覚機能の喪失 …………………………… 272
肝癌 ……………………………………… 215,224
肝機能障害 ………………………………… 216
緩下薬 ……………………………………… 38
肝硬変 ………………………… 149,182,215,222,224,237
観察 ………………………………………… 347
患者用警報システム ……………………… 15
肝腫瘍 ……………………………………… 216
肝性脳症 ………………………………… 215,224
関節可動域 ………………………………… 56
関節鏡検査 …………………………… 157,176,269
関節鏡視下切除術 ………………………… 157
関節拘縮 ………………………………… 255,289
関節切開術 ……………………………… 176,269
関節の転移 ………………………………… 289
感染 ……………………………… 245,291,311,318,328
感染症・免疫系疾患 ……………………… 291
感染媒介リスク状態 ……………………… 12
感染予防 …………………………………… 12

感染予防行動 ………………………………… 12
感染リスク状態 ……………………………… 11
完全尿失禁 …………………………………… 49
浣腸 …………………………………………… 40
冠動脈血栓症 ………………………………… 162
肝脾腫 …………………………………… 225,297
肝不全 ………………………………………… 223
顔面麻痺 ……………………………………… 272

き

キーパーソン ………………………………… 86
記憶障害 ……………………………………… 81
機械的ベンチレーション …………………… 190
気管支炎 ………………………… 138,173,197,212
気管支喘息 …………………………… 192,212
気胸 …………………………………………… 190
危険因子 ……………………………………… 14
危険行動 ……………………………………… 14
義歯 …………………………………………… 24
気道分泌物 …………………………………… 64
気道閉塞 ……………………………………… 189
機能性尿失禁 ………………………………… 44
気分転換 ……………………………………… 107
気分転換活動不足 …………………………… 55
急性冠状動脈閉塞 …………………………… 165
急性呼吸窮迫症候群 ………………………… 172
急性混乱 ……………………………………… 75
急性腎不全 …………………………………… 206
急性疼痛 ……………………………………… 74
吸啜刺激不足 ………………………………… 21
吸啜障害 ……………………………………… 26
狭心発作 ……………………………………… 141
胸水 ……………………………… 173,187,194,198
恐怖 …………………………………………… 84
胸部手術 ………………………………… 155,191,238
虚血性潰瘍 ……………………………… 166,227,286
虚血性心疾患 ………………………………… 141
拒絶反応 ………………………………… 245,297,329
起立性低血圧 ………………………………… 146
筋骨格系・結合織系疾患 …………………… 288
筋ジストロフィーによる心筋障害 ………… 139

く

クローン病 …………………………… 220,230

け

経管栄養法 …………………………………… 19
経静脈栄養法 ………………………………… 19
頸椎症 ………………………………………… 271
頸動脈血管内切除術 ………………………… 189
頸動脈血管内膜切除術 ………………… 178,179

経尿道的切除術 ………………………… 156,208
痙攣発作 ………………………………… 255,315
劇症肝炎 ……………………………………… 224
血液・造血器系疾患 ………………………… 182
血液アクセスの異常 ………………………… 321
血液型不適合 ………………………………… 215
血管形成術 ……………………………… 155,175
血管造影検査 ……………… 158,163,166,239,249,296
血腫 …………………………………………… 166
血小板減少 …………………………………… 151
血栓 …………………………………………… 169
血栓症 ………………………………………… 161
結腸瘻造設術 …………………………… 234,287
血友病 ………………………………………… 150
ケトアシドーシス …………………………… 213
下痢 …………………………………………… 40
牽引 ……………………………………… 177,269
幻覚 …………………………………………… 75
健康管理法 …………………………………… 8
健康行動 ……………………………………… 9
健康探求行動 ………………………………… 6
健康知覚―健康管理 ………………………… 6
言語的コミュニケーション障害 …………… 108
倦怠感 ………………………………………… 57
幻聴 …………………………………………… 75

こ

口蓋裂 ………………………………………… 313
口渇 …………………………………………… 31
抗凝固療法 …………………………………… 159
口腔ケア ……………………………………… 25
口腔粘膜障害 ………………………………… 28
高血圧 …………………………………… 177,236,248
高血圧症 ……………………………………… 144
高血糖 ………………………………………… 200
後縦靱帯骨化症 ……………………………… 271
抗腫瘍薬 ……………………………………… 28
甲状腺機能亢進症 …………………………… 218
甲状腺クリーゼ ……………………………… 218
抗神経薬治療 …………………………… 243,270,279
口唇裂 ………………………………………… 313
高繊維食物 …………………………………… 40
高体温 ……………………………………… 35,210
高体温時随伴症状 …………………………… 34
喉頭切除術 ……………………………… 154,199
高ビリルビン血症 ……………………… 215,216,226
肛門直腸 ………………………………… 158,242
抗利尿ホルモン分泌異常 ……………… 218,278
誤嚥リスク状態 ……………………………… 26
コーピング―ストレス耐性 ………………… 115
コーピング方法 ……………………………… 88

コーピングメカニズム	6	指導・教育	378
股関節の変位	288	社会的孤立	98
呼吸器感染症	186,211	社会的相互作用障害	99
呼吸器系疾患	186	視野障害	283
呼吸窮迫症候群	198	シャント感染	259
呼吸性アシドーシス	192,212	シャント機能不全	263
呼吸不全	186	周産期・婦人科的問題	301
呼吸抑制	65	重症度、医療・看護必要度	xⅱ
骨髄炎	290	粥状硬化症	145
骨髄抑制	183	手術後の患者	328
骨折	176	主張的コミュニケーション	86
骨盤底筋体操	47	出血	147,234,246,251,312,319
孤独感リスク状態	87	腫瘍	168
根治的頸部手術	154,174,199	腫瘍の自壊	196
		循環器系疾患	138
さ		循環血液増多症	168
再生不良性貧血	150,184	循環不全	172,197
搾乳介助	21	消化管	148
サポートシステム	59,82	消化管潰瘍	148
酸塩基平衡異常	212	消化管出血	220
残尿	51	消化管穿孔	221
残便感	38	消化管内視鏡	161,235,319
		消化器系疾患	220
し		消化性潰瘍	220,221
痔核	233	上大静脈症候群	168
視覚系障害	282	衝動的行動	109
自我識別	93	小児の発達と成長	313
弛緩出血	309	小脳機能障害	274
子癇発作	310	静脈瘤	148,152
ジギタリス中毒	322	消耗性疲労	53
子宮外妊娠	143	食事	374
子宮奇形	303	食事摂取量	17
子宮筋腫合併妊娠	301,303,305	食事療法	20
糸球体腎炎	144,214,229,244	褥瘡	33
子宮摘出術	157	食道炎	147,222
子宮内胎児発育遅延	307	食道疾患	147
子宮破裂	151	食道静脈瘤	222
子宮復古不全	309	食道裂孔ヘルニア	147
自己効力感	9	食欲不振	17
自己傷害リスク状態	124	処置	357
自己損傷	126	ショック	142,143,268
自己尊重	115	自立行為	61
自己知覚―自己概念	84	自律神経性レフレキシア機能障害	67
自己同一性混乱	93	自律神経反射失調徴候	46
自殺行為	120	止痢薬	41
自殺リスク状態	119	痔瘻	152
視神経麻痺	283	腎・泌尿器系疾患	236
自然気胸	191	腎移植	245,297,329
自尊感情	78	腎移植術	168
自尊感情状況的低下	90	人為的原因	123
自尊感情慢性的低下	89	腎盂腎炎	240

心筋梗塞	142,162,169	成長発達遅延（乳児期、幼児期）	60
真菌症	285	脊髄空洞症	271
神経因性障害	48	脊髄疾患	277
神経感覚機能障害	271	脊髄手術	154,252
神経筋障害	24	脊髄腫瘍	271
神経血管系障害	176,268	脊髄髄膜瘤	259,263,266,269
腎結石	240	脊髄性ショック	143
人工呼吸器	293	脊髄損傷	143,146,187,230
人工唾液	24	脊髄浮腫	277
人工透析	145,159,205,209,213,321	セクシュアリティ―生殖	111
腎生検	158,245,246,293,318	切迫性尿失禁	48
新生児	217	切迫早産	302
心臓カテーテル検査	171,296	切迫流産	301
心臓性ショック	142	絶望感	88
心臓ペースメーカー	140	セルフケアシステム	10
身体可動性障害	56	セルフケア能力	58
身体損傷リスク状態	13	セルフケア不足	57
心タンポナーデ	141	セルフコントロール	110,120
心的外傷後シンドローム	123	前期破水	303
深部静脈血栓症	161	全身性エリテマトーデス	167,218,236,298
心不全	138,316	全身浮腫	244
腎不全	204,213,236,244	前置胎盤	151
心膜炎	141		
心理	382		

す / そ

膵炎	187,194,200,207,227,318	創感染	293
水頭症	258,262,266	早産	302
水分過剰負荷	244	喪失	97
水分出納	209	ソーシャルネットワーク	122
髄膜炎	254,256,262,265,267	塞栓症	161
睡眠状況	71	測定	332
睡眠パターン混乱	71	咀嚼機能障害	27
睡眠―覚醒周期	76		
睡眠―休息	71		

た

頭蓋内圧亢進（小児）	265	体位変換	57
頭蓋内圧亢進（成人）	261	体液喪失	31
頭蓋内転移	185,276,299	体液量過剰	29
ストーマ	233	体液量不足	31
		ダイエット	17
		体温コントロール	35,37
		体温調節機能	35

せ

生活習慣	121	胎児仮死	306
性感染症	114	代謝性アシドーシス	213
性器出血	312	体重の変動	30
清潔	372	大動脈バルーンパンピング	164,171
性行動	113	大動脈瘤	174
正常体温	36	大脳機能障害	274
精神科的問題	314	胎盤・卵膜遺残	309
成長障害（器質的）	313	胎盤早期剥離	151
成長発達課題	61	胎便吸引症候群	311
成長発達遅延（学童期）	62	多胎妊娠	302
		脱水	24,210

胆管炎 225
胆石 216,225
胆道系腫瘍 225
胆嚢炎 225
胆嚢摘出術 228
ダンピング症候群 41

ち
知覚的便秘 39
中耳炎 284
中枢神経系毒性 273
聴覚障害 273
聴覚神経麻痺 273
腸管壊死 232
長期留置静脈カテーテル 162,294,326
腸蠕動 38

つ
椎弓切除術 166,242,271,277

て
手洗い励行 13
低アルブミン血症 214
低血圧症 144
低血糖 200
低酸素症 172,197
低体温 36
低体温時随伴症状 34
適応障害 122
適応阻害因子 122
摘便 39
転移播種 299
電解質異常 204
電解質不均衡 316
てんかん 255,315

と
凍傷 204
透析不均衡症候群 213,320
闘争的行動 77
疼痛 74
疼痛緩和 75
導尿 51
糖尿病 176,200,202,203,213,283
糖尿病合併妊娠 304
糖尿病性神経症 202
糖尿病性腎症 203,243
糖尿病性網膜症 203,283
頭部外傷 147,254,257,264,281
頭部手術 152,205,252
動脈硬化 145

動脈壁解離 174
特殊治療・検査 316
糖尿病 176
とりはだ反射 68
ドレナージ 336

な
内視鏡的逆行性胆管膵管造影検査 227,318
内分泌・代謝系疾患 200
難聴 273

に
乳管開通法 21
乳房、乳頭トラブル 20
乳房マッサージ 21
尿管瘻設置術 241
尿失禁用品 47
尿毒症 138,141,195,241
尿閉 50,242
尿崩症 205,210
尿路感染症 240
尿路結石 240
妊娠期糖尿病 201
妊娠中毒症 304
妊娠中毒症合併妊娠 306,310
妊娠中の子宮出血 151
認知―知覚 74
認知機能 69
認知力 77

ね
熱傷 204
熱性痙攣 257
熱中症 211
ネフローゼ症候群 144,214,229,244

の
脳炎 256,262,265,267
膿痂疹 270,285
膿胸 196
脳血管障害 177,248,261,265
脳血管攣縮 249
脳梗塞 179,249,250,254,274,281
脳出血 180
脳腫瘍 210,218,253,261,265,272,274,278,280
脳神経系疾患 248
脳性麻痺 255,256
脳動脈瘤 249,251
脳内出血 249,261,265,275
脳浮腫 253
脳ヘルニア 257

脳偏位 …………………………………………… 257

は

パーキンソン症候群 ………………………… 270,314
パーソナルスペース …………………………… 80
肺炎 ………………………………………… 143,186
徘徊 ……………………………………………… 69
肺合併症 ……………………………………… 192
肺気腫 …………………………… 138,173,197,212
敗血症 …………………………… 182,211,225,297
敗血症性ショック ……………………………… 143
肺血栓塞栓症 ………………………………… 161
肺水腫 ………………………………… 163,169,194
排泄 ………………………………………… 38,376
肺線維症 ……………………………………… 193
排尿障害 ………………………………………… 43
排便 ……………………………………………… 38
ハイリスク新生児 …………………………… 173,198
播種性血管内凝固症候群 …………………… 237
白血病 ………………………………………… 150,185
発達課題達成能力 ……………………………… 62
発達遂行能力 …………………………………… 62
パニック ………………………………………… 113
汎血球減少症 ………………………………… 184
反射性尿失禁 …………………………………… 45

ひ

非悪性病変 …………………………………… 151
非効果的気道浄化 ……………………………… 64
非効果的健康維持 ……………………………… 7
非効果的コーピング ………………………… 115
非効果的呼吸パターン ………………………… 65
非効果的衝動コントロール …………………… 79
非効果的セクシュアリティパターン ………… 111
非効果的体温調節機能 ………………………… 34
非効果的治療計画管理：家族 ………………… 10
非効果的治療計画管理：個人 ………………… 8
非効果的乳児哺乳パターン …………………… 22
非効果的否認 ………………………………… 117
非効果的母乳栄養 ……………………………… 20
腓骨神経麻痺 ………………………………… 289
微弱陣痛 ……………………………………… 305
悲嘆 ……………………………………………… 94
悲嘆機能障害：悲嘆複雑化 …………………… 96
泌尿器系手術 ………………………………… 156,239
皮膚外皮系疾患 ……………………………… 285
皮膚感染症 …………………………………… 281
皮膚状態悪化 …………………………………… 34
皮膚組織 ………………………………………… 33
皮膚統合性障害 ………………………………… 32
皮膚片の拒絶反応 …………………………… 286

肥満度 …………………………………………… 16
病的骨折 ……………………………………… 288,300
貧血 …………………………………………… 182

ふ

不安 ……………………………………………… 85
不安定性情動コントロール …………………… 78
腹圧性尿失禁 …………………………………… 46
腹腔内膿瘍 …………………………………… 229,295
副甲状腺機能亢進症 ………………………… 217
副作用 …………………………………………… 15
副腎皮質ステロイド療法 ……… 145,201,221,294,318,322
腹水 …………………………………………… 229
腹部手術 ……………………………………… 155
腹部マッサージ ………………………………… 39
腹膜炎 ………………………………… 227,295,317
腹膜透析 ……………………………… 160,209,295,317
浮腫 ……………………………………………… 30
不整脈 ………………………………………… 169

へ

ペアレンティング障害 ………………………… 103
閉塞性黄疸 …………………………………… 216,226
ペースメーカーの機能不全 ………………… 140
ヘルニア ……………………………………… 234,287
ヘルペス後神経痛 …………………………… 270,285
便失禁 …………………………………………… 42
扁桃腺炎 ……………………………………… 284
扁桃摘出術 …………………………………… 153,189
便秘 …………………………………………… 38,230

ほ

防御的コーピング …………………………… 116
膀胱・直腸障害 ……………………………… 240
膀胱機能 ………………………………………… 43
膀胱筋の緊張低下 ……………………………… 44
膀胱の緊満感覚 ………………………………… 50
縫合不全 ……………………………………… 329
放射線療法 …………………………………… 183,253,264
胞状奇胎 ……………………………………… 151
暴力 …………………………………………… 120
暴力リスク状態 ……………………………… 109
補助具 …………………………………………… 15
ボディイメージ混乱 …………………………… 91
ボディイメージの変化 ………………………… 33
哺乳意欲 ………………………………………… 22
哺乳状況 ………………………………………… 22
母乳保育 ………………………………………… 21

ま

末梢血管疾患 ………………………… 145,167,178,227

末梢動脈障害 ……………………………… 176,248
麻痺 ……………………………………… 253,280
麻痺性イレウス …………………………… 230
麻薬 ………………………………………… 323
慢性混乱 …………………………………… 77
慢性腎不全 ……………… 138,141,194,195,214,217,220
慢性閉塞性肺疾患 ………………… 138,197,212

み

味覚障害 …………………………………… 18
未熟児 ……………………………………… 201
水中毒 ……………………………………… 207
耳の手術 …………………………………… 153

む

無気肺 ……………………………………… 189

め

眼の手術 …………………………………… 282
メンタルヘルスクリニック ……………… 114

も

妄想 ………………………………………… 75

や

薬物有害反応 ……………………………… 300,322
薬物乱用 …………………………………… 118
役割―関係 ………………………………… 94
役割葛藤 …………………………………… 106
役割モデル ………………………………… 104

ゆ

誘発分娩 …………………………………… 306
輸血 ………………………………………… 325

よ

羊水過多 …………………………………… 305,307

予期悲嘆 …………………………………… 95

ら

ライフスタイル …………………………… 7,94

り

離床センサー ……………………………… 70
立毛反射 …………………………………… 68
リハビリテーション ……………………… 57
流産 ………………………………………… 301
リラクゼーション ………………………… 67,75,91
臨床心理士 ………………………………… 114
リンパ腺症 ………………………………… 185

れ

レイノー症候群 …………………………… 166,286
レイノー病 ………………………………… 167,218,298
レイプ―心的外傷シンドローム ………… 112
レクリエーション ………………………… 55

ろ

労作時呼吸困難 …………………………… 67

A〜Z

CABG術 …………………………………… 165
CAPD ……………………………………… 160
CVカテーテル挿入後 …………………… 191
DIC ………………………………………… 151,164
ERCP ……………………………………… 318
GVHD ……………………………………… 184,298,324
IN …………………………………………… 332
MAS ………………………………………… 311
OUT ………………………………………… 335
PCI ………………………………………… 165
PEIT ……………………………………… 160,234,319
TAE ………………………………………… 160,234,319
TAI ………………………………………… 160,234,319

看護診断・共同問題による

すぐに役立つ 標準看護計画―第2版

2005年3月10日 第1版第1刷発行	編 集	松浦　正子
2015年11月25日 第2版第1刷発行	発行者	有賀　洋文
2021年9月26日 第2版第5刷発行	発行所	株式会社　照林社
		〒112-0002
		東京都文京区小石川2丁目3-23
		電話　03-3815-4921（編集）
		03-5689-7377（営業）
		http://www.shorinsha.co.jp/
	印刷所	共同印刷株式会社

- 本書に掲載された著作物（記事・写真・イラスト等）の翻訳・複写・転載・データベースへの取り込み、および送信に関する許諾権は、照林社が保有します。
- 本書の無断複写は、著作権法上の例外を除き禁じられています。本書を複写される場合は、事前に許諾を受けてください。また、本書をスキャンしてPDF化するなどの電子化は、私的使用に限り著作権法上認められていますが、代行業者等の第三者による電子データ化および書籍化は、いかなる場合も認められていません。
- 万一、落丁・乱丁などの不良品がございましたら、「制作部」あてにお送りください。送料小社負担にて良品とお取り替えいたします。（制作部☎0120-87-1174）

検印省略（定価はカバーに表示してあります）
ISBN978-4-7965-2366-0
©Masako Matsuura/2015/Printed in Japan